SHANGHAI FIELD EPIDEMIOLOGICAL CASE STUDIES
OF INFECTIOUS DISEASES

上海市传染病现场流行病学案例集

主　编　吴寰宇　潘　浩

副主编　陈　健　沈福杰　郭晓芹　刘　清　朱奕奕

顾　问　顾宝柯　李燕婷

编　者（按姓氏拼音排序）

曹　慎（上海市杨浦区疾病预防控制中心）　　陈　龙（上海市闵行区疾病预防控制中心）

陈冬华（上海市外冈社区卫生服务中心）　　成　纲（上海市崇明区疾病预防控制中心）

崔　燕（上海市普陀区疾病预防控制中心）　　戴燕丽（上海市青浦区疾病预防控制中心）

邓森淼（上海市嘉定区疾病预防控制中心）　　董兆鹏（上海市金山区疾病预防控制中心）

段　蓉（上海市徐汇区疾病预防控制中心）　　韩金津（上海市崇明区疾病预防控制中心）

何晓定（上海市长宁区疾病预防控制中心）　　胡海霞（上海市静安区疾病预防控制中心）

姜文婕（上海市宝山区疾病预防控制中心）　　姜永根（上海市松江区疾病预防控制中心）

金　凯（上海市菊泉新城社区卫生服务中心）　孔令娜（上海市普陀区疾病预防控制中心）

李　童（上海市虹口区疾病预防控制中心）　　吕丽雪（上海市静安区疾病预防控制中心）

吕锡宏（上海市松江区疾病预防控制中心）　　马兆骧（上海市静安区疾病预防控制中心）

毛宇明（上海市黄浦区疾病预防控制中心）　　沈　磊（上海市静安区疾病预防控制中心）

施卫兴（上海市奉贤区疾病预防控制中心）　　孙中兴（上海市松江区疾病预防控制中心）

汪晨夕（上海市徐汇区疾病预防控制中心）　　王　唐（上海市金山区疾病预防控制中心）

向伦辉（上海市宝山区疾病预防控制中心）　　徐红梅（上海市浦东新区疾病预防控制中心）

杨吉星（上海市虹口区疾病预防控制中心）　　张海兵（上海市奉贤区疾病预防控制中心）

张俊婕（上海市徐汇区疾病预防控制中心）　　钟　伟（上海市闵行区疾病预防控制中心）

秘　书　方绮雯　楚瑞林

复旦大学出版社

内容提要

本书根据案例涉及病种类型分为四章。第一章呼吸道传染病，包括呼吸道合胞病毒感染、军团病、流行性感冒、流行性脑脊髓膜炎、人感染禽流感、猩红热等呼吸道传染病疫情的调查与处置；第二章肠道传染病，主要涉及O157：H7大肠杆菌感染、霍乱、诺如病毒感染、伤寒、手足口病、细菌性痢疾等肠道传染病疫情的调查和处置；第三章虫媒及自然疫源性传染病，介绍了Q热、布病、登革热、流行性乙型脑炎、黄热病、基孔肯雅热、流行性出血热、炭疽等虫媒及自然疫源性传染病疫情的调查和处置；第四章新发传染病，涉及SARS、发热伴血小板减少综合征、人感染鹦鹉热、人感染猪链球菌病等新发传染病疫情的调查与处置。每个案例主要从病例发现报告背景、现场调查内容、防控措施开展及效果评估等方面入手，介绍了疫情调查与处置的基本思路。本书可为从事疾病预防控制工作的公共卫生人员提供参考。

前　言

　　21世纪以来,人类社会受到传染病的威胁似乎渐趋式微,但各类传染病疫情仍在局部地区此起彼伏地发生。传染性非典型性肺炎(SARS)、甲型H1N1流感、人感染高致病性禽流感等重大传染病都曾有过一段时间的流行,使得传染病疫情防控及各类新发传染病的出现越来越受到社会各界的关注。上海市区两级疾病预防控制机构自成立以来,为保障市民健康,寒来暑往、风雨兼程,奋战在抗疫一线数十载,已经处置了大大小小的各类常见、突发、新发传染病疫情。为了更好地总结上海经验、凝聚上海智慧、传承上海精神,我们特意邀请到了参与传染病防控一线工作多年的李燕婷主任、顾宝柯主任作为本书的顾问,通过几轮专家的筛选,选取了上海市近20年来实际工作中处置过的典型案例,并作了详尽剖析,分享给读者,内容包括常见的以及具有特色的少见传染病。希望本书能成为疾病预防控制部门新进员工或学生实践教学的指导手册,也希望能给从事疾病预防控制的同仁们以启示和借鉴,以作为大型演练活动的范本,为建设一支能快速、有效应对各类传染病疫情的高素质专业技术队伍提供材料库。

　　在撰写过程中,编者尽量忠实于疫情原貌,每一个案例采用案情分析加提问的形式编排,覆盖了传染病预防的基本理论知识和现场流行病学的方法,以及常用的国家与地方方案、法律法规,在突出疫情处理成功经验的同时,也反思了个中不足。考虑到案例教学的需要,编者在部分案例撰写时对一些原始资料进行了重新组织和修改,使得案例能够体现标准的处置要点和规范的数据分析。

　　本书的出版得到了第五轮"上海市公共卫生体系建设三年行动计划"项目的资金扶持,在此表示衷心的感谢。值得纪念的是,本书的编写任务自2022年开始,组稿过程历时较长,编写工作不断受到通宵达旦应急处置任务的冲击。但即使如此,各个疾控中心奋战在抗疫一线的公卫人们见缝插针,挤出自己为数不多的休息时间参与到了案例的撰写中。本书有幸能够记录下这份情怀。

　　由于经验有限、时间紧、任务重,编写过程中难免有疏漏和不足之处,恳请广大读者批评指正,以便在今后的修订、再版中得以完善。

编写组

2022年6月1日

目 录

第 3 章　虫媒及自然疫源性传染病

第 4 章　新发传染病

第 1 章
呼吸道传染病

一起聚集性发热疫情的调查与处置

· 学习目的 ·

通过本案例的学习,学员应能够:

☐ 了解现场调查计划制订的内容。

☐ 熟悉现场调查的重点内容。

☐ 熟悉描述性流行病学在现场调查中的应用。

☐ 掌握病例对照研究在现场调查中的应用。

培训时长　2学时

培训方法　讲解、讨论

第一部分　背景

2019年12月30日8时30分,S市某区疾病预防控制中心(以下简称"疾控中心")接到区急救中心电话报告:某区A养老机构转运3例发热症状病例至某医院治疗。接报后,为了核实疫情,查明疫情发生原因,及时采取针对性防控措施,区疾控中心流调人员立即同养老机构所在的Y社区卫生服务中心防疫人员前往某医院和养老机构,开展现场调查处置。

❓ 问题

❶ 作为公共卫生人员,区疾控中心接报信息后,需要进一步了解哪些信息?

❷ 接报疫情信息,通常有哪几种途径?

❸ 现场调查的主要工作步骤有哪些?

❹ 根据以上背景信息,开展现场调查需要做哪些准备工作?

某区基本情况:某区位于S市西北部,平原地貌,地处长三角地区。该区人口170万,面积460平方公里,下辖12个乡镇。A养老机构主要有8栋主体建筑。调查发现,该机构有4栋住宿楼,寄宿老人共212名。

第二部分　调查核实

2020 年 12 月 30 日 10 时,区疾控中心流调组开展了现场调查工作,分别赶赴医院和养老机构。

? 问题

⑤ 在医院和养老机构调查中,应分别重点关注哪些信息?

在医院调查得知,当天,某区急救中心救护车共转运了 3 名老人前往某医院就诊,3 名老人均有发热症状。在 A 养老机构现场调查发现,近期有多名老人出现轻微发热症状。

第三部分　发病情况调查

根据初步调查情况,制定病例定义,扩大病例搜索范围。

一、制定病例定义

? 问题

⑥ 什么是病例定义?
⑦ 根据以上信息,可以制定该起疫情的病例定义吗? 如果可以,请制定。

二、搜索病例

根据病例定义,在养老机构的寄宿老人和工作人员群体中进行病例搜索,累计发现病例 17 人,均为 5 号公寓楼寄宿老人。

三、病例临床表现

急救中心当天转运的 3 名病例信息如下:

病例 1 黄某,女,79 岁,于 30 日出现发热,体温最高 39℃,咳嗽,黄白痰。医生诊断为肺炎、呼吸衰竭、脑梗后遗症、冠心病、心衰、高血压、糖尿病。

病例 2 刘某,男,83 岁,于 29 日出现发热,体温最高 38.9℃,有咳嗽。医生诊断为肺部感染、脑梗后遗症、高血压、呼吸衰竭、胃炎,就诊时已经退热。

病例 3 季某,女,88 岁,于 29 日出现发热,体温最高 38.2℃,有咳嗽,医生诊断为慢性阻塞性肺炎伴急性加重、冠心病、心衰、高血压和胃炎,就诊时仍有发热。

调查时,3 人均在某区某医院急诊科观察室接受治疗。经现场调查,该养老机构近期还有其他 2 名发热人员前来就诊,分别为首发病例(病例 4)和病例 5。

病例 4 刘某,女,79 岁。于 26 日出现发热症状,测体温 38℃。病例于 26 日晚因行动不便摔跤后,于 27 日前往某区中心医院就诊,被诊断为脑梗,目前住院治疗。

病例 5 张某,女,55 岁,于 27 日发热,体温最高 37.8℃,无咳嗽,有头晕畏寒,28 日前往中心医院就诊,就诊时无发热症状。28 日经治疗好转后,返回养老机构休息。

病例 1~5 均居住于养老机构 5 号公寓楼。

四、三间分布

17 例病例的发病时间最早为 12 月 26 日,1 例;12 月 28 日的单日发病数最高,为 8 例;末例发病时间为 12 月 30 日(图 1-1)。

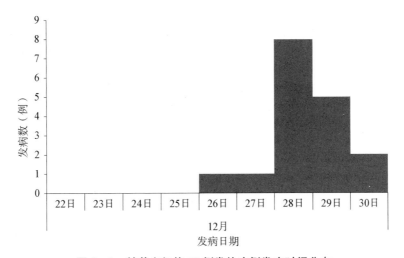

图 1-1　某养老机构 17 例发热病例发病时间分布

所有病例的平均年龄为 80.6 岁,年龄最小为 55 岁,最大为 91 岁;男性 8 例(47.06%),女性 9 例(52.94%)。

病例均为 5 号公寓楼的寄宿老人,涉及 3 个楼层,其中五楼 6 例(35.29%),罹患率为 25.00%(6/24);四楼 8 例(47.06%),罹患率为 24.24%(8/33);二楼 2 例(11.76%),罹患率为 11.76%(2/17)。涉及房间 11 间,其中 5407 室、5413 室均为四人间,各有病例 3 例;5505 室为八人间,报告病例 3 例。

5 号公寓楼二楼和四楼居住的老人可下床活动,五楼居住的老人均全天卧床。根据管理方的安排,每个楼层均有 5 名固定的护理人员,负责本楼层各位老人的护理工作。

公寓护理人员平时在公寓楼层工作,下班后回家居住。在工作中,护理人员根据要求均佩戴口罩和手套。据调查,有 1 名护理人员于 12 月 21 日(周六)居家休息期间出现感冒症状,自服家中的感冒药后好转,12 月 22 日继续上班。经现场调查走访,公寓中每个楼层护理人员虽有固定工作楼层,但休息时会在同办公室交流,近期存在人手不足时其他楼层的护理人员前来五楼帮忙护理的情况。

五、标本采集与实验室检测

> **? 问题**
>
> ⑧ 针对本次疫情,你认为应该对哪些人群或环境进行采样?
>
> ⑨ 针对本次疫情,你认为应该采集哪些样本?

12月30日,某区某医院采集3例现症病例(病例14~16)咽拭子样品,流感快检结果显示阴性。某区某医院采鼻咽拭子样3份送区疾控中心微生物实验室进行流感病毒,副流感病毒1、2、3型,以及腺病毒和呼吸道合胞病毒检测,结果显示3份样本呼吸道合胞病毒阳性,其余检测结果均为阴性。

区疾控中心调查组在养老机构采集5名发热病例咽拭子、5名现症病例同房间老人及10名护理工作人员咽拭子共20份,采集窗扶手、卫生间和楼道环境涂抹样品共20份,送区疾控中心微生物实验室检测,检测结果均为阴性。

12月30日凌晨,调查组对当前收集到的资料进行整理分析后,撰写了初步调查报告,发送给某区卫健委及市疾控中心,进行书面报告。

> **? 问题**
>
> ⑩ 调查报告分哪几种类型? 初步调查报告有哪些要求?
>
> ⑪ 根据目前调查结果,你能得出什么结论?

第四部分　防控措施

一、疫情性质与风险研判

判定本起疫情为一起发生在养老机构的聚集性发热疫情,不排除由呼吸道合胞病毒感染导致的可能性。时值冬季,养老机构内人员聚集,房间窗户长时间关闭,老年人抵抗力较低,呼吸道传染病聚集性疫情发生的风险较大。

本次疫情中,对现症病例采样检出呼吸道合胞病毒阳性,其他常见呼吸道传染病检测结果阴性。结合调查情况,本次疫情不排除以下可能。

(1)公寓五楼居住的老人行动不便,与外界接触较少,考虑感染地在公寓内。

(2)公寓五楼以下楼层居住老人有部分自理能力,可下床走动,且近期有家属到访,有来自公寓外的感染可能。

(3)涉疫公寓的楼栋内护理人员居住地在公寓外社会面,且近期有护工出现呼吸道症状,曾跨楼层工作,存在公寓外感染呼吸道病原后在公寓内扩散的可能,也存在其他楼层感染呼吸道病原后在五楼扩散的可能。

二、防控措施

疫情发生后,A 养老机构对发病楼层进行消毒液拖地消毒,并定期开窗通风。加强每日巡查工作,对有发热或呼吸道症状的人员及时送医并报告。

❓ 问题

⑫ 针对本次疫情,你认为应采取哪些防控措施?

⑬ 为预防类似疫情,你认为养老机构应采取哪些防控措施?

根据 A 养老机构的实际情况,区疾控中心要求该机构加强如下措施:

(1)加强每日巡查工作,对新出现的发热老人应及时通知家属带外就医,并及时报告至某街道社区卫生服务中心。

(2)护理人员出现流感样症状需暂离岗位,居家隔离,至症状消失 48 小时后,方可回原工作岗位。日常护理工作中做好自我防护工作,佩戴防护口罩,特别接触发病老人后,要做好洗手、消毒等个人防护措施的落实工作。

(3)对发热老人加强治疗和观察,密切注意其病情转归,及时报告,对发热老人应当更换至隔离房间。

(4)加强公共区域的开窗通风和日常性消毒工作,并做好发病房间以及门把手、楼梯扶手等重点部位的消毒工作,并做好消毒记录。

(5)建议在房间门口设置免洗消毒液,清洁工具如拖把勿混用。

(6)密切关注公寓内失智区和其他区域老人的发病情况,并加强与社区卫生服务中心的沟通和联系。

第五部分 结语

呼吸道合胞病毒(respiratory syncytial virus,RSV)是一种单链、负股、有包膜的 RNA 病毒,为副黏病毒科肺炎病毒属成员。呼吸道合胞病毒是引起全球范围内婴幼儿急性下呼吸道感染最主要的病毒病原体,WHO 估计每年全球有 6 400 万儿童感染呼吸道合胞病毒,而其中有 16 万儿童死于呼吸道合胞病毒感染。老年人及免疫力低下人群也可发病。呼吸道合胞病毒感染消耗大量的医疗卫生资源,给社会和家庭均造成很大的经济负担。

目前,呼吸道合胞病毒感染的流行趋势依旧很严峻,防治现状不容乐观。而且,呼吸道合胞病毒感染的治疗缺乏特异性病因治疗,呼吸道合胞病毒感染的症状以发热、喘息、肺炎为主,甚至会改变气道抵抗力和加重支气管阻塞性,最终发展为急性呼吸窘迫综合征。目前的治疗,以支持和对症治疗为主,支气管扩张剂、激素及抗病毒药物的疗效均不尽如人意,预防成为控制呼吸道合胞病毒感染的主要手段。一般认为,洗手、酒精擦拭、戴口罩、穿隔离衣等措施,能有效减少医院内交叉感染,以免造成呼吸道合胞病毒感染流行。同时,对明确诊断的感染者及时隔离治疗,拒绝呼吸道感染者来访等措施能减少呼吸道合胞病毒的传播概率。

本次疫情也给了养老机构及相关部门足够警示。护工在护理不同居室老人时,规范做好个人防护和消毒非常重要。此次疫情中,护工反而成为养老机构老人间疾病传播的桥梁。针对此次疫情,我们应进一步加强对养老机构消毒隔离与感染控制相关知识的培训与指导,帮助其正确掌握不同场所、不同物品的消毒方法,科学、合理、有效地使用消毒剂,保证消毒工作完成的质量;同时养老机构管理方要强化监督和检查,时刻警醒护工在参与不同居室老人护理照料工作时,一定要严格执行个人防护和手卫生等消毒护理工作;护工更是要通过强化培训和学习,逐步树立良好的职业素养,不断提升其自我防护和规范消毒意识。

📖 参考文献

[1] 张晓波,王传凯.呼吸道合胞病毒临床流行病学研究进展[J].中华实用儿科临床杂志,2013,28(22):1743-1746.

[2] Maggon K,Barik S. New drugs and treatment for respiratory syncytial virus [J]. Reviews in Medical Virology,2010,14(3):149-168.

[3] Wright M,Piedimonte G. Respiratory syncytial virus prevention and therapy:Past,present,and future [J]. Pediatric Pulmonology,2011,46(4):324-347.

[4] 李宾,吴福玲,冯学斌,等.呼吸道合胞病毒毛细支气管炎与支气管哮喘的相关性研究[J].临床儿科杂志,2012(2):116-119.

(邓森森)

案例 1　参考答案

问题 1:作为公共卫生人员,区疾控中心接报信息后,需要进一步了解哪些信息?

【参考答案】 区疾控中心接到急救中心报告时,应当了解病例来自哪家集体单位,将被送至哪家医院。需要了解该集体单位的名称、地址和联系人信息,以及病例的症状、数量和严重程度。

问题 2:接报疫情信息,通常有哪几种途径?

【参考答案】 接报疫情信息,通常有发病单位自行电话报告、患病人员或家属报告、医疗机构主动上报、监测系统数据异常报告,以及其他了解疫情的相关部门信息转发报告。

问题 3:现场调查的主要工作步骤有哪些?

【参考答案】 现场调查主要工作步骤包括:①出发前准备;②核实诊断;③确定暴发的存在;④建立病例定义;⑤系统地收集病例,并列出一览表;⑥开展描述流行病学分析;⑦提出假设;⑧验证假设;⑨如果必要,重新考虑/修正假设和进行另外的研究;⑩实施控制和预防措施;准备书面报告;继续监测以便监控发病趋势和评价预防控制措施。

问题 4:根据以上背景信息,开展现场调查需要做哪些准备工作?

【参考答案】 开展现场调查前,应根据调查内容和对象做好相应准备。主要包括:

(1)人员准备:根据现场调查需求配备卫生行政人员、流行病学人员、实验室检测人员、消杀和健康教育等人员。

(2)物资准备:现场调查表格、笔记本电脑、采样试剂耗材、消杀药品器械和车辆等。

问题 5:在医院和养老机构调查中,应分别重点关注哪些信息?

【参考答案】 (1)在医院中,着重关注近期类似病例接诊情况,近期本区域其他医院类似病例接诊情况、在院病例治疗及转归情况。

（2）在养老机构内，搜索病例，关注近期类似症状发病水平；了解既往发病基数，关注近期人员流动情况、新入住人员情况和新就职员工健康情况；了解近期集体性活动举办情况；了解在外家属前来探视制度和发病的关联性等。

问题 6：什么是病例定义？

【参考答案】 病例定义是对个体是否患有某种疾病、综合征或其他健康问题进行归类的一套标准。病例定义包含以下组成要素：①疾病识别指标（包括症状、体征、临床检测以及治疗情况等）；②流行病学指标（时间：指示病例发病前 1～2 个疾病最长潜伏期；地点：除暴发涉及的地区外，周围地区发病无明显升高；人群：暴发地区的所有人群；相关危险因素：与其他病例的联系）；③实验室检测指标（病原学指标和血清学指标等）；④其他指标（不能被其他已知疾病解释的症状）。

问题 7：根据以上信息，可以制定该起疫情的病例定义吗？ 如果可以，请制定。

【参考答案】 本次聚集性发热病例定义为，近两周以来，在该养老院工作或寄宿的人群中，同时符合以下情形中的一项及以上者：①出现体温高于 37.3℃；②近期出现咳嗽等呼吸道症状。

问题 8：针对本次疫情，你认为应该对哪些人群或环境进行采样？

【参考答案】 ①应对现患病例进行采样；②应对现患病例同室居住和护理人员进行采样；③对病例生活环境进行采样，等。

问题 9：针对本次疫情，你认为应该采集哪些样本？

【参考答案】 ①采集呼吸道标本，如鼻咽拭子或咽拭子或痰液；②采集环境擦拭样本，如床边扶手、水龙头、被褥、空调出风口等。

问题 10：调查报告分哪几种类型？ 初步调查报告有哪些要求？

【参考答案】 初次报告、进程报告、阶段报告、结案报告等。初步调查报告要求快速、简明，内容上主要阐明："发生了什么？""目前情况如何？""已采取的措施及下一步安排"等。

问题 11：根据目前调查结果，你能得出什么结论？

【参考答案】 综合病例的临床表现、流行病学调查以及实验室检测结果，判定本起疫情为一起发生在老年公寓的聚集性发热疫情，不排除由呼吸道合胞病毒（RSV）感染导致的可能性。

问题 12：针对本次疫情，你认为应采取哪些防控措施？

【参考答案】 本次疫情考虑为呼吸道合胞病毒感染导致的呼吸道疾病疫情。在预防上，应做到保持个人卫生，勤洗手勤通风，疫情发生后应做好保持社交距离，佩戴口罩。

问题 13：为预防类似疫情，你认为养老机构应采取哪些防控措施？

【参考答案】 ①早发现，早报告，早送医，早隔离，掌握寄宿老人和工作人员健康状况。②加强房间通风，常晒被褥，加强住宿区日常消毒，并做好记录。③控制探视人员人流量，登记探视人员体温等信息。

一起庞蒂亚克热聚集性疫情的调查与处置

通过本案例的学习,学员应能够:

☐ 了解现场调查计划制订的内容。

☐ 熟悉现场调查的重点内容。

☐ 熟悉描述性流行病学在现场调查中的应用。

☐ 掌握病例对照研究在现场调查中的应用。

培训时长　4 学时

培训方法　讲解、讨论

第一部分　背景

2020 年 12 月 18 日 8 时,S 市 F 区疾病预防控制中心(以下简称"疾控中心")接到 F 区中心医院报告称:17 日晚 21 时起,该院发热门诊陆续接诊一批以发热伴上呼吸道感染的病例,院方初步排除新型冠状病毒肺炎(简称"新冠")和流感,目前病因尚不明确。病例病前几日均有名为"Q 汤"的浴池暴露史,初步诊断为:"上呼吸道感染? 支原体感染? 军团菌病?"区疾控中心经初步核实后,将相关信息报告区卫健委和市疾控中心,并立即赴现场开展调查与处置工作。

❓ 问题

❶ 什么是群体性不明原因疾病?

❷ 为进一步核实疫情性质,首先要了解哪些方面的信息?

❸ 疾控中心需派出哪些专业人员前往现场调查?

F 区基本情况:F 区是 S 市的一个行政区,面积 688 平方公里,位于长江三角洲东南端,地处 S 市南部,属于亚热带季风气候,日照充足,四季分明,雨水充沛。全年平均气温 16.1℃,截至 2020 年 11 月 1 日,F 区常住人口 114 万人,下辖 3 个街道、8 个镇。

第二部分　调查核实

2020 年 12 月 19 日，F 区疾控中心首先查阅 18、19 日区中心医院发热门诊发热病例就诊记录和临床检验记录，并在发热门诊现场调查了 20 例发热就诊病例。期间，中心医院发热门诊共接诊发热病例 41 人，其中 25 人近 3 天有"Q 汤"浴池暴露史。25 例病例临床表现均有发热症状，71.53% 的有乏力症状，58% 的有头痛症状，58% 的有肌肉酸痛症状；血常规总体表现为白细胞增高和中性粒细胞增高，就诊病例症状较轻，无肺炎影像学改变、无重症、无死亡病例；最短潜伏期约 12 小时，最长潜伏期约 68 小时。调查发现，具有浴池暴露史的 25 例病例，他们的 30 位家人或单位同事无"Q 汤"浴池暴露史，并未出现类似病症。区中心医院采集 25 例病例有"Q 汤"浴池暴露史病例的鼻咽拭子标本和血标本进行新冠病毒和流感病毒核酸检测，均为阴性，同时进行支原体和衣原体抗原检测，结果均为阴性。截至此时，判断新冠病毒、流感病毒及支原体和衣原体等感染的可能性较小。

12 月 19 日，区疾控中心同时派出流调和环境卫生专业人员赴"Q 汤"浴池开展现场调查。"Q 汤"浴场共 7 层，其中负一层为停车场和管道机房，一楼为洗浴中心，二楼为餐饮休息区，三楼为休闲娱乐和汗蒸区，四楼为休息大厅、SPA 按摩区域和书吧，五楼为客房，六楼为露天活动场馆，单层营业面积约 3 000 m²，其中五楼和六楼暂未开放营业，总营业面积约 11 000 m²。营业区域空调系统均采用 VRV 系统多联机组氟利昂空调，一组外机供多个内机。营业区域均有新风系统和排风系统。新风系统布局与空调系统同步设置。空调、新风及供水设备等均为新购设备。该浴池的每日客流量 5 000 余人。

12 月 19 日，市疾控中心派出流行病学和环境卫生专业人员组成调查处置工作组赴 F 区，会同 F 区疾控中心开展现场调查处置工作。联合调查组根据初步掌握的病例临床表现、流行病学史和实验室检测，初步认为这是一起与"Q 汤"浴池相关聚集性发热伴上呼吸道感染疫情，原因待查。

> **❓ 问题**
>
> ❹ 如何开展现场调查与处置？
>
> ❺ 基于以上信息，考虑是什么样的疾病？
>
> ❻ 需要从哪些方面开展深入调查？
>
> ❼ 目前需要采取哪些控制措施？

第三部分 发病情况调查

一、制定病例定义

> ❓ **问题**
>
> ⑧ 如何制定病例定义,需要注意哪些关键信息?

二、搜索病例

根据制定的病例定义,调查组在 F 区辖区内所有 10 家发热门诊开展了病例搜索,对所有符合病例定义的病例均进行个案调查。

三、病例临床表现

通过病例搜索,共排查到符合病例定义的病例 139 例,其主要临床表现为发热(100%)、乏力(51.08%)、头痛(41.73%)、肌肉酸痛(41.73%)、咳嗽(17.27%)、咽痛(7.19%)、腹泻或呕吐(11.52%)等(见表 2 - 1),均为轻症病例。病例血常规总体表现为白细胞、中性粒细胞增高。

表 2 - 1 139 例发热病例的临床表现($N = 139$)

症状	病例数(例)	百分比(%)
发热	139	100
乏力	71	51.08
头痛	58	41.73
肌肉痛	58	41.73
咳嗽	24	17.27
咽痛	10	7.19
腹泻	8	5.76
呕吐	8	5.76
腹痛	2	1.44
其他症状	49	35.25

四、三间分布

(一) 时间分布

139 例病例时间分布见图 2 - 1:在"Q 汤"浴池暴露集中在 17 日 13 时和 14 时,发病时间最早的为12月16日,最晚为12月21日,发病集中在19日7时至12时。病例发病的最短潜伏期为12小时,最长潜伏期为68小时,中位数为36小时。12月19日1时结束营业后,汤区彻底换水,12月20日0时停业,12月20日病例明显减少。

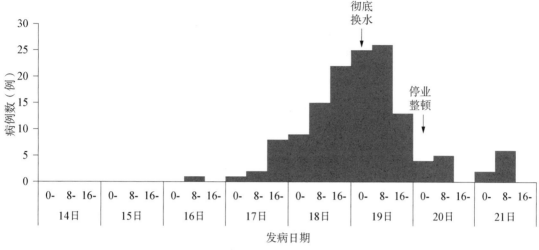

图2-1　139例发热病例的时间分布

? 问题

⑨ 简述流行曲线绘制要点以及从曲线图可以获得的信息?

(二) 地区分布

139例病例区域分布见表2-2,其中曾去负一层地下车库103人,去一楼汤池部125人,去二楼餐厅和风情街区128人,曾去三楼休闲娱乐区域、儿童乐园区域和岩盘区域有121人,曾去四楼休息大厅、SPA按摩区域和书吧区域131人,大多数人4层楼都去过。病例在各楼层分布上没有明显差异。

表2-2　139例病例在各楼层的暴露情况

楼层	具有暴露史的病例数(例)
六楼:露天活动场馆	该层未开放
五楼:客房	该层未开放
四楼:休息大厅、SPA按摩区域和书吧	131
三楼:休闲娱乐等区域	121
二楼:餐厅和风情街区	128
一楼:汤池部	125
负一层:地下车库	103

（三）人群分布

139 例发热病例中,男性 82 人(58.99%),女性 57 人(41.01%)。年龄最大者 65 岁,最小者 4 岁,年龄中位数为 33 岁。

五、传播途径调查

调查组对符合病例定义 139 位发热病例开展调查,了解其同住人的健康状况。246 位同住人中,出现发热、咳嗽等不适症状的仅 4 人,发生率为 1.63%,且不排除其他途径感染所致。

> **? 问题**
>
> ⑩ 从以上描述可以总结出本次疫情有哪些特点?

六、病因假设

根据本次疫情以上特点,结合我国其他省市在浴池等场所发生的类似疫情情况,截至此时,调查组形成初步判断和假设:①这是一起发生在浴池内,以流感样症状为主的暴发疫情;②本次疫情可能由持续对浴池暴露而引发,暴露因素可能为空调、浴池水、食物。目前尚不明确;③致病因素初步考虑可能为军团菌,或有可能为其他病原体。

> **? 问题**
>
> ⑪ 为验证或明确病因假设,需要开展哪些工作?

第四部分　病因推断及感染来源调查

为进一步明确病因,查明病例感染来源和可能的暴露因素,调查组开展了环境卫生学调查、采样、实验室检测以及病例对照调查。

> **? 问题**
>
> ⑫ 感染来源调查的思路是什么?
> ⑬ 在公共浴池开展卫生学调查时需要重点调查哪些内容?

一、环境卫生学调查

（一）浴场总体情况

该场所日均客流量 5 000 人次。建筑共有 7 层,其中负一层为停车场和管道机房,一楼为洗浴中心,二楼为餐饮休息区,三楼为休闲娱乐和汗蒸区,四楼为休息大厅、SPA 按摩区域和书吧,五楼为客房,六楼为露天活动场馆,五楼和六楼暂未开放营业,总营业面积约 11 000 m²。

营业区域均采用 VRV 系统多联机组氟利昂空调,一组外机供多个内机。营业区域均有新风系统和排风系统。新风系统布局与空调系统同步设置。空调、新风及供水设备等均为新购设备,具体见图 2‑2。

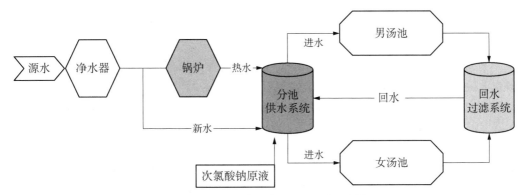

图 2‑2　汤池进水示意图(以一种汤为例)

一楼有 4 组空调外机分别供应 4 个区域:大厅走道区域(一拖七)、办公区域(一拖四)、男汤区域(一拖五)和女汤区域(一拖六)。男女汤区域仅在更衣区域有空调内机出风口,淋浴及泡汤区域均无空调送风口。男汤区域和女汤区域结构相近,均分别由更衣间、淋浴区、搓背间、泡汤区(日替汤、碳酸汤、美肌汤、按摩汤、壶汤)和盐桑拿区域构成。男女泡汤池中水均为循环用水,每天按照不少于总水量 20% 的标准注入新水,其中日替汤、碳酸汤和美肌汤分别为独立循环水系统,按摩汤和壶汤两个汤池共用一个循环水系统,同一汤池男女浴室共用一套循环供水系统。男女浴场所用毛巾、浴巾、浴帽(仅女浴室)、短衣裤洗涤和消毒均为外包,外包公司为:某某洗涤服务有限公司。二楼主要为餐厅和风情街区,共有 6 组外机系统,其中公共餐厅 1 组外机、包厢餐厅及射箭馆共用 1 组外机,瑜伽室和台球室区域共用 1 组外机,榻榻米休息区域及舞台共用 1 台外机,临时办公场所 1 台外机,美甲及 IP 商店、桌游体验区和摄影工作室共用 1 组外机。三楼主要包括休闲娱乐区域、儿童乐园区域和岩盘区域,共使用 5 组外机。其中休闲娱乐区域,包括电竞室、棋牌室、卡拉 OK 和家庭影院共用 1 组外机;儿童乐园区域包括乐高体验园和手工体验园两大块区域,各使用 1 组外机;岩盘区域包括帐篷休息区、岩盘浴两大块区域,各使用 1 组外机。四楼主要为休息大厅、SPA 按摩区和书吧区域,共使用 5 台空调外机,其中休息大厅有 2 组空调外机,书吧书籍区和蹦床区共用 1 组外机,书吧桌椅区和过道共用 1 组外机,SPA 按摩区使用 1 组外机。

(二) 卫生学调查

1. 余氯检测情况　12 月 19 日、20 日,F 区疾控中心分别对浴场采样。12 月 19 日,现场检测浴池及淋浴龙头水中余氯,男浴室:日替汤池 0.47 mg/L,碳酸汤池 0.2 mg/L,美肌汤池 0.78 mg/L,按摩汤池 0.48 mg/L,壶汤池 1.32 mg/L;女浴室:日替汤池 0.56 mg/L,碳酸汤池 0.09 mg/L。其中,男浴池碳酸汤池、女浴室碳酸汤池余氯低于标准值(CJ/T325‑2010,0.4~1.0 mg/L)。

2. 微生物和环境污染物检测情况 12月19日和20日,现场采集毛巾、浴巾、浴帽、短衣裤等物品表面微生物样品16件,用于检测细菌总数、真菌总数、金黄色葡萄球菌。浴池及淋浴水样品14件,用于检测细菌总数、真菌总数、金黄色葡萄球菌、绿脓杆菌及嗜肺军团菌,其中细菌总数超标。浴室及更衣室空气微生物样品12件,用于检测场所空气中的细菌总数,细菌总数在正常值范围。场所空气中甲醛样品4件,苯、甲苯、二甲苯样品4件,未检出。

二、实验室病原学检测

12月15日至22日,F区中心医院对所有发热病例进行新冠病毒和流感病毒核酸检测,结果均为阴性。

12月20日,F区中心医院采集15例"Q汤"发热病例深部痰液标本送至市疾控中心开展病原学检测,结果其中4例病例军团菌核酸阳性。

12月21日,市疾控中心环卫科会同F区疾控中心环卫科开展浴场环境采样,现场采集男女浴室汤池、淋浴、饮水机、池底和浴池源头水样,以及采集各类水龙头内表面、汤池地漏、回水口,池壁、按摩床表面涂抹样品和空调出风口内表面涂抹样品送市疾控中心检测,结果水中未检出军团菌,4份涂抹样中检测LP1样本型军团菌,分别为男浴室的美肌汤和按摩汤回水口和女浴室日替汤回水口及按摩汤地漏。

三、病例对照调查

> ❓ 问题
>
> ⑭ 病例组和对照组如何选择? 可能的危险因素一般包括哪些?

为明确本次"Q汤"浴场主要的危险因素,12月23日,调查组开展成组病例对照研究。在所有病例中选取有就诊记录、暴露信息明确,无基础性疾病,且近两周有发热、咳嗽等呼吸道疾病的74名病例作为病例组。选取同去浴场未发病的病例同伴,无基础性疾病,且近两周无发热、咳嗽等呼吸道疾病,作为对照。

(一) 洗浴汤池暴露

分析比较发现,汤池泡过澡的人发病风险是未泡澡的9.036倍(95% CI,3.521～23.189)。对各汤池分别分析,发现去过日替汤池、碳酸汤池、美肌汤池、按摩汤或壶汤池均是罹患发热的危险因素(OR 值在2.890～8.100)(表2-3～表2-7)。

表2-3 对所有汤池暴露情况的分析

是否泡汤	病例	对照	总计	OR(95% CI)	χ^2	P
是	66	21	87			
否	8	23	31	9.036(3.521～23.189)	24.490	<0.001
总计	74	44	118			

表 2-4　对日替汤池暴露情况的分析

是否泡日替汤	病例	对照	总计	OR（95% CI）	χ^2	P
是	34	10	44			
否	40	34	74	2.890(1.247~6.696)	6.361	0.018 2
总计	74	44	118			

表 2-5　对碳酸汤池暴露情况的分析

是否泡碳酸汤	病例	对照	总计	OR（95% CI）	χ^2	P
是	45	10	55			
否	29	34	63	5.276(2.265~12.289)	16.082	<0.001
总计	74	44	118			

表 2-6　对美肌汤池暴露情况的分析

是否泡美肌汤	病例	对照	总计	OR（95% CI）	χ^2	P
是	54	11	65			
否	20	33	53	8.100(3.449~19.022)	25.667	<0.001
总计	74	34	118			

表 2-7　对按摩汤或壶汤池暴露情况的分析

是否泡按摩汤或壶汤	病例	对照	总计	OR（95% CI）	χ^2	P
是	53	15	68			
否	21	29	50	4.879(2.187~10.886)	15.917	<0.001
总计	74	44	118			

（二）就餐情况暴露

分析发现,是否在浴场就餐与发病没有关联(表 2-8)。

表 2-8　对就餐暴露情况的分析

是否就餐	病例	对照	总计	OR（95% CI）	χ^2	P
是	58	30	88			
否	16	14	30	1.692(0.729~3.926)	1.513	0.219
总计	74	44	118			

（三）空调暴露

该浴场仅一楼男女客更衣区域区分性别,其他区域均可自由活动。男女更衣区空调外机不同,对病例和对照进入其他区域的情况进行调查,发现病例和对照进入其他区域的情况无显著性差异(表 2-9)。对病例和对照暴露于一楼不同空调外机情况进行分析,无显著性差异(表 2-10)。

表 2-9　病例/对照人群在其他场所暴露情况

是否在其他区域活动	病例	对照	总计	OR（95% CI）	χ^2	P
是	63	40	103			
否	11	4	15	0.573（0.171～1.923）	0.829	0.409
总计	74	44	118			

表 2-10　病例/对照人群在一楼不同空调外机暴露情况

空调外机	病例	对照	总计	OR（95% CI）	χ^2	P
男客	51	27	78			
女客	23	17	40	1.396（0.639～3.050）	0.703	0.402
总计	74	44	118			

❓ 问题

⑮ 如何分析以上统计结果？

四、调查结论

调查组根据描述性和分析性流行病学调查、卫生学调查及实验室检测结果综合分析，得出以下结论：

(1) 感染来源于"Q 汤"浴池，场所主要为一楼汤池。

(2) 通过对病原体污染的环境暴露获得感染，人际传播有限。

(3) 提示由军团菌所致庞蒂亚克热的可能性较大。

(4) 汤池卫生清洁消毒措施不达标可能是造成本次疫情发生的原因。

❓ 问题

⑯ 针对以上调查分析结果，对浴场清洁和消毒的重点场所和环节有哪些？

第五部分　疫情控制

一、疫情性质与风险研判

（一）疫情分析

F 区中心医院 2021 年 12 月 15～19 日发热门诊发热病例数异常增多，多数病例有"Q汤"浴池暴露史，且这些有暴露史的病例多与在浴池内日替汤池、碳酸汤池、美肌汤池、按摩汤或壶汤池等泡澡有关,在病例和汤池中检出军团菌提示导致本次疫情的病原体可能是军团菌,且卫生学检测提示汤池水清洁消毒指示不达标。

调查组认为,本次疫情可能是"Q 汤"汤池水受到军团菌污染所致。

(二) 风险研判

根据本起疫情的调查结果,F 区卫健委牵头组织落实了"Q 汤"洗浴中心关停营业,病例主动搜索和治疗,环境及设备清洁、终末消毒、环境卫生学评价以及健康宣教等措施。截至 12 月 28 日未再报告与该洗浴中心相关的新发病例,疫情得到有效控制。

二、疫情控制措施

本次疫情发生后,市疾控中心反应迅速,及时派出专家赶赴现场,指导疫情调查和处置。F 区区政府及卫生主管部门高度重视,及时启动应急预案,组织开展各项综合性防控工作。主要防控措施如下。

(一) 成立工作组,启动联防联控工作机制

市疾控中心派出由流行病学调查、采样及环境监测专业人员联合工作组赶赴 F 区,指导疫情的调查处置工作。F 区成立区卫健委主要领导任指挥,疾控中心、市场局、环保局、卫生监督所等部门组成的应急指挥部,启动综合协调、医疗救治、宣传报道、后勤保障、治安维稳、流行病学调查、消毒、环境监测与评估、监督执法等工作组,加大监测和监管力度。

(二) 积极开展流行病学调查,查找可能危险因素

(1) 开展描述流行病学、病例对照研究及环境流行病学研究,认为对"Q 汤"池水暴露是造成本次疫情的危险因素。

(2) 病原学调查提示军团菌是可能的致病病原。

(三) 及时采取有效控制措施,防止疫情延续

(1) 根据流行病学及病原学调查结果,F 区监督所勒令该洗浴中心停业整改。

(2) F 区疾控中心指导第三方消毒公司对浴池设施、供水系统、空调系统进行全方位连续消毒 3 次。

(3) F 区疾控中心对"Q 汤"洗浴中心进行消毒后效果评价,各项指标符合国家浴池卫生标准。

(四) 积极进行健康教育和正面宣传,积极做好风险沟通和信息发布

该起疫情发生在新冠肺炎常态化防控期间,当地群众对疫情敏感焦虑。为此,F 区疾控中心及时报告疫情,同时采取多种形式宣教活动,告知公众军团菌病的防控知识,提高认知水平,减轻了大众恐慌情绪。

❓ **问题**

⑰ 如何评价防控效果?

第六部分 结语

军团菌病是由军团菌引起的一种传染病。1976年,在美国费城召开退伍军人大会时暴发流行而得名。病原菌主要来自土壤和污水,由空气传播,自呼吸道侵入。根据2007年世界卫生组织(WHO)指南,军团菌病分为3种亚型:①肺炎型军团菌病(LD),以肺炎为主要临床表现的军团菌感染,又称军团菌肺炎;②肺外综合征,即感染从肺部播散至肺外其他系统;③庞蒂亚克热,主要表现为急性发热,病程呈自限性。军团菌病的主要致病菌为嗜肺军团菌血清1型。男性发病多于女性。老年人、吸烟酗酒者以及免疫功能低下者易患此病。

军团菌病疫情防控方案及技术标准有《军团菌病诊断标准及处理原则(2002年)》等。

本次疫情是S市首起军团菌引起的庞蒂亚克热暴发疫情。疫情发生后,市疾控中心及F区政府和卫生部门高度重视,积极采取流行病学调查、医疗救治、场所停业、环境及环节终末消毒等综合性防控措施,疫情得到很快控制,为以后处置类似疫情积累了宝贵经验。本次疫情提示传染病疫情调查处置中,边调查、边处置,控制优先的理念必须贯穿于疫情处置的全过程,以快速、有效地应对疫情,保障人民群众的身体健康和社会稳定。

本起疫情也暴露出公共浴池监测、监管及清洁消毒方面存在的问题。该浴池在日常汤池水更新、池地清洁及消毒等卫生处置环节不符合国家《公共浴池水质标准(CJT 325 - 2010)》《公共场所设计卫生规范第4部分:沐浴场所(GB 37489.4 - 2019)》等技术规范的相关卫生学要求,故建议卫生监督部门加强监督检查力度,规范其各种经营活动行为。

📖 参考文献

[1] 中华人民共和国卫生部,群体性不明原因疾病应急处置方案(2007版)[S].2007.

[2] 中华人民共和国卫生部.军团病诊断标准及处理原则[S].2002.

[3] 彭晓旻,吴疆,黎新宇,等.一起热水淋浴系统致庞蒂亚克热型军团病暴发的调查[J].中华流行病学杂志,2004,25(12):1087.

[4] 孔德川,肖文佳,陈明亮,等.2011—2018年上海市公共场所人工水环境中军团菌污染情况调查及其病原型别鉴定[J].中华预防医学杂志,2021,55(1):72 - 77.

(刘清、潘浩)

案例 2 参考答案

问题 1: 什么是群体性不明原因疾病?

【参考答案】 群体性不明原因疾病是指一定时间内(通常是指两周内),在某个相对集中的区域(如同一个医疗机构、自然村、社区、建筑工地、学校等集体单位)内同时或者相继出现3例及以上相同临床表现,经县级及以上医院组织专家会诊,不能诊断或解释病因,有重症病例或死亡病例发生的疾病。

问题 2: 为进一步核实疫情性质,首先要了解哪些方面的信息?

【参考答案】 需要进一步了解:

（1）临床诊疗信息：主要症状与体征、诊断、临床化验、特异性检测、治疗及疗效。

（2）流行病学信息：近期相似病例发病水平、病例时间、空间、人群分布情况、传播链。

（3）与可能病因相关信息：传染源、传染途径、危险因素。

（4）与调查和处置相关的信息：采取哪些措施，做了哪些调查、调查结果是什么、调查人员基本判断是什么。

问题 3：疾控中心需派出哪些专业人员前往现场调查？

【参考答案】　目前掌握信息有限，可暂时派出流行病学调查人员、职业卫生人员、环境卫生人员分别前往 F 区中心医院和浴场开展调查。

问题 4：如何开展现场调查与处置？

【参考答案】　现场调查主要步骤包括：①出发前准备；②核实诊断；③确定暴发的存在；④建立病例定义；⑤系统地收集病例，并列出一览表；⑥开展描述流行病学分析；⑦提出假设；⑧验证假设；⑨如果必要，重新考虑/修正假设和进行另外的研究；⑩实施控制和预防措施；⑪准备书面报告；⑫继续监测以便监控发病趋势和评价预防控制措施。

问题 5：基于以上信息，考虑是什么样的疾病？

【参考答案】　根据传染性及病因，可分为急性传染病和急性非传染病两大类。

（1）急性传染病：多由病毒、细菌、衣原体、支原体、寄生虫等感染所致，多以发热起病，发病有数小时到数天的潜伏期，病情进展有一个过程，少有急性昏迷，常伴有呼吸道、消化道、中枢神经系统、皮肤等症状。有流行病学暴露史或接触史、流行性、传播性和传播链等存在。

（2）急性非传染病：急性中毒（生物中毒、化学中毒），心因性、社会性等。例如急性呼吸道中毒有共同暴露史，以化学性有毒气体中毒暴露多见，多无发热，起病急，以数分钟或数小时计，病情进展快，常有眼部和上呼吸道受损的表现，脱离接触后，自觉症状很快缓解或消失，严重者短时间出现重症和死亡。常见于封闭空间，特别是职业暴露，病例间无传播关系。

本起疫病特征：①高热起病，有类流感样病症，最长潜伏期达 3 天；②白细胞增高和中性粒细胞增高；③有明确浴场暴露史；④没有明确的人传人现象。

初步考虑急性传染病，似于细菌性。鉴于其发病为浴池，病例之间少有传染性，病例存在感染军团菌的可能。

问题 6：需要从哪些方面开展深入调查？

【参考答案】　调查方面有：①病例搜索与个案信息调查；②病例分布特征调查；③危险因素调查；④对涉事场所卫生学调查；⑤采样及病原学检测。

问题 7：目前需要采取哪些控制措施？

【参考答案】　采取的控制措施包括：①积极开展医疗救治，减少重症，防止死亡发生；②将调查情况通报卫生监督所，建议采取暂时封馆停业措施；③保护好疫源地现场，开展环境采样及实验室病原学检测。

问题 8：如何制定病例定义，需要注意哪些关键信息？

【参考答案】　根据现场调查的需要，制定合适的病例定义，对于明确调查范围和调查对象有指导意义。病例定义一般包括疑似病例定义、临床诊断病例定义和确诊病例定义，其包含临床症状信息和（或）针对病因的实验室检测信息两个基本内核和疫情发生的时间、地点、波及的人群三个关键要素。

根据不同的调查目的和调查阶段调整定义的灵敏性与特异性，常用的做法是前期调查过程中，出于控制疫情的目的，可提高病例定义的灵敏性，制定较为宽泛的定义，纳入的病例较多。中后期，随着调查的深入，为探究病因，可适时提高病例特异性，达到合适的灵敏性与特异性。

本例由于病原学原因不明，出于监测和现况调查的目的，联合调查组根据病例流行病学史、临床表现，将本次病例定义时间起点以最早一例病例向前推 1～2 个最长潜伏期为起点，"Q 汤"浴池客人为范围,具有发热伴乏力、头痛、肌肉酸痛、咳嗽、咽痛等症状之一者为人群,将病例定义为:2021 年 12 月 15 日以来有"Q 汤"浴池暴露史的发热病例。

问题 9: 简述流行曲线绘制要点以及从曲线图可以获得的信息?

【参考答案】 流行曲线(epidemic curves)是表明病例发病时间分布的曲线图,其绘制基本要点包括:

(1) 绘制直方图。

(2) X-轴:时间间隔等距,<1/2 平均潜伏期,常选择 1/8～1/3 平均潜伏期;首例之前和末例之后各保留 1 个最长潜伏期或 2 个平均潜伏期,疫情未结束,末例不留空白时间。

(3) Y-轴:表示每一时间段的累计病例数。

(4) 可以标记重要信息,如暴露时间、措施采取时间、调查时间等。

从流行曲线可以获得以下信息:①传播模式类型;②疫情规模;③时间趋势;④暴露时间或疾病潜伏期。

本例发病曲线按照基本要点绘制,疫情传播模式呈现同源持续暴露的模式,由于果断快速有效切断暴露,发病曲线快速下降。

问题 10: 从以上描述可以总结出本次疫情有哪些特点?

【参考答案】 特点:①本次疫情病例均有"Q 汤"场所暴露史;②病例通过人际传播的力度有限,至少不是主要途径;③病例临床表现较轻,以流感样病例表现为主,临床检验报告提示,似向于细菌性感染。

问题 11: 为验证或明确病因假设,需要开展哪些工作?

【参考答案】 工作内容:①卫生学调查;②病原学检测;③分析流行病学调查:病例对照研究。

问题 12: 感染来源调查的思路是什么?

【参考答案】 对于军团菌引起的疫情,其暴发危险因素主要是空调水系或汤池水系污染所致。故可以对汤池场所整体情况,空调分布及服务范围,汤池或淋浴水及其设施,供水范围和方式、服务流程、清洁消毒方法等进行卫生学调查,同时还需对发病人群与未发病人群进行病例对照研究,进一步验证可能的危险因素。

问题 13: 在公共浴池开展卫生学调查时需要重点调查哪些内容?

【参考答案】 卫生学调查的重点:①开展浴场从业人员定性访谈;②调查浴场工作流程和软硬件设施及其工艺;③采集浴场内公共场所的空调、水、物表及其从业人员标本进行实验室检测。

问题 14: 病例组和对照组如何选择? 可能的危险因素一般包括哪些?

【参考答案】 选择所有病例中就诊记录、暴露信息明确,近两周有发热、咳嗽等呼吸道疾病的顾客作为病例组,以确诊病例为优,同时选择浴场内无发热症状的顾客作为对照组。调查两组人群在浴场内各类场所暴露、食物(种类和数量)、餐次、空调、洗浴等情况,分析病例组与对照组的各因素中有无差异。

问题 15: 如何分析上述统计结果?

【参考答案】 从分析统计结果来看,"除一楼以外活动场所""空调""餐饮"不是导致该起疫情的危险因素,汤池水,特别是去过日替汤池、碳酸汤池、美肌汤池、按摩汤或壶汤池均是罹患发热的危险因素。

问题 16: 针对以上调查分析结果,对浴场清洁和消毒的重点场所和环节有哪些?

【参考答案】 清洁消毒重点部位和环节主要为:①一楼男女洗浴部为重要场所;②洗浴部的池水、供水设施、池底等是清洁消毒的重点环节,应做到池底每日清洗、池水每日更换、定期消毒,池水余氯要达到国家相关卫生学标准;③同时,也要关注空调水的清洁和消毒;④加强监测和监督。

问题 17: 如何评价防控效果?

【参考答案】　防控效果评价应从疫情发病情况及社会稳定两个层面进行评价：

疫情发病层面：①新发病例减少或清零；②无重症或死亡病例；③疫情扩散趋势得到控制。

社会层面：①社会是否稳定，居民恐慌情绪是否得到安抚；②居民是否通过宣教活动提升了对疫情性质的认识，各项措施依从性是否提升；③各部门合作机制是否落实到位。

案例 **3**
一起老年护理院流感样病例暴发疫情的调查与处置

· 学习目的 ·

通过本案例的学习,学员应能够:
□ 了解流感等呼吸道传染病疫情应急处理的工作程序。
□ 熟悉呼吸道传染病疫情现场调查的重点内容。
□ 掌握描述性流行病学在呼吸道传染病疫情现场调查中的应用。
培训时长　4学时
培训方法　讲解、讨论

第一部分　背景

2012年7月23日11时,S市Z区疾病预防控制中心(以下简称"疾控中心")接到J社区卫生服务中心电话:"7月16~23日,Q老年护理院住院病例及护工、护士中累计出现18例发热病例,临床症状表现为发热、咳嗽、咽痛等,初步诊断为流感样病例暴发疫情。"

❓ 问题

❶ 简述流行性感冒的基本知识,包括病原体、传染源、传播途径、临床表现等。
❷ 病例定义:流感样病例、流感样病例暴发及报告标准。
❸ 流感样病例聚集性/暴发疫情采取怎样的分级处置原则?
❹ 社区医生在报告时应当说明哪些情况?

为进一步查明可能的感染来源和传播途径等,并有效控制疫情蔓延,Z区疾控中心接报后立即派出传染病防治科流行病学调查人员赶赴Q老年护理院会同J社区卫生服务中心人员联合进行疫情核实和现场流行病学调查与处置。

❓ 问题

❺ 赴现场流行病学调查时应携带哪些采样物品?
❻ 现场需要开展哪些流行病学调查工作?

第二部分　流行病学调查

Q 老年护理院住院部位于 HT 路某弄某号,该处现共有住院病例 78 名,绝大部分为 75 岁以上的老年人;医生 5 名,护士 12 名,护工 18 名。该住院部位于一栋 7 层楼房的 2 楼,共 21 个病房,大部分为 3~4 个床位,少部分为 2 个床位,每个房间配备有卫生间淋浴房,每个房间有一个分体式空调,三餐由护理院统一烹饪。

2012 年 7 月 23 日 13 时,Z 区疾控中心和 J 社区卫生服务中心工作人员抵达 Q 老年护理院开展了现场调查工作,流行病学调查人员详细了解了追踪到的病例的临床表现与流行病学史,初步同意 J 社区卫生服务中心流感样病例的诊断。根据病例定义,调查员通过查阅住院记录、缺勤记录、医院就诊记录等,对 Q 老年护理院的住院病例和工作人员开展病例搜索工作。累计搜索到 25 例流感样病例,对所有符合确诊病例定义的病例开展流行病学调查,填写《流感样病例调查一览表》。

一、首发病例情况

该院 2012 年 7 月 16 日起出现首发病例:顾某某,男,87 岁。7 月 16 日晚出现发热,自测体温 39℃,伴有咳嗽症状,白细胞计数正常,中性粒细胞偏高(83%),该院医生诊断为肺部感染,并给予退热、补液等支持治疗,同时给予抗生素抗感染治疗。病例自述发病前 1 周未曾接触过流感样症状病例。

二、三间分布

病例所在位置为 Q 老年护理院住院部的 2 楼,此楼层共 21 个病房,发热病例分布在其中的 17 个病房。截至 2012 年 7 月 23 日该院一共发生 25 例流感样病例,合计罹患率 22.12%(25/113);其中住院病例 21 例,医院工作人员 4 例(2 例护士、2 例护工);男性 7 名,女性 18 名,男女性别比为 1∶2.57。25 例流感样病例发病时间分布见图 3-1。

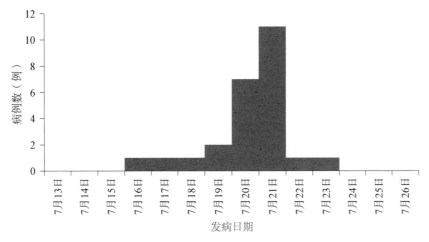

图 3-1　Q 老年护理医院流感样病例发病时间分布

> **? 问题**
>
> ❼ 根据调查,需要采取哪些控制措施?

第三部分　样品采集及检测

> **? 问题**
>
> ❽ 采样对象和样本类型有哪些?
> ❾ 请分别说出咽拭子、鼻拭子、血清的采样方法?
> ❿ 样本运送需要注意什么?

现场调查完成后,调查组采集了 10 例现症病例鼻咽拭子标本(采集发病 3 天内的呼吸道标本,优先采集新发病例的呼吸道标本),送中心实验室开展流感全套、禽流感病毒、B 型流感嗜血杆菌、嗜肺军团菌、肺炎链球菌的检测。7 月 23 日晚,经中心实验室 Realtime-PCR 核酸检测,8 例为季节性流感 H3 型阳性,其他 2 例为阴性。

第四部分　疫情分析与控制

一、疫情初步判断

根据病例临床表现、发病进程、分布情况、流行病学信息,结合近期 Z 区监测点流感病原监测情况,初步判断本次疫情可能是一起由季节性 H3 型流感病毒引起的流感样病例暴发疫情。

二、疫情控制措施

现场流调采样的同时,在院方已经采取的措施基础上,区疾控中心防控人员再次强调并要求院方落实以下防控措施。

(1)要求院方做好隔离防护工作,将发热病例移至相对独立房间,发热的医护及工勤人员居家休息,待恢复后方可返院继续工作。同时要求医护人员在查房、护理、保洁等工作时做好个人防护以及手卫生等消毒隔离措施。

(2)病房应每隔 2～3 小时开窗通风,保持环境清洁卫生。

(3)要求院方进一步加强消毒工作,尤其是对病房的门把手、洗手台盆、水龙头、淋浴器把手、病例床头柜等重点部位加强消毒。

（4）密切注意疫情动态变化，每日与区疾控中心联系，报告院方新发病例和原有病例恢复、转归情况，一旦出现异常情况及时报告。

（5）区疾控中心将检测结果及时反馈院方，以供院方临床鉴别诊断并调整诊疗方案。

（6）对医护人员、病患家属加强健康宣教，重点宣传呼吸道疾病防病知识。建议病患家属如有发热症状不要来院探视，如必须探视的，务必戴好口罩做好防护。

? 问题

⑪ 追踪调查期间的工作内容有哪些？

⑫ 流感样病例暴发疫情的结案标准是什么？

第五部分　疫情进展与结案

2012 年 7 月 25 日，Q 老年护理院新增 2 例发热病例，其中 1 例伴咳嗽符合流感样病例，累计 26 例流感样病例。25 日之前的发热病例部分体温已回落。2012 年 8 月 8 日，Z 区 Q 老年护理院累计发生 26 例流感样病例，经观察 1 周，无新增病例，给予结案。

第六部分　结语

流感是流感病毒引起的对人类健康危害较重的呼吸道传染病，流感病毒抗原性易变，传播迅速，每年可引起季节性流行，在学校、托幼机构和养老院等人群聚集的场所可发生暴发疫情。因此，流感是《中华人民共和国传染病防治法》规定强制管理的丙类传染病之一。

常见的流感疫情防控方案及技术标准包括《上海市流行性感冒监测方案（2011 年版）》《全国流感监测方案（2010 版）》《全国流感监测技术指南（2011 年版）》《流感样病例暴发疫情处置指南（2012 年版）》等。

本次疫情是 S 市 Z 区 2012 年出现的老年护理院流感样病例暴发疫情。由于养老机构发生疫情情况较少，情节较严重，故疫情发生后，区原卫计委、疾控中心和涉疫老年护理院高度重视、积极应对、联防联控、依法科学应对，采取各种措施控制疫情蔓延。疫情得到很快控制，为以后处置类似疫情提供了宝贵经验。世界卫生组织于 1952 年成立"全球流感监测网络"，对流感实行全球性监测，中国也于 2000 年开始系统建立全国流感监测网络，流感样病例（influenza-like illness，ILI）监测对我国流感和流感大流行的防控很重要，我们应当继续加强流感监测工作，提高疫情防控能力，切实推动流感疫情的早发现、早报告、早处置，保障公众健康和公共卫生安全。

参考文献

[1] 上海市卫生局.上海市流行性感冒监测方案(2011年版)[S].2011.
[2] 中华人民共和国卫生部.全国流感监测方案(2010版)[S].2010.
[3] 中华人民共和国卫生部.全国流感监测技术指南(2011年版)[S].2011.
[4] 中华人民共和国卫生部.流感样病例暴发疫情处置指南(2012年版)[S].2012.

(吕丽雪)

案例 3 参考答案

问题 1:简述流行性感冒的基本知识,包括病原体、传染源、传播途径、临床表现等。

【参考答案】 流行性感冒简称流感,是流感病毒引起的急性呼吸道传染病。

病毒分型:流感病毒按其核蛋白和基质蛋白分为 4 个型别:甲型(A 型)流感病毒(H1N1、H3N2 亚型等)和乙型(B 型,Yamagata 系和 Victoria 系)流感病毒每年可引起季节性流行,丙型(C 型)流感病毒仅呈散发感染,丁型(D 型)流感病毒主要感染猪、牛等且未发现人类感染。其中甲型和乙型流感病毒是引起人群发病的主要病原。

传染源:流感病例和隐性感染者。

传播途径:空气飞沫和直接接触传播。

临床表现:高热($\geqslant$38℃)、咽痛、咳嗽、头痛、肌肉酸痛和全身乏力等。

问题 2:病例定义:流感样病例、流感样病例暴发及报告标准。

【参考答案】 (1) 流感样病例:发热(体温$\geqslant$38℃),伴咳嗽或咽痛之一者。出现发热的时间应在本次急性发热病程内,体温认定包括病例自测体温和医疗机构检测体温。

(2) 流感样病例暴发:指一个地区或单位短时间出现异常增多的有流行病学关联的流感样病例。

流行病学关联是指发病前曾在同一间教室、车间、办公室或住所等环境内共同学习、生活或工作,以及其他疾病控制专业人员认为可能的密切接触史。

1) 流感样病例聚集性发病报告标准:1 周内,在同一学校、幼托机构或其他集体单位内发生 5 例及以上、10 例以下具有流行病学联系的流感样病例。

2) 流感样病例暴发疫情报告标准:1 周内,在同一学校、幼儿园或其他集体单位发生 10 例及以上具有流行病学联系的流感样病例;或发生 5 例及以上因流感样症状住院病例(不包括门、急诊留观病例);或发生 2 例及以上有流行病学关联的死亡病例。

问题 3:流感样病例聚集性/暴发疫情采取怎样的分级处置原则?

【参考答案】 本市流感样病例聚集性发病和暴发疫情采取分级处置、属地化管理的原则。

(1) 社区级:发生 5 例及以上、10 例以下的流感样病例聚集性发病疫情时,由疫情发生地社区卫生服务中心传染病疫情处置队伍负责开展调查处置。

(2) 区级:发生 10 例及以上、30 例以下的流感样病例暴发疫情时,由疫情发生地区疾控中心疫情处置队伍开展调查处置。

(3) 市级:当发生 30 例及以上的流感样病例暴发疫情时,由市疾控中心介入疫情的调查处置工作。

问题 4:社区医生在报告时应当说明哪些情况?

【参考答案】 (1) 首发病例的发病时间、发病地点、发现形式(晨检或其他)、就诊情况、病例的诊断。

(2) 其他病例的发病就诊情况、病情。

（3）已经和将要采取的防控措施。

问题5：赴现场流行病学调查时应携带哪些采样物品？

【参考答案】　生物安全箱、病毒保存液、可折断采样棉签、快诊试剂等。

问题6：现场需要开展哪些流行病学调查工作？

【参考答案】　（1）核实诊断：接到疫情报告后，根据流感样病例的诊断标准，对报告的病例进行核实诊断，确定暴发疫情的存在。

（2）基本信息的收集：内容包括养老院的基本信息，包括单位名称、地址、报告人、联系方式；涉疫人数、工作人员和住院病例的分布情况、单位的平面图、示意图（注明部门、楼层、区域等）；地理地貌、居住条件等。

（3）进一步调查

1）病例资料：根据《流感样病例集聚性发病调查一览表》填写病例基本信息、主要症状、体征，病情、病程、检验结果（X线、血象）；医生诊断或影像；病例隔离、治疗情况和效果、转归。

2）分析病例三间分布，分析病例之间的流行病学联系。

3）该单位近二周考勤记录、因病缺勤情况，接触者健康情况。

4）疫情发生前一周及发生后单位内外集体活动情况。

5）环境状况（通风、一般清洁状况、宿舍情况）。

6）必要时收集其他影响传播的流行病学因素。

7）综合资料分析疫情特点、疫情的发展和疾病特征，对疫情的严重程度和发展变化趋势做出分析。

问题7：根据调查，需要采取哪些控制措施？

【参考答案】　（1）隔离、治疗病例。

（2）消毒：对病例房间及接触过的物品进行终末消毒，并做好老年护理院的日常消毒工作。

（3）经常开窗通风，保持空气新鲜。

（4）追踪，报告动态：对发病楼层全体住院病例和工作人员每日开展医学观察，至无新发病例后一周。

问题8：采样对象和样本类型有哪些？

【参考答案】　（1）咽、鼻拭子：发病3天内，未服用抗病毒药物（金刚烷胺、金刚乙胺、达菲等）的流感样病例。

（2）急性期血清：发病后7天内的流感样病例（必要时）。

（3）恢复期血清：发病后2～4周的流感样病例（必要时）。

问题9：请分别说出咽拭子、鼻拭子、血清的采样方法？

【参考答案】　（1）咽拭子采集：用拭子擦拭两侧咽扁桃体及咽后壁，来回转动擦拭后，缓慢转动退出，将拭子头浸入含3～4 mL采样液中，尾部弃去，旋紧管盖。

（2）鼻拭子：将拭子轻轻插入鼻道内鼻腭处，停留片刻后缓慢转动退出。以同一拭子拭两侧鼻孔。将拭子头部浸入3～4 mL采样液中，尾部弃去。

（3）血清采集：采集静脉血5 mL，离心后取上清液装至血清管中。血清样本应采集急性期与恢复期双份血清。

问题10：样本运送需要注意什么？

【参考答案】　（1）填写《流感样病例采样登记表》。

（2）样品密封，生物安全送样箱运送，注意保存温度：标本采集后应在2～8℃的条件下，2个工作日内采用生物安全送样箱运送至对应的流感监测网络实验室。如未能48小时内送至实验室，应置－70℃或以下保存，并保证采集的标本一周内送到对应的网络实验室。标本应避免反复冻融。

问题11：追踪调查期间的工作内容有哪些？

【参考答案】 工作内容:①每日核实和上报新增病例数;②调整防控措施(预防性服药、应急接种等);③疫情处理期间,每日追踪报告疫情动态和防控措施落实情况。

问题 12: 流感样病例暴发疫情的结案标准是什么?

【参考答案】 连续一周无新发病例,可判定为暴发疫情结束。

一起流感样病例暴发疫情的调查与处置

通过本案例的学习,学员应能够:

☐ 了解现场调查计划制订的内容。

☐ 熟悉现场调查的重点内容。

☐ 熟悉描述性流行病学在现场调查中的应用。

培训时长　4 学时

培训方法　讲解、讨论

第一部分　背景

2011 年 12 月 1 日 8 时 30 分,X 区疾病预防控制中心(以下简称"疾控中心")接到社区卫生服务中心电话反映称:该园大 4 班出现 10 余例发热病例。区疾控中心立即打电话核实疫情,并于 9 时 15 分派工作人员赶赴现场开展调查和处置工作。

❓ 问题

❶ 结合发生时间,聚集性发热的可能性有哪些?

❷ 作为公共卫生人员,当接到报告时,你需要进一步了解哪些信息?

❸ 现场调查的主要工作步骤有哪些?

❹ 根据以上背景信息,开展现场调查需要做哪些准备工作?

L 幼儿园位于 X 区某街道 T 村某号,为公立幼儿园,该园共有 2 个年级,5 个班级,幼儿总人数 141 人,教职工 24 名。班级楼层分布如下。

一楼:大 1 班、中 5 班。

二楼:大 2 班、大 3 班。

三楼:大 4 班。

? 问题

⑤ 你认为对幼儿机构的基本情况需要了解哪些内容？

⑥ 你认为一份完整的现场调查方案包括哪些内容？

第二部分　调查核实

区疾控中心第一时间到达现场开展调查处置，经调查，L 幼儿园大 4 班共有 18 例患儿，男性 8 例，女性 10 例，均有发热症状，40℃ 1 例，39℃ 以上 40℃ 以下 9 例，38℃ 以上 39℃ 以下 8 例。其中 13 例伴咳嗽、咽痛，1 例仅咳嗽，2 例仅咽痛。另外有 4 例还伴流涕、头痛症状。

? 问题

⑦ 目前考虑哪种聚集性疫情？

⑧ 流感的临床诊断和确诊病例诊断标准是什么？

⑨ 流感的基本知识，包括病原体、潜伏期、传染源、传播途径、易感人群、临床表现等是否掌握？

⑩ 目前需要采取哪些控制措施？调查组下一步该怎么做？

第三部分　发病情况调查

一、制定病例定义

? 问题

⑪ 流感样病例的病例定义是什么？在制定病例定义时需要注意哪些关键信息？L 幼儿园大 4 班有几例符合病例定义？

二、搜索病例

根据制定的病例定义，调查组对 L 幼儿园开展病例搜索工作。累计搜索到 17 例符合流感样病例定义的病例，大 4 班 16 例，大 3 班 1 例。对所有符合病例定义的病例开展流行病学个案调查。

三、病例临床表现

该园 17 例患儿中,男性 9 例,女性 8 例,均有发热症状,40℃ 1 例,39℃ 以上 40℃ 以下 9 例,38℃ 以上 39℃ 以下 7 例。其中 14 例伴咳嗽、咽痛,1 例咳嗽,2 例咽痛。另外有 4 例还伴流涕、头痛症状。17 例均到医疗机构就诊,其中 L 医院 11 例,Z 医院 2 例,E 医院门诊部、X 医院、S 医院、E 医院各 1 例。目前 12 例患儿在家休息,5 例患儿住院。

12 例在家休息病例临床诊断分别为上呼吸道感染 2 例,病毒性感冒 9 例,病毒性及细菌性混合感染 1 例。

5 例住院病例均住 L 医院儿科病房,11 月 29 日入院 3 例、11 月 30 日入院 2 例,3 例入院诊断为"肺炎"(其中 2 例 X 线胸片显示:两肺纹理增深,另一例胸片报告未出),2 例入院诊断为"上感"(其中 1 例 X 线胸片显示:两肺纹理增深)。2 例扁桃体Ⅰ度肿大,2 例扁桃体Ⅱ度肿大,目前 5 例住院病例病情稳定。

四、三间分布

(一) 时间分布

17 例确诊病例中,发病时间最早为 11 月 22 日,最晚为 12 月 1 日,其中 11 月 27 日和 11 月 28 日病例数多,见图 4-1。

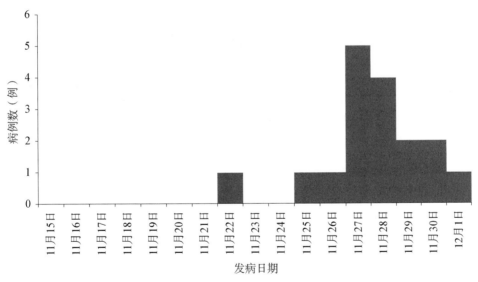

图 4-1　L 幼儿园 17 例流感样病例流行曲线

(二) 班级分布

17 例流感样病例中 16 例为大 4 班幼儿,班级罹患率为 61.54%(16/26),剩余 1 例为大 3 班幼儿,班级罹患率为 3.70%(1/27)。

(三) 人群分布

L 幼儿园的学生罹患率为 12.06%(17/141),无教师发病。15 例病例 5 岁,2 例 6 岁。

五、医疗机构发热门诊监测和流感样病例监测情况

(一)医疗机构发热门诊监测情况

X区6家综合性医院开设发热门诊,11月发热门诊就诊人数1091人,较10月986人上升10.65%。12月上半月发热门诊就诊人数562人,较11月下半月534人上升5.24%。

(二)流感样病例监测情况

X区有2家流感样病例监测点,第47周(11月21日至11月27日),第48周(11月28日至12月4日)分别报告流感样病例31例和29例。全年监测如图4-2,2011年全年共报告3468例流感样病例,病例报告时间主要集中在1~5周和51~52周。

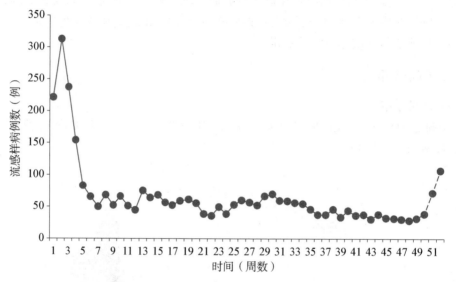

图4-2 X区2011年流感样病例周报告情况

❓ **问题**

⑫ 绘制流行曲线有哪些要求?流行曲线的作用?

⑬ 根据发热门诊监测和流感样病例监测情况,判定疫情当前的形势如何?

第四部分 报告情况

区卫生行政部门于2011年12月1日16时30分判断本次疫情为突发公共卫生事件,区疾控中心2011年12月1日17时20分实施突发公共卫生事件网络直报,并向有关部门通报、反馈,提请引起重视,加强管理。18时通过中国流感监测信息系统报告疫情事件的相关信息。

❓ **问题**

⑭ 此次疫情是否符合暴发疫情的定义，是否达到突发公共卫生事件疫情级别？区疾控中心需要完成哪些报告工作？

第五部分　实验室检测

2011 年 12 月 1 日，区疾控中心采集 10 例病例咽拭子标本分别进行甲 + 乙型流行性感冒病毒、腺病毒抗原快速检测，结果均为阴性。

同时，采集 10 份病例咽拭子标本至区疾控中心实验室进行 PCR 核酸检测呼吸道合胞病毒、流感病毒、星状病毒和冠状病毒核酸。

2011 年 12 月 1 日 15 时 45 分，实验室检测结果表明：3 份标本为 B 型流感病毒阳性，其余 7 份标本 B 型流感病毒阴性；所有标本 A 型流感病毒、呼吸道合胞病毒、星状病毒和冠状病毒检测结果均为阴性。阳性标本对应的学生均为大 4 班儿童，发病期为 11 月 28 日和 11 月 29 日。

❓ **问题**

⑮ 常见的呼吸道病原体有哪些？

⑯ 流感样病例采样种类有哪些？采样数量和采集的时间有什么要求？

第六部分　感染来源调查

一、首发病例情况

该次疫情首发病例胡某某，女，5 岁，大 4 班幼儿。11 月 22 日在幼儿园自觉不适，咽痛，当日晚于家中发热，自测体温 39.3℃，遂至 L 医院就诊，诊断为"病毒性感冒"，现居家休息。据家长回忆，患儿发病前无明确流感样病例接触史和外出史，无流感疫苗接种史。该园大 4 班自 11 月 22 日后陆续出现与其症状相似的患儿，故认为该患儿为本次疫情的首发病例。

二、接触情况

11 月 25 日上午，该园举行了家长日活动，为期半天，每位幼儿出席 1 位家长。全园幼儿在操场早操后，家长和幼儿按班级到各自教室活动。平时，大 4 班幼儿家长关系较好，常在放学后或周末带幼儿聚会。

该园共有 27 名幼儿在区游泳馆学习游泳，分别为大 1 班 8 名，大 2 班 11 名，大 3 班 2 名，大 4 班 6 名。大 4 班 6 名学习游泳的幼儿均发病，其中 5 例为住院病例；大 3 班有 1 名幼儿发病,与大 4 班患儿有共同游泳史。

> **? 问题**
>
> ⑰ 要关注幼儿的哪些接触情况?
> ⑱ 根据以上调查结果可以得出什么结论?

第七部分 疫情控制

> **? 问题**
>
> ⑲ 针对这起疫情,应当采取哪些措施?

一、疫情性质与风险研判

(一) 疫情分析

正值秋冬交换季节,呼吸道传染病高发,幼儿共同学习、生活,放学后及双休日聚会等密切接触的机会多,存在交叉感染的可能。

根据流行病学调查,该园自 11 月 22 日至 12 月 1 日陆续有 17 名幼儿出现以发热伴咳嗽或咽痛为主的流感样症状,发病班级、发病时间集中,认为这是一起暴露于相同病原的聚集性流感样病例疫情。

(二) 风险研判

该起疫情从起病开始蔓延至今,波及两个班级,但主要病例均集中于大 4 班。按目前趋势发展,疫情可能还将迁延一周乃至更长时间,需要注意发病人数较少的班级,新增病例数 5 例左右,这将使更多班级的教学安排受到影响,新发病例因缺课会造成监护人的误工损失。

二、控制措施

L 幼儿园发生流感样病例暴发疫情后,暴发疫情所在的区疾控中心组织现场流行病学调查处置、消毒人员组成的处置队伍,对 L 幼儿园总园开展了暴发疫情调查处置。市疾控中心急性传染病防治科人员指导区疾控中心开展调查处置。主要防控措施如下。

1. 疫点/疫区判定 根据《上海市流感监测方案》,判定本次发生流感样病例暴发疫情的集体机构(X 区 L 幼儿园总园)为本次疫情的疫点,疫区范围为整个幼儿园园区范围。

2. 流感样病例 做好患儿的病情随访工作,密切关注病情变化,发现并发症及重症病例及时报告。严格把握返校标准,患病幼儿须退热 48 小时后或根据医生建议方能返校上课。

3. 密切接触者 加强发病班级未发病幼儿及该园其他班级幼儿晨检与全日巡检工作,一旦发现发热、咽痛等流感样症状幼儿及老师,立即劝其离园及时就诊,并报告社区卫生服务中心。

4. 消毒工作 加强消毒,对课桌椅用 1 000 mg/L 有效氯擦拭消毒。幼儿园教室、门把手、扶梯和厕所等公共设施增加消毒频次。

5. 集体活动 暂停使用公共教室,暂停各类兴趣班及大型集体活动。鉴于该班幼儿常有放学后或周末聚会情况,幼儿园老师电话随访时应告知家长在疫情流行期间尽量避免聚会。

6. 健康教育 做好健康教育、家长告知及解释工作,避免引起恐慌情绪。开展预防呼吸道传染病宣传,建议家长少带幼儿至人流密集、空气不流畅的公共场所。

? 问题

⑳ 如何判断是否结案?

截至 12 月 8 日,该园末例病例密切接触者经过 7 天医学观察未出现新发病例,予以结案。

第八部分　结语

流行性感冒(简称流感)是冬春季高发的呼吸道传染病,其传播能力强,毒株变异快,全球每年流感季导致 300 万～500 万重症病例,29 万～65 万呼吸道疾病相关死亡,对公共卫生安全构成严重威胁。在我国,流感是《中华人民共和国传染病防治法》规定的丙类传染病。常见的疫情防控方案及技术标准包括《上海市流感监测方案(2011 版)》等。

本起疫情是 X 区首起达到突发公共卫生事件的流感样病例暴发疫情,17 例病例中 6 例住院治疗(12 月 2 日 1 例普通流感样病例转为住院病例)且 3 例诊断为肺炎。疫情发生后,各级政府和卫生、教育部门高度重视、依法科学应对,以加强病例救治,实行病例隔离、密接医学观察、消毒、停止集体活动等措施控制疫情蔓延,疫情得到很快控制,为以后处置类似疫情积累了宝贵经验。实验室结果证实流感病毒感染,但阳性率不高,特别是早期病例,提示我们今后采样更加及时、规范。同时,本次疫情由幼儿园家长反映,发现时已经达到突发事件级别,暴露出园方日常缺勤缺课登记、每日晨检巡检制度不完善,导致没有及早发现疫情,需要日后加强集体机构卫生老师传染病监测培训,提高传染病报告和管理能力。本次流感暴发疫情发生在 11 月底、12 月初,和历年 12 月下半月出现流感高峰不同,提示今后需提前做好流感流行季的防控准备。本次流感疫情发生在幼托机构,5 岁以下儿童重症风险高,今后托幼机构儿童是流感防控的重点人群。

参考文献

[1] Krammer F, Smith GJD, Fouchier RAM, et al. Influenza [J]. Nat Rev Dis Primers, 2018, 4 (1): 3.

[2] World Health Organization. Up to 650 000 people die of respiratory diseases linked to seasonal flu each year [EB/OL]. [2018 - 03 - 01]. http://www.who.int/mediacentre/news/releases/

2017/seasonal-flu/en/.

［3］上海市卫生局.上海市流感监测方案(2011版)[S].2011.

［4］中华人民共和国国家卫生健康委员会,国家中医药管理局.流行性感冒诊疗方案(2020年版)[J].
中华临床感染病杂志,2020,(4):401-405.

（汪晨夕、张俊婕）

案例4　参考答案

问题1：结合发生时间,聚集性发热的可能性有哪些?

【参考答案】　冬春季节是呼吸道疾病多发季节,发热加咳嗽或咽痛考虑流感,发热加粟粒样皮疹、咽峡炎考虑猩红热;手足口病和疱疹性咽峡炎也有发热体征,冬春季节有流行小高峰;腺病毒等肠道病毒也可能引起聚集性发热;不排除集体性心因性发热、其他不明原因病原体感染的可能性。

问题2：作为公共卫生人员,当接到报告时,你需要进一步了解哪些信息?

【参考答案】　信息包括:①病例具体的临床表现是什么,是否有重症病例;②医疗、疾控、监督等机构都做了哪些检测,初步结果如何;③当地卫生行政部门、疾控机构对本起事件的风险研判结果如何;④当地已经采取了哪些具体的防控措施;⑤事发地疾控机构卫生应急物资(消毒、采样、检测等)储备是否充足,是否需要协助;⑥该事件是否已向当地政府部门报告。

问题3：现场调查的主要工作步骤有哪些?

【参考答案】　现场调查步骤有:①现场准备;②核实诊断;③确定暴发的存在;④建立病例定义;⑤系统地收集病例,并列出一览表;⑥开展描述流行病学分析;⑦提出假设;⑧验证假设;⑨如果必要,重新考虑/修正假设和进行另外的研究;⑩实施控制和预防措施;⑪准备书面报告;⑫继续监测以便监控发病趋势和评价预防控制措施。

问题4：根据以上背景信息,开展现场调查需要做哪些准备工作?

【参考答案】　(1)知识储备:根据病例的临床表现、初步调查结果查阅相关书籍与文献资料,如教科书、中国知网、万方数据库、PubMed等网络资源。

(2)人员准备:根据现场调查需求配备卫生行政人员、流行病学人员、实验室检测人员、消杀和健康教育等人员。

(3)物资准备:现场调查表格、笔记本电脑、采样试剂耗材、消杀药品器械和车辆等。

(4)经费准备:保障现场调查人员差旅需求。

问题5：你认为对幼儿机构的基本情况需要了解哪些内容?

【参考答案】　内容包括:疫情发生的集体单位名称、地址、报告人、联系方式、疫情波及人数;单位部门(学校班级)分布情况、卫生条件以及生产活动形式(教学方式,如全日制、夜校和寄宿、是否有校车等);近2周因病缺勤(缺课)情况;事件发生前1周及事件发生后集体活动情况;环境状况(通风、清洁状况、宿舍、厕所情况)等。必要时可开展专项调查,收集影响疾病传播的相关因素,评估疫情的严重程度和发展趋势。

问题6：你认为一份完整的现场调查方案包括哪些内容?

【参考答案】　(1)调查目的:为什么要调查,需要了解什么,调查结果有何用途。

(2)调查方法:描述性分析、病例对照或队列研究。

(3)调查区域:事件波及的范围。

(4)调查对象与样本:事件累计的人群,根据调查需要采取普查和抽样调查的方法。

(5)调查的时间与地点:调查起止时间,调查碰头会时间与地点。

（6）调查项目：特征项目、备查项目、其他项目。

（7）实验室检测：微生物学抗体检测、分离与鉴定、理化分析等。

（8）分析方法：描述性分析、分析性研究、统计分析方法及软件的使用。

（9）提交调查报告：报告的形式、内容、对象与份数等。

（10）调查费用：总费用与各项开支细节。

（11）调查人员：按照专业技术分类人员列表。

问题7：目前考虑哪种聚集性疫情？

【参考答案】　根据发热、咳嗽、咽痛等症状，结合季节因素，考虑流感样病例聚集疫情。

问题8：流感的临床诊断和确诊病例诊断标准是什么？

【参考答案】　（1）临床诊断病例：有流行病学史（发病前7天内在无有效个人防护的情况下与疑似或确诊流感病例有密切接触，或属于流感样病例聚集发病者之一，或有明确传染他人的证据）和上述流感临床表现，且排除其他引起流感样症状的疾病。

（2）确诊病例：有上述流感临床表现，具有以下一种或以上病原学检测结果阳性：①流感病毒核酸检测阳性；②流感抗原检测阳性；③流感病毒培养分离阳性；④急性期和恢复期双份血清的流感病毒特异性 IgG 抗体水平呈4倍或以上升高。

问题9：流感的基本知识，包括病原体、潜伏期、传染源、传播途径、易感人群、临床表现等是否掌握？

【参考答案】　病原体：流感病毒，甲型和乙型为主，每年呈季节性流行，甲型可引起全球大流行。潜伏期：1～7天，多为2～4天。传染源：病例和隐性感染者。传播途径：主要通过打喷嚏和咳嗽等飞沫传播，经口腔、鼻腔、眼睛等黏膜直接或间接接触感染，接触被病毒污染的物品也可通过上述途径感染。易感人群：人群普遍易感，老年人、年幼儿童、肥胖者、孕产妇和有慢性基础疾病者为重症流感的高危人群。临床表现：主要以发热、头痛、肌痛和全身不适起病，体温可达 39～40℃，可有畏寒、寒战，多伴全身肌肉关节酸痛、乏力、食欲减退等全身症状，常有咽喉痛、干咳，可有鼻塞、流涕、胸骨后不适，颜面潮红，眼结膜充血等。部分病例症状轻微或无症状。自限性，多于发病3～5天后热退好转。

问题10：目前需要采取哪些控制措施？调查组下一步该怎么做？

【参考答案】　采取的控制措施包括：①隔离、治疗病例；②密切接触者医学观察；③终末消毒。

调查组下一步工作：①对病例进行个案调查；②搜索病例；③安排采样。

问题11：流感样病例的病例定义是什么？在制定病例定义时需要注意哪些关键信息？L幼儿园大4班有几例符合病例定义？

【参考答案】　流感样病例：发热（体温≥38℃），伴咳嗽或咽痛之一者。出现发热的时间应在本次急性发热病程内，体温认定包括病例自测体温和医疗机构检测体温。病例定义一般包含事件发生的时间、地点、波及的人群、具备的危险因素或流行病学接触史等信息，同时需要考虑将临床症状信息与针对病因的实验室检测信息纳入。L幼儿园大4班符合病例定义16例，2例不符合病例定义。

问题12：绘制流行曲线有哪些要求？流行曲线的作用？

【参考答案】　流行曲线时间间隔应小于1/2个平均潜伏期，一般1/8～1/4个平均潜伏期，前后留1～2个平均潜伏期。流行曲线是直方图，X 轴类别之间不应该有任何空间。标识 X 轴、Y 轴名称和流行曲线的标题，重要的措施也应在图中标识。流行曲线的作用：显示暴发强度、显示暴发所处的阶段、强调异常值、显示传播模式、推测潜伏期和暴露时间、预测暴发的趋势、反映控制的效果等。

问题13：根据发热门诊监测和流感样病例监测情况，判定疫情当前的形势如何？

【参考答案】　流感一般在12月底到1月流行，根据监测情况来看，11月底到12月初流感疫情仍处于疫情前期，监测点医院报告病例数处于一般水平，本次疫情属于小范围内暴发，但是可作为流感流行的提前预警，提前做好防控应对工作。

问题 14：此次疫情是否符合暴发疫情的定义，是否达到突发公共卫生事件疫情级别？区疾控中心需要完成哪些报告工作？

【参考答案】 流感样病例暴发：指同一地区或单位内在较短时间出现异常增多的流感样病例。符合暴发疫情定义。

按照《国家突发公共卫生事件相关信息报告管理工作规范（试行）》的有关标准"1 周内，在同一学校、幼儿园或其他集体单位发生 30 例及以上流感样病例，或 5 例以上因流感样症状住院病例，或发生 1 例及以上流感样病例死亡"，该事件已达到突发公共卫生事件疫情级别。

按要求向区卫健委、市疾控中心报告。并经区疾病预防控制机构核实确认后，应当在 2 小时内通过"突发公共卫生事件管理信息系统"进行报告。

根据《流感样病例暴发疫情处置指南（2018 年版）》：1 周内，在同一学校、幼托机构或其他集体单位出现 10 例及以上流感样病例，及时以电话或传真等方式向所属地县（区）级疾病预防控制机构报告。县（区）级疾病预防控制机构接到报告后，应立即进行疫情核实。经核实确认的暴发疫情，通过中国流感监测信息系统报告疫情事件的相关信息。

问题 15：常见的呼吸道病原体有哪些？

【参考答案】 细菌：肺炎链球菌、流感嗜血杆菌、溶血性链球菌、肺炎克雷伯菌、金黄色葡萄球菌、铜绿假单胞菌、百日咳杆菌（PCR）、嗜肺军团菌（PCR）。

病毒：流感病毒、呼吸道合胞病毒、人偏肺病毒、副流感病毒、腺病毒、冠状病毒、博卡病毒、人鼻病毒、人肠道病毒。

其他：肺炎支原体、肺炎衣原体。

问题 16：流感样病例采样种类有哪些？采样数量和采集的时间有什么要求？

【参考答案】 （1）采样种类。采集流感样病例的咽拭子、鼻拭子或鼻咽拭子，必要时，可同时采集急性期和恢复期双份血清样本。

（2）采样要求。应采集发病 3 天内的呼吸道标本，优先采集新发病例的呼吸道标本；根据病例分布特征，均衡选择采样对象，避免集中在同一部门或班级、宿舍。重症病例和死亡病例标本尽量全部采集。若符合流感样病例诊断标准的标本较少，为明确疫情性质，可适当扩大采样范围，采集体温为 37.5℃ 以上伴咳嗽、头痛或肌肉酸痛等症状的新发病例。每起暴发应采集至少 10 份的呼吸道标本（如果现症病例不足 10 例，应全部采样）。不能明确病原学诊断的疫情，可酌情增加采样批次和采样数量。

急性期血清采集对象：发病后 7 天内的流感样病例。

恢复期血清采集对象：发病后 2～4 周的流感样病例。

问题 17：要关注幼儿的哪些接触情况？

【参考答案】 发病幼儿近期参加的园内园外集体活动、走班上课情况、公用教室使用情况、校外培训班、外出情况、家中其他人出现类似症状情况。

问题 18：根据以上调查结果可以得出什么结论？

【参考答案】 首发病例发病时间为 11 月 22 日，第二例病例 11 月 25 日发病，间隔 3 天，距离发病高峰 11 月 27 日间隔 5 天，符合流感平均潜伏期：1～7 天，多为 2～4 天。发病学生集中在首发病例所在的大 4 班，传染源明确。大 3 班 1 病例也有和大 4 班学生共同游泳的接触史，传播链较明确。

问题 19：针对这起疫情，应当采取哪些措施？

【参考答案】 （1）病例管理。病例和有相关症状者及时就医，根据医嘱采取居家或住院治疗。休息期间避免参加集体活动和进入公共场所。病例所在单位指派人员负责追踪记录住院或重症病例的转归情况并报告当地疾病预防控制机构。体温恢复正常、其他流感样症状消失 48 小时后或根据医生建议，病例可正常上课或上班。

（2）强化监测。疾病预防控制机构应指导辖区内的医疗机构做好流感样病例监测报告；指导发生流感样病例暴发疫情的学校及托幼机构强化每日检查制度、因病缺勤登记制度,发现流感样病例短期内异常增多,应向教育行政部门报告,同时向当地卫生健康部门报告,及时预警。

(3) 环境和个人卫生。完成终末消毒,注意保持教室、宿舍、食堂等场所的空气流通,经常开窗通风,保持空气新鲜。集体单位和公共场所应定期打扫卫生,保持环境清洁。注意个人卫生,勤晾晒被褥,勤换衣,勤洗手,不共用毛巾手帕等。咳嗽和打喷嚏时用纸巾或袖子遮住口、鼻,出现流感样症状后或接触病例时要戴口罩。

(4) 健康教育。开展健康教育,在疫情发生单位可采用宣传画、板报、折页和告知信等形式宣传卫生防病知识。

(5) 药物治疗。对于实验室确诊的流感重症病例和出现流感样症状的慢性病病例、老年人等流感高危人群,要进行抗病毒药物治疗,药物可首选奥司他韦等神经氨酸酶抑制剂。是否进行预防性服药,须由卫生健康行政部门组织专家论证。

(6) 其他措施。必要情况下可根据专家建议采取停课、放假等措施。原则上,停课的范围应根据疫情波及的范围和发展趋势,由小到大,如由班级到年级,由年级到全校,由一个学校到多所学校等。停复课标准建议如下:停课期限一般为4天。

问题20:如何判断是否结案?

【参考答案】 连续1周无新发病例,可判定为暴发疫情结束。

一起甲型 H1N1 流感聚集性发病的调查与处置

第一部分 背景

2009 年 7 月 31 日 22 时,某区疾病预防控制中心(以下简称"疾控中心")接某医院报告,该医院发热门诊当日收治 7 例发热病例,经对采集的 7 名病例的标本进行检测,检测项目包括甲型流感病毒 M 基因通用引物 Real-time RT‐PCR 检测,甲型猪流感病毒通用引物 Real-time RT‐PCR 检测;甲型(H1N1)流感病毒 HA 基因 Real-time RT‐PCR 检测、季节性流感 H1 亚型及 H3 亚型 Real-time RT‐PCR 检测,检测结果显示前 3 项检测项目 7 人均为阳性,后 2 项检测项目均为阴性。

❓ 问题

❶ 甲型 H1N1 流感的确诊和疑似诊断标准是什么?

❷ 甲型 H1N1 流感的病原体、传播途径、临床表现等是否掌握?

❸ 作为公共卫生人员,当接到报告时,你需要进一步了解哪些信息?

❹ 现场调查的主要工作步骤有哪些?

第二部分　调查核实

接报后,某区疾控中心立即前往现场开展流行病学调查和现场处置。经调查,7 例病例合租在某小区内,因 7 人先后发热就诊于同一家医院的发热门诊,收治医院及时上报疫情。

❓ 问题

⑤ 为控制疫情的进一步发展,目前需要采取哪些控制措施?

⑥ 针对该疫情,流行病学调查应包括哪些方面?

第三部分　流行病学调查

一、发病情况

(一) 指示病例发病情况

2009 年 7 月 29 日 18 时,指示病例蒋某出现发热,自测口温 39.1℃,伴有咳嗽、流涕、咳痰和胸闷等症状,于 7 月 30 日 22 时到某医院发热门诊就诊,诊断为上呼吸道感染,给予新瑞普欣、左克静脉滴注和克感敏、草珊瑚含片口服治疗,7 月 31 日病例因自觉症状未减轻,于 11 时前往该医院复诊,诊断为右下肺炎,医院对病例进行了留观治疗,同时采集鼻咽拭子进行甲型 H1N1 流感病毒核酸检测。医院医生在询问病史过程中,发现与病例蒋某同住的 6 人先后也出现发热,蒋某立即通知同住的 6 名发热病例前来就诊。

(二) 三间分布

7 例病例发病时间分布在 7 月 29 日 3 例,7 月 30 日 4 例;7 例病例均为男性,年龄在 18~23 岁,病例来自本市 2 人,四川 1 人,河北 1 人,江西 1 人,湖南 1 人,江苏 1 人;7 例病例中,4 人长期合租在本市某小区××室,其余 3 例住在本市其他地方,但每天大部分时间均在该合租房内活动生活。

二、临床表现

7 例病例中除 1 例具有发热、咽痛、流涕、头痛等流感样症状外,其余 6 例主要症状为发热或伴有咽痛或头痛。7 例病例中 1 例伴有肺炎症状住院隔离治疗外,其余均为轻症实施居家隔离治疗。截至 8 月 1 日,所有病例病情稳定,症状轻微,已处在恢复期。

三、感染来源调查与分析

1. **居住环境**　某小区位于市区某区,建于 20 世纪 80 年代,小区绿化一般,某室房型结构为三室两厅,有独立煤卫设施。蒋某等 4 人合租居住,同时作为朋友聚集点。因天气炎热,房内一直开空调,从不开窗通风,室内卫生情况差。

曹某与父母也居住在某小区;吴某和曾某住在本市其他区县。

2. 发病前一周内活动情况 发病前一周内 7 名病例均未出本市。7 名病例属网友关系,均通过网络、朋友介绍、在酒吧结识等方式认识,发病前一周内每天大部分时间均在该合租房内进行上网、游戏等活动。7 名病例除在合租房内上网游戏外,还外出参加各种活动,7月 24 日,张某、曹某和朋友(吴某、高某、王某、倚某)曾去中国玩具展;7 月 25 日,除曾某外,其余 6 人又到复兴中路的某酒吧聚会。

3. 病例接触史 7 名病例否认在发病前 7 天有甲型 H1N1 确诊病例或疑似病例接触史,有流感样病例接触史。

4. 感染来源分析 经对病例的临床表现、体征和现场流行病学调查,发现 7 例病例发病前一周未出本市;病例属青年,聚集性活动频繁,且缺乏自我保健防护意识等,分析其感染原因可能与 7 名病例中有人在外出参加聚集性活动时感染后带回住地引起其他人感染后出现聚集性发病有关。

此次事件是本市的第一起甲型 H1N1 流感聚集性发病,并且感染来源不明。此类事件已在我国四川、广东、北京等省市相继出现过。

❓ 问题

❼ 如何判定密切接触者?

❽ 样品的采集和运送有哪些需要注意的地方?

四、密切接触者情况

根据甲型 H1N1 流感密切接触者判断标准,判定密切接触者 6 名,分别为病例曹某的父母,病例朋友吴某、高某、王某、倚某。

五、标本采集与实验室检测

某医院对 7 名病例采集鼻咽拭子,送本区疾控中心进行实验室核酸检测。2009 年 7 月 31 日 22 时,实验室结果显示:甲型流感病毒 M 基因通用引物 Real-time RT－PCR 检测阳性;甲型猪流感病毒通用引物 Real-time RT－PCR 检测阳性;甲型 H1N1 流感病毒 HA 基因 Real-time RT－PCR 检测阳性;季节性流感 H1 及 H3 Real-time RT－PCR 检测均为阴性。

❓ 问题

❾ 根据调查结果需要进一步采取哪些措施?

❿ 社区如何开展轻症病例居家隔离治疗?

⓫ 执行轻症病例居家治疗的基层医生应该如何做好个人防护?

六、病例与事件报告

1. 病例报告　某区医院按照要求分别对 7 名病例进行"甲型 H1N1 流感实验室诊断病例"网络直报。

2. 突发公共卫生事件报告　8 月 1 日 7 时 30 分报告某区卫生行政部门,8 时经某区卫生行政部门认定为"其他突发公共卫生事件",8 时 23 分某区疾控中心根据《国家突发公共卫生事件相关信息报告管理工作规范(试行)》中报告范围与标准的"(十一)条"要求,进行突发事件的网络直报。

七、采取的措施

疫情发生后,某区卫生行政部门和疾控中心高度重视,按照甲型 H1N1 流感预防控制工作方案要求,组织人员,全力以赴控制疫情,防止疫情扩散蔓延。主要采取下列措施。

(1) 积极救治病例:2009 年 8 月 1 日,某区专家组根据病例临床表现和实验室检测甲型 H1N1 流感病毒核酸阳性结果进行会诊:拟诊为甲型 H1N1 流感(轻症),建议 1 例有肺炎症状的病例留院隔离治疗外,其余 6 例实施居家隔离治疗。某医院对病例蒋某进行专家会诊和留院隔离治疗,某区卫生行政部门要求相关社区卫生服务中心对其余病例实施居家隔离治疗。

(2) 开展对密切接触者医学观察:根据甲型 H1N1 流感密切接触者判断标准,判定密切接触者 6 名,某区疾控中心对所有密切接触者落实医学观察措施。由密切接触者所在的社区医生开展医学观察。

(3) 对病例的住所及就诊医院进行消毒。

(4) 对病例所在小区开展健康监测。

(5) 在某区内组织开展以社区预防控制呼吸道传染病为主要内容的健康教育和干预活动。

❓ **问题**

⑫ 如何做好小区的舆情引导?

⑬ 如何判定该起疫情的结案?

第四部分　疫情进展与结案

一、病例转归

经积极和规范治疗后,住院病例于 8 月 5 日下午痊愈出院,居家隔离治疗的病例于 8 月 9 日痊愈。

二、密切接触者的医学观察

对在本市的 4 名密切接触者进行医学观察 7 天,观察期间均体温正常,无流感样症状,于8月7日全部解除医学观察。

三、健康教育

8月1日15：00～16：30时，某区卫生行政部门、某区疾控中心的工作人员，到病例所在小区及邻近小区设点，开展社区呼吸道疾病防病宣传和咨询活动。现场展示防病宣传展板，发放防病宣传扇、记事贴、护腕等防病宣传用品近800份，市民现场咨询近30名。该小区市民情绪稳定，生活未受影响。

四、结案

该起疫情的疫点经一周的医学观察密切接触者中无新发病例，各项控制措施得到落实，可以认为本起疫情平息，可以结案。

第五部分　结语

2009年3月墨西哥暴发"人感染猪流感"疫情，造成人员死亡。4月30日世界卫生组织（以下简称WHO）宣布将流感大流行警告级别提高为5级。WHO初始将此次流感疫情称为"人感染猪流感"，但随着对疫情性质的深入了解，将其重新命名为"甲型H1N1流感"。我国卫生部于4月30日宣布将其纳入《中华人民共和国传染病防治法》规定的乙类传染病，依照甲类传染病采取预防、控制措施。

本次疫情为S市某区2009年发生的疫情，也是较为少见的发生在社区的呼吸道传染病突发公共卫生事件。疫情发生后，各级政府和卫生部门高度重视、依法科学应对，加强病例救治、管理密切接触者、开展社区健康教育，疫情很快得到控制，为以后处置类似疫情积累了宝贵经验。

从流行病学调查来说，尽管现场调查组开展了详细的调查，但限于当时条件制约，没有开展环境样本的检测，流行病学调查内容主要依靠病例叙述，未能寻找出感染来源和传播路径。该起疫情发生在社区，微博等自媒体的发达加速了疫情信息的扩散，及时的社区健康教育和沟通对舆论导向起到积极作用，避免社区居民的恐慌情绪。该起疫情出现的时期恰逢国家对甲型H1N1流感防控措施调整，对甲型H1N1流感病例进行分类诊治管理，其中对轻症病例的居家隔离治疗的各项措施对其他疫情的防控仍有一定的借鉴意义。

📖 参考文献

[1] 中华人民共和国卫生部.甲型H1N1流感流行病学调查和暴发疫情处理技术指南（试行）[S].2009.
[2] 中华人民共和国卫生部.甲型H1N1流感诊疗方案（2009年试行版第一版）[S].2009.
[3] 中华人民共和国卫生部.甲型H1N1流感轻症病例居家隔离治疗方案[S].2009.
[4] 中华人民共和国卫生部.甲型H1N1流感病例密切接触者判定与管理方案（试行）[S].2009.
[5] 中华人民共和国卫生部.卫生部印发社区甲型H1N1流感暴发流行控制工作方案[S].2009.

（吕丽雪、沈磊）

案例 5 参考答案

问题 1：甲型 H1N1 流感的确诊和疑似诊断标准是什么？

【参考答案】 参照卫生部《甲型 H1N1 流感诊疗方案(2009 年试行版第一版)》

(1) 疑似病例：符合下列情况之一即可诊断为疑似病例。

1) 发病前 7 天内与甲型 H1N1 流感疑似或确诊病例有密切接触(在无有效防护的条件下照顾病例，与病例共同居住、暴露于同一环境，或直接接触病例的气道分泌物或体液)，出现流感样临床表现。

2) 发病前 7 天内曾到过甲型 H1N1 流感流行(出现病毒的持续人间传播和基于社区水平的流行与暴发)的国家或地区，出现流感样临床表现。

3) 出现流感样临床表现，甲型流感病毒检测阳性，但进一步检测排除既往已存在的亚型。

(2) 确诊病例：出现流感样临床表现，同时有以下一种或几种实验室检测结果。

1) 甲型 H1N1 流感病毒核酸检测阳性(可采用 real-time RT‐PCR 和 RT‐PCR)。

2) 分离到甲型 H1N1 流感病毒。

3) 血清甲型 H1N1 流感病毒的特异性中和抗体水平呈 4 倍或 4 倍以上升高。

问题 2：甲型 H1N1 流感的病原体、传播途径、临床表现等是否掌握？

【参考答案】 (1) 病原体：甲型 H1N1 流感病毒属于正黏病毒科(Orthomyxoviridae)，甲型流感病毒属(Influenza virus A)。

(2) 传播途径：主要通过飞沫或气溶胶经呼吸道传播，也可通过口腔、鼻腔、眼睛等处黏膜直接或间接接触传播。接触病例的呼吸道分泌物、体液和被病毒污染的物品也可能造成传播。

(3) 临床表现：潜伏期一般为 1～7 天，多为 1～4 天。表现为流感样症状，包括发热(腋温≥37.5℃)、流涕、鼻塞、咽痛、咳嗽、头痛、肌痛、乏力、呕吐和(或)腹泻。可发生肺炎等并发症。少数病例病情进展迅速，出现呼吸衰竭、多脏器功能不全或衰竭。病例原有的基础疾病也可加重。

问题 3：作为公共卫生人员，当接到报告时，你需要进一步了解哪些信息？

【参考答案】 需要了解信息：①病例具体的临床表现是什么，是否有重症病例；②病例是否已经院内会诊；③医院已经采取了哪些具体的防控措施；④该事件是否已向当地卫生行政部门报告。

问题 4：现场调查的主要工作步骤有哪些？

【参考答案】 现场调查步骤有：①现场准备；②核实诊断；③确定暴发的存在；④建立病例定义；⑤系统地收集病例，并列出一览表；⑥开展描述流行病学分析；⑦提出假设；⑧验证假设；⑨如果必要，重新考虑/修正假设和进行另外的研究；⑩实施控制和预防措施；⑪准备书面报告；⑫继续监测以便监控发病趋势和评价预防控制措施。

问题 5：为控制疫情的进一步发展，目前需要采取哪些控制措施？

【参考答案】 控制措施：①隔离、治疗病例，疑似、临床和确诊病例应送至定点医疗机构进行隔离治疗；②确定病例的居住地，确定疫点，对疫点采取综合性防治措施；③排查病例的密切接触者，对密切接触者进行医学观察；④医院应严格进行院内感染控制，对病例污染或可能污染的区域进行消毒处理。

问题 6：针对该疫情，流行病学调查应包括哪些方面？

【参考答案】 (1) 病例个案调查：应包括病例基本情况、居住地及家庭背景、发病和就诊经过、临床表现、实验室检查、诊断和转归情况、暴露史、旅行史、密切接触者情况。

(2) 现场调查

1) 开展病例搜索和调查，描述、分析暴发疫情的流行病学三间分布特点，确认发生规模；

2) 调查首发病例和指示病例，确定暴发疫情中的首发病例和指示病例，调查、分析首发病例、指示病例与续发病例间的流行病学关联；

3）收集出现暴发疫情场所的基本情况；

4）分析暴发原因。重点对病例间的接触方式、频度和相互暴露、发病的时间序列进行分析；

5）分析、判断疫情发展趋势。

问题 7：如何判定密切接触者？

【参考答案】 根据卫生部印发的《甲型 H1N1 流感病例密切接触者判定与管理方案（试行）》的要求，在判定密切接触者，分析其感染发病的可能性时，要综合考虑与病例接触时，病例是否处于传染期、病例的临床表现、与病例的接触方式、接触时所采取的防护措施，以及暴露于病例污染的环境和物体的程度等因素，进行综合判断，以采取有针对性的防控措施。

密切接触者是指在未采取有效防护情况下接触传染期甲型 H1N1 流感病例的人群，具体包括：诊断、治疗或护理、探视甲型 H1N1 流感病例的人员；与病例共同生活或有过近距离接触的人员；或直接接触过病例的呼吸道分泌物、体液；或可能暴露于病例污染的环境或物体的人员等。

问题 8：样品的采集和运送有哪些需要注意的地方？

【参考答案】 发病后应尽快采集如下标本：鼻咽拭子/吸取物或者鼻腔冲洗液/吸取物。如果不能收集这些标本，可合并鼻拭子与口咽拭子。气管插管的病例也应收集气管吸取物。

所有呼吸道标本应保存在 4℃，并尽快放置于 −70℃冰箱。如果没有 −70℃冰箱，标本应在 4℃保存，并尽快送实验室。临床标本应按照 A 类包装要求运送，所有标本应标示清楚。

问题 9：根据调查结果需要进一步采取哪些措施？

【参考答案】 进一步的措施：①开展流行病学调查，确定疫情波及范围，落实密切接触者追踪和管理措施；②社区开展流感样病例和不明原因病例的病原学筛查工作；③对病例实行分类诊治与管理；④开展疫点的终末消毒；⑤必要时对疫点进行隔离管制措施；⑥在社区开展健康教育，普及甲型 H1N1 流感防控知识，消除公众恐慌情绪。

问题 10：如何开展轻症病例居家隔离治疗？

【参考答案】 （1）居家隔离处理原则

① 病例尽量单间居住，减少与共同居住者的接触机会。

② 病例宜使用单独卫生间，使用后应立即通风，并进行清洁和消毒。

③ 在接触呼吸道分泌物后应当使用清洁剂洗手或者使用消毒剂消毒双手。

④ 在家庭共同区域活动时需戴外科口罩。

⑤ 病例发病后至少需在家中隔离观察 7 天，或至流感症状消失后 24 小时，以两者之间较长者为准；儿童有可能超过 7 天。隔离观察期间，病例应尽量居家；如需离家（如到医院就诊）需戴外科口罩。

（2）居家治疗处理原则

① 基层医师按照《甲型 H1N1 流感诊疗方案（2009 年试行版第二版）》对病例进行治疗、指导和随访。

② 每日监测体温和病情变化并报告（每日不少于 2 次）。

③ 病例病情出现变化时，基层医师应及时将病例转至定点医院诊治。

④ 流感高危人群如感染甲型 H1N1 流感，应住院治疗。特殊情况必须居家隔离治疗时，应密切监测病情，一旦出现病情变化须及时转至定点医院诊治。

⑤ 对症治疗。

（3）病例共同居住者防护原则

① 家庭成员，尤其是流感高危人群应尽可能避免与流感病例接触。所有家庭成员与病例密切接触时要注意个人卫生，并做好个人防护。

② 直接接触病例后，或处理病例使用过的物品、接触呼吸道分泌物后，应当使用清洁剂洗手或者使用消毒剂消毒双手。

③ 尽可能相对固定 1 名家庭成员照顾、接触居家休息和隔离治疗的流感病例；近距离接触病例时，应戴医用防护口罩。照顾、接触病例的家庭成员外出时应戴外科口罩，减少传播疾病的可能。

④ 流感病例密切接触者，特别是儿童、老人、孕妇或合并慢性基础病者，应该咨询医生决定是否需预防性应用抗病毒药物。

⑤ 病例居家休息和隔离治疗期间，应密切观察自己和其他家庭成员的健康状况。一旦家庭成员出现继发的发热和急性呼吸道感染等异常症状，应及时向当地疾控机构报告。

问题 11：执行轻症病例居家治疗的基层医生应该如何做个人防护？

【参考答案】　采取飞沫防护措施，包括戴外科口罩，穿隔离衣；接触病例前戴手套，摘手套后应洗手和/或手消毒；正确处置医疗处置物品。如需近距离(1 米内)接触病例，应戴医用防护口罩。

问题 12：如何做好小区的舆情引导？

【参考答案】　舆情引导：①应加强监测，迅速上报疫情信息，及时对疫情做出反应；②坚持公开透明、及时客观地报道疫情，指定专人准确及时发布信息，掌握舆论主动权；③利用多种形式广泛开展健康教育，普及甲型 H1N1 流感防控知识，消除公众恐慌情绪，必要时开展公众心理干预，加强心理疏导，减少和避免疫情对公众心理健康造成的不良影响。

问题 13：如何判定该起疫情的结案？

【参考答案】　该起疫情的疫点经一周的医学观察，密切接触者中无新发病例，各项控制措施得到落实，可以认为本起疫情平息，可以结案。

案例 *6*
一起本地流行性脑脊髓膜炎病例的个案调查与处置

· 学习目的 ·

通过本案例的学习,学员应能够:

□熟悉流行性脑脊髓膜炎等呼吸道传染病现场调查重点内容。

□熟悉流行性脑脊髓膜炎疫情处置相关方法。

培训时长 2学时

培训方法 讲解、讨论

第一部分 背景

2019年4月19日,Z区疾病预防控制中心(以下简称"疾控中心")接到P区疾控中心报告,S市某儿童医院收治1例现住于Z区某路,住院疑似流行性脑脊髓膜炎(以下简称"流脑")病例。为进一步查明可能的感染来源,并有效控制疫情蔓延,Z区疾控人员组成联合调查组开展现场流行病学调查与处置。

❓ 问题

❶ 流行性脑脊髓膜炎的基本知识,包括病原体、传播途径、特征临床表现是否掌握?

❷ 流行性脑脊髓膜炎疑似病例、临床诊断病例和确诊病例的定义是什么?

❸ 作为公共卫生工作人员,应该指导市某儿童医院下一步开展哪些工作?

医院启动应急流程,将病例安置在单独隔离病房,并将病例情况报告给区疾控中心,采集病例脑脊液及血液标本送区疾控中心开展相关检测,运送过程要求保持样品处于20～36℃。4月19日10时17分,市某儿童医院以"流脑疑似病例"对该病例进行网络直报。因该院无隔离病房,当日病例转院至FD大学附属儿科医院传染科住院治疗。

第二部分　调查核实

4 月 19 日 10 时,Z 区疾控中心接到报告后,立即派员对病例密切接触者进行流行病学调查、咽拭子采样、健康宣教、医学观察、学校及住所终末消毒等措施,并采集病例脑脊液和血液标本送市疾控中心复核。调查组流行病学专家查阅了病历资料和访谈接诊医生,初步同意市某儿童医院疑似流脑的诊断。

> **?** 问题
>
> ❹ 与流行性脑脊髓膜炎临床症状相似,你还能说出来哪些呼吸道传染病?

第三部分　现场流行病学调查

> **?** 问题
>
> ❺ 请问开展流行性脑脊髓膜炎病例现场流行病学调查和处置工作,需要准备哪些物资?
> ❻ 流行性脑脊髓膜炎病例个案流行病学调查主要包括哪些内容?

区疾控中心流调人员抵达医院,在做好个人防护下,访谈接诊医生,然后进入病房开展流行病学调查。初步结果如下。

一、病例基本情况

病例 A,俞某某,男,汉族,9 岁,户籍地址为 S 市 Z 区 H 路某弄 1 号 301 室,现住地址为某路某弄 5 号 303 室。家里共有 5 口人,分别是其爷爷、奶奶、父母和弟弟。病例就读于 S 市某学校二年级四班,该校位于 S 市 Z 区某某路 506 号。

二、发病就诊经过

2019 年 4 月 15 日在无明显诱因下出现发热,最高体温 39.3℃,无畏寒和寒战,无抽搐,就诊于 S 市 TR 医院,查血常规正常,诊断为"上呼吸道感染",予以克林霉素口服。

4 月 15 日晚,病例出现呕吐,4～5 次,为胃内容物(具体情况病例家长诉记不清),非喷射性,伴阵发性腹痛,无腹泻,无腹胀等症状。

4 月 16 日凌晨 3 时,病例躯干部及下肢出现散在瘀点及瘀斑,伴头晕、头痛、肌肉及关节痛,遂前往 S 市某儿童医院就诊。当日查血常规示:白细胞总数 $7.94 \times 10^9/L$,血红蛋白 137 g/L,血小板总数 $113 \times 10^9/L$,中性粒细胞百分比 85.0%,淋巴细胞百分比 8.6%,C 反应蛋白>170 mg/L。

4月17日查血常规示:白细胞总数 12.60×10⁹/L,血红蛋白 134 g/L,血小板总数 81×10⁹/L,中性粒细胞百分比 87.5%,淋巴细胞百分比 5.2%,C反应蛋白>200 mg/L。为进一步治疗,门诊以"血小板减少症""凝血功能异常""肠道感染"收治入院。

病程中,病例精神反应可,小便正常,4月16日解黄绿稀水便1次,胃纳一般。

查体:躯干部及双下肢可见散在瘀点及瘀斑,压之不褪色。腹部紧张,伴压痛,无反跳痛。脊柱四肢无畸形,肌力肌张力正常,生理反射存在,病理征未引出。

4月18日脑脊液 PCR:提示脑膜炎双球菌阳性。遂报告院内医务科,并组织院内专家会诊。经院内专家会诊,诊断为"流脑疑似病例"。

4月19日10时17分,市某儿童医院对该病例以"流脑疑似病例"进行网络直报。因该院无隔离病房,当日病例转院至 FD 大学附属儿科医院传染科住院治疗。

经调查,病例发病前1周内未接触过类似症状病例。

接种史及既往史:病例2月龄时接种灭活脊灰疫苗后全身出现针尖样大小出血点,伴血小板减少,后诊断为"过敏性紫癜",经住院治疗后恢复。因此病例除接种过卡介苗、乙肝疫苗外,流脑、乙脑等其他疫苗均未接种。

? 问题

❼ 现场流行病学调查中,可以采取哪些方法和技巧使流调资料更加精准和可靠?

三、实验室检测

4月18日,市某儿童医院对病例脑脊液进行 PCR 检测,提示脑膜炎双球菌阳性。4月19日,病例脑脊液和血液标本送市疾控中心复测。4月25日接市疾控中心通知,病例脑脊液 PCR 检出 C 群脑膜炎奈瑟菌核酸阳性,血液培养未检出脑膜炎奈瑟菌。

? 问题

❽ 流行性脑脊髓膜炎样本的运送要求有哪些?

❾ 流行性脑脊髓膜炎的现场处置方式有哪些?

疫情发生后,Z 区疾控中心在市疾控中心的业务指导下,联合社区卫生服务中心进行密切接触者调查。

四、密切接触者判定和管理

区疾控中心流调人员第一时间与病例监护人及就读学校联系,经调查,病例共有5个同居人,分别是其爷爷、奶奶、父亲、母亲和弟弟。此外,外公和外婆也与病例有密切的生活接触,最后接触时间是4月15日早上7时。病例就读于 S 市某学校二年级四班,学校内有10名同班同学和6名教师均与病例有过密切接触,最后接触时间是4月15日。最终判定病例的密切接触者共计23人,分别是与病例共同生活的家人7人以及共同学习的教师6人、同学 10 人。

4月19日当天,区疾控中心派员指导社区对病例密切接触者落实医学观察和健康教育宣传。病例同住人分别居住于××镇和某街道,由对应的社区卫生服务中心纳入医学观察;密切注意有无发热、头痛等流脑可疑症状,一旦出现应及时就诊。

4月19日当天,区疾控中心派员指导社区开展密接的咽拭子采样,由社区卫生服务中心发布采样告知书,获得学生和教师的同意,除病例父母在医院陪诊外,共采集其余21名密切接触者的咽拭子标本,标本送至市疾控中心进行细菌学检测。4月23日接市疾控中心通知,21名密切接触者咽拭子标本均未检出脑膜炎奈瑟菌。

第四部分　疫情控制

一、疫情性质与风险研判

根据现场流行病学调查和实验室检测结果,2019 年 4 月 19 日,Z 区某镇发生了 1 例流行性脑脊髓膜炎本地感染病例,病例发病前 1 周内未接触过类似症状病例,为散发疫情。

二、疫情控制措施

1. 强化专家指导与各部门协作　Z 区疾控中心在接到病例信息后及时响应,获取医院、学校、社区多方配合,派出专家组赶赴现场,开展疫情调查与处置工作。

2. 加强病毒检测与病例救治　病例经市某儿童医院确诊流脑,当日转院至流脑重要监测点 FD 大学附属儿科医院传染科住院治疗,并将病例脑脊液和血液标本送市疾控中心复测。4 月 25 日接市疾控中心通知,病例脑脊液 PCR 检出 C 群脑膜炎奈瑟菌核酸阳性,血液培养未检出脑膜炎奈瑟菌。

3. 积极开展流行病学调查及终末消毒　与病例监护人及就读学校联系开展流行病学调查,判定病例的密切接触者共计 23 人,指导社区和学校对密切接触者进行管理和健康教育。由 Z 区疾控中心派消毒人员对病例居住场所和所在教室进行终末消毒,避免二次传播。

4. 开展密切接触者管理　由社区卫生服务中心开展自最后接触开始为期 7 天的医学观察,指导 11 名成人密切接触者进行预防性服药(诺氟沙星每次 0.1g,1 天 3 次,2 天),儿童密切接触者建议家长根据孩子自身情况(过敏等),向临床医生咨询后选择抗生素进行预防性服药,同时开展医学观察,密切注意有无发热、头痛等流脑可疑症状,一旦出现应及时就诊。

5. 加强学校疫情防控管理　要求病例所在班级经常性开窗通风,近日不得并班,隔离观察,每日将观察结果上报社区卫生服务中心。此外,建议学校加强晨检和巡检,发现疑似症状者,应及早就诊。

❓ 问题

⑩ 如何判定一起流行性脑脊髓膜炎疫情终止?

截至 4 月 26 日,在流脑最长潜伏期内,无流脑新发病例,密切接触者未出现流脑相关症状,结束医学观察,予以结案。

第五部分　结语

流行性脑脊髓膜炎(以下简称"流脑")是脑膜炎奈瑟菌(*Neisseria meningitidis*,Nm)通过呼吸道传播所引起的化脓性脑膜炎,是儿童主要传染病之一。流脑病例往往病情严重,病程进展快,救治不当或不及时易导致死亡,存活病例常有神经系统方面的后遗症。全球每年流脑发病人数 30 万～35 万例,病死率高达 5%～10%。新中国成立以来曾发生 3 次全国性大流行,其中流行最严重的 1967 年,全国发病率最高达 403/10 万,超 16 万人因罹患流脑死亡。因流脑具有发病快、病死率高的特点,被纳入我国乙类传染病。

我国过去 90% 以上的流脑病例是 A 群 Nm 致病,其次有 B、C 和 W 群等。流脑可引起较高的病死率和致残率,为避免流脑对人民群众健康的损害,1985 年开始我国采取以接种 A 群脑膜炎球菌多糖疫苗为主的综合措施,随后全国流脑报告发病率持续下降,1990 年起全国流脑报告发病率开始下降到 1/10 万以下,2000～2005 年下降至 0.5/10 万以下;2007 年我国将 A 群、A＋C 群流脑多糖疫苗纳入儿童免疫规划,2009 年降至 0.05/10 万以下,2012～2014 年降至 0.02/10 万以下,2015～2019 年仅为 0.78/1 000 万。接种疫苗有效地降低了流脑的发生和扩散风险,国内自使用 A 群 Nm 多糖菌苗并纳入计划免疫预防以来,至今未再出现全国性大流行,流脑发病持续处于低水平。同时,流脑疫苗接种对流脑优势流行 Nm 血清群存在影响,可能会引起非流行菌群的暴发和流行。我国流脑流行主要以 A 群 Nm 为主,近 10 年来 A 群流脑逐渐减少,C 群 Nm 成为流脑主要流行菌株。近两年 C 群流脑病例减少,B 群、W 群、其他及不可分群病例均呈上升趋势,并出现 X 群和 Y 群病例,即流行菌群特征的变化,可能会引起非流行菌群的暴发和流行。近年来,6～8 月份婴幼儿患流脑越来越多,主要以 B 群流脑为主,且病情较严重,应引起我们足够重视。中国尚无 B 群脑膜炎球菌疫苗,人群缺少对 B 群流脑的免疫保护,导致 B 群流脑病例增加,亟须开发和应用 B 群脑膜炎球菌疫苗。

监测流脑的发病率与病死率不仅可以了解流脑的危害程度,而且还有助于预测疫情的变化,指导开展及时有效的防控措施。监测内容包括流行病学监测、病原学监测及健康人群的带菌率和抗体水平监测,根据监测资料进行流行预测,以有效预防和控制流脑流行。正常人群 Nm 抗体水平是评价人群免疫状况的一个重要指标。当人群抗体水平下降、人口大量流动、流行菌株发生改变时,可引起流脑暴发或流行。一般认为当流行前期人群流脑抗体保护水平<75%,出现流行时就难以控制。监测数据显示,我国 A 群流脑抗体阳性率(76%)显著高于 C 群(66%)。有研究显示,健康人群带菌状况与疾病流行趋势具有一定的关联。在流脑病例较多地区,应提高流脑菌株的检出率,关注流脑病例菌群变迁,并长期开展 Nm 药敏监测,以控制聚集性疫情发生或流行。

📖 **参考文献**

[1] 郭立春.流行性脑脊髓膜炎流行病学研究进展[J].解放军预防医学杂志,2017,35(6):687 -

689,693.

［2］李军宏,吴丹,温宁,等.2015—2019年中国流行性脑脊髓膜炎血清群分布特征[J].中国疫苗和免疫,2020(3):241-244.

［3］王萌.浙江、贵州两省流行性脑脊髓膜炎疾病负担研究[D].北京:中国疾病预防控制中心,2012.

［4］张岩,李漫时,刘桂芳,等.2008—2020年山东省健康人群脑膜炎奈瑟菌携带特征分析[J].中华预防医学杂志,2021,55(8):973-977.

［5］郑春早,孙伯超,蔡加平.一起C群流行性脑脊髓膜炎暴发疫情的调查与处理[J].江苏预防医学,2005,(4):33-34.

［6］王华庆,安志杰,尹遵栋.国家免疫规划七种针对传染病70年防控成就回顾[J].中国疫苗和免疫,2019,25(4):359-367.

［7］戴德芳,李放军,夏昕,等.1951—2016年湖南省流行性脑脊髓膜炎流行病学特征及菌群变迁趋势分析[J].实用预防医学,2017,24(12):1440-1442.

（陈苏虹、薛嘉宇）

案例6 参考答案

问题1：流行性脑脊髓膜炎的基本知识,包括病原体、传播途径、特征临床表现是否掌握？

【参考答案】 流行性脑脊髓膜炎,简称流脑,是脑膜炎奈瑟菌通过呼吸道传播所引起的化脓性脑膜炎,属于国家乙类传染病。流脑主要临床表现为突起发热、头痛、呕吐、皮肤黏膜瘀点、瘀斑及颈项强直等脑膜刺激征,重者可有败血症性休克和脑膜脑炎。人是脑膜炎奈瑟菌的唯一宿主,隐性感染多,健康携带者是该病的主要传染源。流脑通过呼吸道飞沫传播或者通过口腔分泌物接触传播(接吻、共用餐具等)。病例集中在15岁以下年龄段人群,发病高峰在冬春季节(12月至次年4月),具有发病快、病死率高的特点。

问题2：流行性脑脊髓膜炎疑似病例、临床诊断病例和确诊病例的定义是什么？

【参考答案】 疑似病例:冬春季节发病,一周内有流脑病例密切接触史,或当地有本病发生或流行;出现发热、头痛、呕吐、脑膜刺激征等症状;末梢血象白细胞总数、中性粒细胞计数明显增加;脑脊液外观浑浊米汤样或脓样,压力增高;白细胞数明显增高,并以多核细胞增高为主;糖及氯化物明显减少,蛋白含量升高。同时符合以上条件者作为流脑疑似病例报告。

临床诊断病例:疑似病例出现皮肤、黏膜出现瘀点或瘀斑者。

确诊病例:疑似或临床诊断基础上,具有下述任一项:

(1) 病原学:瘀点(斑)组织液、脑脊液涂片,可在中性粒细胞内见到革兰阴性肾形双球菌;或脑脊液或血液培养脑膜炎奈瑟菌阳性;或检测到脑膜炎奈瑟菌特异性核酸片段。

(2) 血清、免疫学:急性期脑脊液、血液检测到脑膜炎奈瑟菌群特异性多糖抗原或恢复期血清流脑特异性抗体,效价较急性期呈4倍或4倍以上升高。

问题3：作为公共卫生工作人员,应该指导市某儿童医院下一步开展哪些工作？

【参考答案】 开展的工作:①将病例安置于感染科隔离病房(可单独隔离);②医院医护人员做好必要的防护措施;③对病例进行体格检查,并详细询问病例的流行病学史,完善相关实验室检测,积极救治;④采集病例脑脊液及血液标本送疾控中心开展病原学、血清学、免疫学检测。

问题4：与流行性脑脊髓膜炎临床症状相似,你还能说出来哪些呼吸道传染病？

【参考答案】 流行性乙型脑炎、流行性出血热、虚性脑膜炎、中毒型细菌性痢疾等。

问题5：请问开展流行性脑脊髓膜炎病例现场流行病学调查和处置工作,需要准备哪些物资？

【参考答案】 准备物资：①个人防护用品；②流脑调查方案，调查表单；③宣传资料；④相机、电脑等。

问题 6：流行性脑脊髓膜炎病例个案流行病学调查主要包括哪些内容？

【参考答案】 调查内容：①基本情况：病例基本情况、发病就诊和治疗情况和居住地基本情况，流脑疫苗的接种情况；②流行病学史：发病前两周至发病后至今的活动地点、时间、方式；③排查和判定密切接触者，填写《密切接触者一览表》。

问题 7：现场流行病学调查中，可以采取哪些方法和技巧使流调资料更加精准和可靠？

【参考答案】 现代现场流行病学调查可利用传统流行病学调查和现代科技手段相结合。在进行流行病学调查之前，可应用现代科技手段，通过核查手机信号轨迹、各种购物 App、打车软件的消费记录，确定病例的活动轨迹。传统流行病学调查时，可以通过上班打卡记录、工作日记、微信朋友圈等，增加病例回忆。还可以询问家人、朋友等多方信息进行对比。为取得病例信任，可以先易后难，逐步询问活动细节。

问题 8：流行性脑脊髓膜炎样本的运送要求有哪些？

【参考答案】 怀疑流行性脑脊髓膜炎应采集脑脊液样本和血培养标本，样本采集后应保温运送至实验室进行检测。

问题 9：流行性脑脊髓膜炎的现场处置方式有哪些？

【参考答案】 核实诊断后，对病例开展流行病学调查，追踪可能感染来源和疫苗接种史，追踪密切接触者，开展查漏补种，对疫点开展终末消毒，指导社区卫生服务中心对密切接触者开展预防性服药/医学观察，开展健康宣教等。

发生暴发疫情时，在市疾控中心指导下，落实其他必要的防控措施。

问题 10：如何判定一起流行性脑脊髓膜炎疫情终止？

【参考答案】 末例病例隔离后最长一个潜伏期内无新病例出现，判定疫情终止。

一起人感染 H5N1 禽流感疫情的调查与处置

· 学习目的 ·

通过本案例的学习,学员应能够:

☐掌握人感染禽流感病例的临床症状、体征和流行病学特点。

☐掌握人感染禽流感疫情现场流行病学调查思路。

☐熟悉人感染禽流感疫情采样、检测及处置方法。

☐熟悉人感染禽流感疫情防控方案(第3版)。

培训时长　2学时

培训方法　讲解、讨论、实际操作

第一部分　背景

2006 年 3 月 21 日 15 时 50 分,S 市 H 区疾病预防控制中心(以下简称"疾控中心")接到市 J 医疗机构防保科电话报告"该院急诊接诊 1 名病例,临床诊断为重症肺炎"。接报后 H 区疾控中心于 16 时派流行病学调查人员赶赴现场进行流行病学调查,并及时将初步核实后的情况电话报告给了 H 区卫生局和市疾控中心。

病例,李某某,女,29 岁,已婚,广东省某县某镇某村人,于 2006 年 2 月 17 日首次自广东乘坐火车来 S 市,居住在 L 社区 XY 工地(某路某弄),无固定职业,每天负责给该工地的广东工程队 13 人买菜做饭。

3 月 21 日中午 12 时,病例因出现咳嗽、气急,前往 J 医疗机构就诊,入院时体温为 37.0℃,出现明显紫绀、神萎、咽红,心率 100 次/分,呼吸 20 次/分,血压 85/55 mmHg,血氧饱和度 35%,血常规检查:白细胞 2.2×10^9/L,中性粒细胞 72.5%,淋巴细胞 24.4%;肺部叩诊浊音,听诊两肺布满湿啰音,以"重症肺炎、休克"收治急诊观察病房。给予抗感染、激素、面罩吸氧、呼吸机、气管插管等抢救措施。胸片提示"双肺广泛实变",考虑"不明原因肺炎",即启动有关程序,予以隔离治疗。16 时许,J 医疗机构请 R 医疗机构和 C 医疗机构专家会诊,专家诊断为"重症肺炎伴呼吸窘迫综合征"。

> ❓ **问题**
>
> ❶ 此时，J 医疗机构需要采取哪些措施？依据是什么？
> ❷ 什么是不明原因肺炎病例？
> ❸ 应采集病例哪些类型标本开展检测？
> ❹ 实验室应该开展哪些项目检测？

第二部分　现场调查

　　3月21日16时10分，H区疾控中心流行病学调查人员到达 J 医疗机构现场。由于病例情况不佳，以下调查情况是根据病例丈夫朱某的叙述进行整理。

> ❓ **问题**
>
> ❺ 针对此次现场调查和处置，分为哪几项工作？应事先做好哪些准备？
> ❻ 简述不明原因疫情处置中个人防护的适用范围和防护要求。
> ❼ 本次调查应该主要了解哪些内容？
> ❽ 调查报告分哪几种类型？初步调查报告有哪些要求？

一、发病和就诊情况

　　3月13日19时，病例出现发热、畏寒症状。

　　3月14日晚，病例和丈夫朱某同去某上海药店购买感冒药并服用，症状未见减轻。

　　3月15日上午8时左右，病例因发热2天、头痛、畏寒等症状由其丈夫陪同，前往 H 区某社区卫生服务中心分诊部就诊，血常规检查：白细胞：$4.8\times10^9/L$，中性粒细胞：62%，淋巴细胞：30%。给予诺氟沙星、安乃近、抗病毒口服液等治疗，就诊后返回工地住处。

　　3月16～17日，病例均在 XY 工地住处，未曾外出。

　　3月18日上午10时左右，病例由其丈夫陪同到 S 医疗机构就诊。在门诊预检处直接拿号后，即到四楼西医内科就诊，主诉：发热4～5天，体温38℃，伴咳嗽，痰色黄。当时内科护士为其测量体温未见发热，但未在病历上进行记录。病例就诊时，亦未提供其既往病史。体检时，病例神清、气平，心率、血压均正常，右肺呼吸音粗，未及明显啰音，胸透显示"右下肺部大片渗出阴影"，医生诊断为"右下肺炎"，给予青霉素、先锋霉素（后又加用丁胺卡那霉素）等药物进行治疗，并嘱摄片、检测血常规和住院，但均被病例及其家属拒绝。10时30分至11时30分病例在急诊补液室进行补液后，即返回工地住处。

　　3月19日上午9至12时，病例再次由其丈夫陪同前往 S 医疗机构急诊补液室补液，补液结束后，返回工地住处。

　　3月20日15时左右，病例仍由其丈夫陪同，前往 S 医疗机构挂号后直接到西医门诊找3月18日的接诊医生就诊。当时护士为其测得体温为39.2℃，其主诉有咳嗽、寒战、痰色黄、气急现象,体检神清、气平、唇绀、心率齐、血压正常,两肺呼吸音粗,左肺呼吸音下降,再次胸透结果两中下肺见片状模糊影,右肋膈角变钝,诊断意见"两肺炎症,右下胸腔少量积液",建议摄片;血常规检查:白细胞 1.7×10^9/L,中性粒细胞 76.6%,淋巴细胞 23%。接诊医生根据病情和胸透及血常规检查结果建议其入院治疗,遭到病例和其家属的拒绝。但病例仍于当日 15 时 30 分至 17 时留院再次补液,补液结束后即离开医院返回工地住处。

　　3 月 21 日中午 12 时,病例因出现咳嗽、气急,前往 J 医疗机构就诊,入院时体温为 37.0℃,出现明显紫绀,神萎、咽红,心率 100 次/分,呼吸 20 次/分,血压 85/55 mmHg,血氧饱和度 35%,血常规检查:白细胞 2.2×10^9/L,中性粒细胞 72.5%,淋巴细胞 24.4%;肺部叩诊浊音,听诊两肺布满湿啰音,拟"重症肺炎、休克"收治急诊观察病房。给予抗感染、激素、面罩吸氧、呼吸机、气管插管等抢救措施。胸片提示"双肺广泛实变",考虑"不明原因肺炎",即启动有关程序,予以隔离治疗。16 时左右 J 医疗机构请 R 医疗机构和 C 医疗机构专家会诊,专家诊断为"重症肺炎伴呼吸窘迫综合征"。

　　调查期间,病例数次出现呼吸、心跳停止,动脉氧分压 32 mmHg,二氧化碳分压 40 mmHg。经积极救治无效,病例于 18 时 45 分死亡。

❓ 问题

⑨ 了解病例发病和就诊经过的目的是什么? 调查方式有哪些?

⑩ 病例死亡之后是否可以终止调查? 为什么?

⑪ 病例死亡之后家属情绪失控,应该如何应对家属质问? 应该如何继续进行调查?

⑫ 病例死亡之后有什么要特别注意的工作?

二、流行病学调查

(一) 病例来 S 市前情况

　　病例及其丈夫朱某、弟弟李某某、老乡朱某某 1 和朱某某 2 于 2006 年 2 月 14 日晚离开原籍广东省某县某镇前往深圳,当晚留宿深圳市某州居民楼同乡处(同乡无发热病史)。2 月 15 日 11 时 55 分,病例等一行 5 人乘火车,于 2 月 17 日 16 时抵 S 市,然后直接打车到 XY 工地。据调查,病例在广东家乡未饲养家禽,深圳同乡处也未饲养家禽,病例来 S 市前在广东家乡和深圳无接触发热病例史。病例来 S 市途中,也无禽类及发热病例接触史。

(二) 病例来 S 市后情况

　　病例到达工地后,一直居住在工地直至发病,期间除了外出买菜外,未去过其他地方。据病例丈夫称,病例来 S 市后,曾去菜场买过 4 次鸡,均为已宰杀好的,所去菜市场可能为 T 菜场,具体摊位不详,其中发病前约 1 周买过 2 只光鸡,烹饪方式为先煲后炒。经调查,病例是首次来 S 市,期间除在 T 集贸市场买菜,其主要活动范围是在住处和工地,未去过其他地方。病例在工地除和木工组接触外,未曾和其他工人接触。自 2 月 17 日来 S 市后,未去过外地,也未接触外地来 S 市人员;病例及工地其他人员均未饲养过猫、狗、鸟及家禽等宠物;也没有病、死禽鸟接触史及发热病例接触史;病例平时身体状况良好,无慢性病及其他重大疾病。

（三）L 社区 XY 工地情况

该工地为商品房建筑工地，其中的一号楼、二号楼有工人居住。整个工地有工人 542 人，其中病例所在木工组一共 15 人（包括病例本人及其丈夫），病例负责为木工组工人外出买菜和做饭，和病例一起做饭的还有 1 名木工，但没有一起就餐。在木工组中，除病例及其丈夫住一号楼 28 层外，其余 13 人均居住在邻近工地的中学。工地中其余 527 人中的 8 人，分别居住在一号楼和二号楼，49 人居住在工地活动房内，431 人居住在中学，其余 39 人为工地管理层的工作人员，均不在工地内和中学居住。

（四）T 菜场情况

经调查，T 菜场有一个室内市场，品种多样，包括销售光鸡、鸡蛋等。T 菜场所在马路约 200 米长，5 米宽，南北向，摊贩沿街摆市，销售蔬菜、猪肉、水产品和蛋类等。在 T 菜场发现有 6 家售鸡摊档，均属无证设摊，其中 1 家进货中只有光鸡；另 5 家进货以光鸡为主，但根据顾客的要求，也可进一定数量的活鸡，但这些活鸡均于清晨 6 时 30 分由菜场统一宰杀为光鸡后，再销售给顾客。据摊主反映，其所经营的活鸡由 S 市 G 禽类批发市场提供，均来自江苏海安、如东地区；每家摊档平均每天进货 30～40 只鸡。

❓ 问题

⑬ 对于病例的可疑暴露情况，应注重调查哪些内容？

⑭ 为什么要针对上述 2 个地方开展深入调查？

三、密切接触者排查和病例搜索情况

经流行病学调查，截至 3 月 22 日 9 时，共排查出密切接触者 65 人，其中病例亲属同事 12 人、J 医疗机构 28 人、L 社区 XY 工地 13 人、L 社区卫生服务中心某路门诊部 12 人；共排查出一般接触者为 88 人，其中 L 社区 XY 工地 72 人、T 菜场 16 人。对密切接触者和一般接触者进行医学观察，医学观察期限为最后一次接触病例后 7 天。

对 H 区各级医院的发热门诊、ICU、呼吸内科门诊进行了病例搜索，了解近期发热门诊流感样病例发病数，ICU、呼吸内科重症肺炎、肺炎发病情况；同时调查询问检验科、影像科白细胞下降或胸部病变且有发热病例数，搜索可能的病例。搜索结果显示上述单位近期未发现类似病例就诊，发热病例无明显上升，未发现重症肺炎病例。

❓ 问题

⑮ 对密切接触者应如何管理？

⑯ 开展类似病例筛查的目的是什么？

四、标本采集和实验室检测情况

（一）病例情况

采集病例的咽拭子、气管分泌物和血清等样品，H 区疾控中心立即采用 RT - PCR 检测,甲型流感通用引物及 H5 亚型 HA 片段引物均为阳性结果,即将检验结果报告市疾控中心,并立即将血清、咽拭子和气管分泌物送至市疾控中心。市疾控中心检测结果显示禽流感 H5 病毒核酸阳性(见表 7-1),同时送市公共卫生中心实验室进行平行检测,应急检测结果为:禽流感病毒通用检测阳性,禽流感病毒 H5 型检测阳性;立即将病例样品送中国疾控中心检验,国家流感中心检测结果为:咽拭子,H5N1 病毒核酸阳性;气管吸取物,H5N1 病毒核酸阳性,病毒分离阳性;尸检组织(肺、胃、肠、心),H5N1 病毒核酸阳性。

表 7-1　市疾控中心实验室检验结果

标本	HA	H5	PCR
气管分泌物	+	+	+
咽拭子	±	−	+
血清	−	−	±

(二) 其他情况

采集密切接触者、一般接触者血样 86 份,咽拭子 34 份。经检测,86 份血样经过 H5 血凝抑制抗体检测结果为阴性,34 份咽拭子经核酸检测结果均为阴性。

采集 T 菜场涉禽工作人员血样 20 份,咽拭子 18 份。经检测,20 份血样经过 H5 血凝抑制抗体检测结果为阴性,18 份咽拭子经核酸检测结果均为阴性。

> ? 问题
>
> ⑰ 针对本次疫情,你认为应该对哪些标本进行采集?
>
> ⑱ 根据调查结果,可以得出哪些结论?

第三部分　分析与总结

一、案例分析

该病例起病急,有发热,并伴有呼吸道症状以及急性呼吸窘迫综合征等较为典型的人禽流感的临床表现;同时经对该病例气管分泌物检测,结果显示 H5 亚型禽流感病毒核酸呈阳性;虽然该病例无明确的病、死禽鸟的接触史,但依然无法排除其接触其他可疑禽类的流行病学史。因此该病例符合《上海市预防和控制人感染高致病性禽流感工作预案》中的诊断标准,为 S 市第一例散发的人感染高致病性禽流感确诊病例。

二、防控措施

疫情发生后,H 区疾控中心立即根据市卫生局下发的《上海市人禽流感预防控制工作预案》和《上海市不明原因肺炎病例监测方案(2005 年修订版)》有关要求,采取了以下措施。

（1）对密切接触者和一般接触者实行居家或集中式的医学观察，责任社区卫生服务中心及相关医院配合做好每天医学观察工作和卫生宣教工作。

（2）对 J 医疗机构做好消毒隔离处置。

（3）对 XY 工地进行终末消毒，并做好卫生宣教。

（4）对 S 医疗机构医务人员开展调查和医学观察。

（5）对密切接触者、一般接触者和涉禽菜场采样检测。

（6）向区卫生局报告，并由区卫生局通报区经贸委、城管等部门，采取相关管理措施。

（7）做好传染病网络直报审核工作和突发公共卫生事件报告工作。

? 问题

⑲ 禽流感的基本知识，包括病原体、传播途径、临床表现等是否掌握？

⑳ 针对病例所在地，如何开展强化监测？

三、结案

根据上海市卫生局《上海市预防和控制人感染高致病性禽流感工作预案（2005 年修订）》的要求，对病例的密切接触者 65 人和一般接触者 88 人实施了医学观察，医学观察期限为最后一次接触病例后 7 天。医学观察期间，上述密切接触者和一般接触者均未出现发热、咳嗽、全身酸痛等类流感症状，分别于 2006 年 3 月 23 日 8 时（L 社区卫生服务中心某路门诊部）、3 月 28 日 20 时（J 医疗机构、L 社区 XY 工地）、3 月 30 日 20 时（T 菜场）解除医学观察。另外，106 份血样经过 H5 血凝抑制抗体检测结果为阴性，42 份咽拭子经核酸检测结果均为阴性，故从 3 月 31 日解除疫点的管理。

第四部分　结语

人感染禽流感是由禽流感病毒引起的人类疾病。至今发现能直接感染人的禽流感病毒亚型有 H5N1、H7N1、H7N2、H7N3、H7N7、H9N2 和 H7N9 等。其中，高致病性 H5N1 亚型和 2013 年 3 月在人体上首次发现的新禽流感 H7N9 亚型尤为引人关注。

本起疫情调查显示，病例发病后 36 小时首次去医院就诊，就诊意识不强。病例前后前往 3 家医院就诊，均未去发热门诊（2006 年社区医院也有发热门诊）。病例在第二次就诊时拒绝了摄片和住院，第三次就诊时虽然接受了摄片但是仍然拒绝了住院，而此时已经是发病第 5 天，这一定程度上在疾病诊断上增加了障碍。病例从首次就诊至诊断"不明原因肺炎"经历 4 次就诊，历时 6 天，耽搁时间较长。2006 年距离 2003 年的 SARS 疫情不久，不过当时对人感染禽流感认识和重视程度尚浅。

此后，出台和完善了各类方案和标准。常见的相关疫情防控方案及技术标准包括《全国不明原因肺炎病例监测、排查和管理方案》《人感染高致病性禽流感应急预案》《关于进一步规范本市人感染 H7N9 禽流感病例发现、检测和救治工作流程的通知 沪卫计疾控【2015】2

号》《人感染 H7N9 禽流感诊疗方案》《上海市涉禽场所监测方案》(2016 版)等。

📖 参考文献

［1］Gao R，Cao B，Hu Y，et al. Human infection with a novel avian-origin influenza a（H7N9）virus［J］. N Engl J Med，2013，368(20)：1888－1897.

［2］Belser JA，Bridges CB，Katz JM，et al. Past，present，and posible future human infection with influenza virus A subtype H7［J］. Emerg Infect Dis，2009，15(6)：859－865.

［3］中华人民共和国国家卫生与计划生育委员会.人感染 H7N9 禽流感疫情防控方案(第三版)［EB/OL］.（2014－01－29）. http：//www. nhfpc. gov. cn/jkj/s3577/201401/8c1828375a7949cd85454a76bb84f23a. shtml.

［4］中华人民共和国国家卫生与计划生育委员会.人感染 H7N9 禽流感诊疗方案(2014 年版)［EB/OL］.（2014－01－26）. http：//www. nhfpc. gov. cn/yzygj/s3593g/201401/3f69fe196ecb4cfc8a2d6d96182f8b22. shtml.

［5］中华人民共和国国家卫生与计划生育委员会.人感染 H7N9 禽流感医院感染预防与控制技术指南(2013 年版)［EB/OL］.（2013－04－03）. http：//www. nhfpc. gov. cn/yzygj/s3593g/201304/80c91e33675e4c04ae023c3dfc674099. shtml.

(沈福杰、黄钰亮、毛宇明)

案例 7　参考答案

问题 1：此时，J 医疗机构需要采取哪些措施？依据是什么？

【参考答案】　J 医疗机构的医务人员发现符合监测病例定义的病例后，进行院内专家组会诊，在做好病例救治的同时，应询问病例的流行病学史，填写不明原因肺炎病例个案报告卡，以"临床诊断病例"类型在 24 小时内进行网络直报。并向 H 区卫生行政部门建议组织区级专家组会诊。

依据《全国不明原因肺炎病例监测、排查和管理方案》(2013 年修订版)、《人感染 H7N9 禽流感诊疗方案(2014 年版)》《人感染 H7N9 禽流感疫情防控方案(第三版)》。

问题 2：什么是不明原因肺炎病例？

【参考答案】　根据《全国不明原因肺炎病例监测、排查和管理方案》(2013 年修订版)，同时符合以下 4 个条件的判定为不明原因肺炎病例：①发热(腋下体温≥38℃)；②具有肺炎的影像学特征；③发病早期白细胞总数降低或正常，或淋巴细胞分类计数减少；④不能从临床或实验室角度诊断为常见病原所致的肺炎。

问题 3：应采集病例哪些类型标本开展检测？

【参考答案】　当医务人员遇到不明原因肺炎时，应及时采集病例的相关临床样本，包括病例的鼻咽拭子、下呼吸道标本(如气管分泌物、气管吸取物)和血清标本等。应尽量采集病例发病早期(抗病毒治疗前)的呼吸道标本(尤其是下呼吸道标本)和发病 7 天内急性期血清以及间隔 2～4 周的恢复期血清。为保证标本检测质量，采集的每份标本分为 3 管备用。标本采集、包装、运送等应当在 4℃条件下，24 小时内运送到当地疾控机构流感监测网络实验室进行检测。

问题 4：实验室应该开展哪些项目检测？

【参考答案】　H 区疾控中心实验室收到标本后 24 小时内，立即对呼吸道标本开展甲、乙型流感病毒通用引物、季节性流感病毒亚型分型或 H5/H7/H9 亚型流感病毒的检测。此外，还应该进行 SARS-CoV、MERS-CoV(和 COVID-19)的病原学检测。

问题 5：针对此次现场调查和处置,分为哪几项工作? 应事先做好哪些准备?

【参考答案】 主要的工作及需要准备的物品有:①病例的调查:个人防护用品、调查表和通信工具;②病例的采样:个人防护用品、采样物资和标本转运工具;③环境的采样:个人防护用品、采样物资和标本转运工具;④密切接触者的初步排查:个人防护用品、密切接触者信息表;⑤现场消杀:个人防护用品、消杀药品和器械。人员包括:卫生行政人员、流行病学人员、实验室检测人员、消杀和健康教育等人员。

问题 6：简述不明原因疫情处置中个人防护的适用范围和防护要求。

【参考答案】 各级医务人员、疾病预防控制机构及其他有关人员在医院或疫点、疫区进行不明原因肺炎疫情处置工作时,应遵循以下防护原则。

(1) 一级防护

1) 适用范围:①对不明原因肺炎病例的密切接触者进行医学观察和流行病学调查的人员。②呼吸道发热门(急)诊的医务人员。

2) 防护要求:①穿工作服(白大衣)、隔离衣(非防护服),戴工作帽和外科口罩(每 4 小时更换 1 次或感潮湿时更换,有污染时随时更换)。②每次实施防治处理后,应立即进行手清洗和消毒。

(2) 二级防护

1) 适用范围:①适用于进入隔离留观室、隔离病房或隔离病区的医务人员,接触从病例身上采集的标本、处理其分泌物、排泄物、使用过的物品和死亡病例尸体的工作人员,转运病例的医务人员和司机。②对病例进行流行病学调查的人员。③在疫源地内进行终末消毒的人员。

2) 防护要求:①穿工作服、戴工作帽、外罩一层隔离衣或医用防护服和医用防护口罩,穿戴手套、鞋套。采集病例标本或处理其分泌物、排泄物加戴护目镜或防护面屏。②注意呼吸道及黏膜防护。③每次实施防治处理后应立即进行手清洗和消毒,方法同一级防护。

(3) 三级防护

1) 适用范围:对病例实施近距离治疗操作例如气管内插管、雾化治疗、诱发痰液的检查、支气管镜、呼吸道痰液抽吸、气管切口的护理、胸腔物理治疗、鼻咽部抽吸、面罩正压通气(如 BiPAP 和 CPAP)、高频振荡通气、复苏操作、死后肺组织活检等的医务人员。

2) 防护要求:除按二级防护要求外(只能使用医用防护服),应当加戴面罩,或将口罩、护目镜换为全面型呼吸防护器(符合 N95 或 FFP2 级及以上级别的滤料)。

问题 7：本次调查应该主要了解哪些内容?

【参考答案】 调查内容主要包括:病例基本情况、发病经过和就诊情况、临床表现、实验室检查、诊断和转归情况、病例家庭及家居环境情况、工作环境情况、个人暴露史、免疫接种史、可疑暴露者和密切接触者情况等。

问题 8：调查报告分哪几种类型? 初步调查报告有哪些要求?

【参考答案】 调查报告分初次报告、进程报告、阶段报告、结案报告等。初步调查报告要求快速、简明,内容上主要阐明:"发生了什么?""目前情况如何?""已采取的措施及下一步安排"等。

问题 9：了解病例发病和就诊经过的目的是什么? 调查方式有哪些?

【参考答案】 目的:了解病例疾病的自然史;排查、判定和追踪密切接触;根据发病与就诊经过确定调查的时间与范围。

调查方式:通过查阅病历及检验记录,询问病例本人及(或)家属,询问诊治医生或其他了解情况的人等。

问题 10：病例死亡之后是否可以终止调查? 为什么?

【参考答案】 不仅不能终止调查,还应该更全面、完整、详细地进行调查。病例死亡说明此次疫情危害大,更应该竭尽全力予以控制。

问题 11：病例死亡之后家属情绪失控,应该如何应对家属质问？应该如何继续进行调查？

【参考答案】 首先,一定要理解家属情绪失控,并且能够与家属产生共情,在情感上和家属站在一起。然后,要向家属详细阐述医院疾病治疗和疾病预防中心流行病学调查之间工作的分工与区别,不要在治疗方面与家属有过多的纠缠,并且要阐述流行病学调查的深远意义,强调配合流行病学调查是每个公民不可推卸的法律义务。要让家属明白流行病学调查是为了保护病例身边更多的人免受痛苦和灾难,意义重大,刻不容缓。争取更好的未来才是当务之急。

问题 12：病例死亡之后有什么要特别注意的工作？

【参考答案】 要特别注意信息保密和舆情的控制,避免出现社会恐慌。

问题 13：对于病例的可疑暴露情况,应注重调查哪些内容？

【参考答案】 (1)发病前 7 天内有无接触其他不明原因严重急性呼吸道感染病例的情况。

(2)发病前 7 天内与疑似或确诊的 H7N9 禽流感病例、SARS 病例、MERS 病例(和新冠病例)接触情况:接触时间、方式、频率、地点、接触时采取防护措施情况等。

(3)发病前 7 天内与禽畜接触及防护情况:饲养、贩卖、屠宰、捕杀、加工、处理禽畜,直接接触禽畜类及其排泄物、分泌物等,尤其是与病死禽畜的上述接触情况及防护情况。

(4)若病例无上述三项接触史时,重点调查其发病前 7 天内的活动情况,以了解其可能的环境暴露情况,如是否到过禽流感疫区或曾出现病、死禽畜的地区旅行,是否到过农贸市场及动物养殖场所等。

问题 14：为什么要针对上述 2 个地方开展深入调查？

【参考答案】 根据初步调查结果,病例的可能感染来源有 2 个:一个是菜场暴露,另一个是工作场所暴露。因此,为进一步了解病例的感染来源,需对上述 2 个地方开展深入调查。

问题 15：对密切接触者应如何管理？

【参考答案】 对密切接触者,由 H 区卫生行政部门组织进行追踪、医学观察,医学观察期限为自最后一次暴露或与病例发生无有效防护的接触后 7 天。一旦密切接触者出现发热(腋下体温≥37.5℃)及咳嗽等急性呼吸道感染症状,则立即转送至医疗机构就诊,并采集其咽拭子,送当地流感监测网络实验室进行检测。

问题 16：开展类似病例筛查的目的是什么？

【参考答案】 尽可能早发现病例,做到早发现、早诊断、早报告、早隔离、早治疗,为有效治疗病例,防止疫情扩散赢得时间。

问题 17：针对本次疫情,你认为应该对哪些标本进行采集？

【参考答案】 (1)人的标本:除病例外,还应该采集密切接触者、可疑暴露者的咽拭子标本。

(2)环境标本:L 社区 XY 工地、T 菜场的环境标本,包括鸡咽拭子、鸡肛拭子、污水、笼具、刀具、砧板、脱毛机等。

问题 18：根据调查结果,可以得出哪些结论？

【参考答案】 病例发病前 1 周内无活禽的直接暴露史,有菜场的环境暴露史,但是该市场活禽摊档及所售活禽来源未检出病毒。从流行病学角度可以判断病例的感染来源为菜场有一定可能性,但仍需实验室的进一步确证。

问题 19：禽流感的基本知识,包括病原体、传播途径、临床表现等是否掌握？

【参考答案】 禽流感是禽流行性感冒的简称,它是由甲型流感病毒的 1 种亚型引起的一种急性传染病,也能感染人类,被国际兽疫局定为甲类传染病。人感染后的症状主要表现为高热、咳嗽、流涕、肌痛等,多数伴有严重的肺炎,严重者心、肾等多种脏器衰竭导致死亡,病死率很高,通常人感染禽流感死亡率约为 33%。此病可通过消化道、呼吸道、皮肤损伤和眼结膜等多种途径传播,区域间的人员和车辆往来是传播本病的重要途径,存在有限的人传人现象和家庭聚集性。

问题 20：针对病例所在地，如何开展强化监测？

【参考答案】　在发生人感染禽流感确诊病例的区内，应当在病例确诊后开展为期 2 周的强化监测。二级及以上医疗机构对符合流感样病例定义的门急诊病例，以及住院严重急性呼吸道感染病例，应当及时采集呼吸道标本，询问暴露史，并按照中国疾控中心制定的《人感染禽流感病毒标本采集及实验室检测策略》开展相关检测工作。各医疗机构每周汇总并上报流感样病例总数、住院严重急性呼吸道感染病例总数、采样人数、本医院检测人数、送疾控中心检测人数、阳性数及阳性结果等。具体上报方式参照中国疾控中心印发的强化监测信息报告有关技术要求。各地可根据工作情况适当扩大监测范围和时间。

一起人感染 H7N9 禽流感疫情的调查与处置

• 学习目的 •

通过本案例的学习,学员应能够:
☐ 掌握人感染 H7N9 禽流感病例的临床症状、体征和流行病学特点。
☐ 掌握人感染 H7N9 禽流感疫情现场流行病学调查思路。
☐ 熟悉人感染 H7N9 禽流感疫情采样、检测及处置方法。
☐ 熟悉人感染 H7N9 禽流感疫情防控方案(第 3 版)。
培训时长 4 学时
培训方法 讲解、讨论、实际操作

第一部分 背景

2013 年 3 月 8 日 12 时,某区卫计委接到 W 医院电话报告"3 月 4 日区 W 医院呼吸科病房收治 1 例发热伴重症肺炎病例",病例,男性,27 岁,入院时发热体温 39.4℃。生化检查结果显示:白细胞:$2.1×10^9/L$,中性粒细胞:86%,淋巴细胞:10.5%。3 月 8 日病例病情进展迅速,持续恶化。经院内专家初步会诊获知"该病例发病前有活禽及活禽市场暴露史"。

❓ 问题

❶ 此时,W 医院需要采取哪些措施? 依据是什么?

区卫计委接到报告后,立即组织区级临床专家组进行会诊,并组织区疾病预防控制中心(以下简称"疾控中心")开展流行病学调查和标本采样工作。经区临床专家组会诊讨论后,专家组一致认为,应诊断为"不明原因肺炎",病毒感染引起的可能性较大,有人感染禽流感的可能。

❓ 问题

❷ 何为不明原因肺炎病例?
❸ 应采集病例哪些类型标本开展检测?
❹ 实验室应该开展哪些项目检测?

3月5日,W医院采集病例咽拭子标本送市公共卫生中心进行病原学检测。21日,市疾控中心接到市公共卫生中心报告结果:甲型流感病毒(通用)核酸阳性,针对已知的H1、H3、H5、H7和H9型的特异性PCR核酸检测结果均为阴性;HA、NP基因片段扩增均扩增成功并测序,NCBI Blast比对结果显示:HA与H7亚型高度同源、NP与H9亚型高度同源。

3月8日晚,区疾控中心采集病例鼻咽拭子、血标本进行人禽流感、甲型H1N1流感、季节性流感、腺病毒、军团菌、支原体、衣原体检测,结果均显示为阴性。

3月10日11时,病例突然出现心率下降,心律不齐,给予肾上腺素、多巴胺升压、可拉明兴奋呼吸、除颤、胸外按压等抢救,3月10日12时病例抢救无效死亡,死亡诊断"重症肺炎、呼吸衰竭Ⅰ;气管切开术后,皮下气肿"。

3月11日,区疾控中心将该病例标本送到市疾控中心进行复核,检测结果均为阴性。

3月31日,中国疾病预防控制中心(以下简称中疾控)从市公共卫生中心上送的病例标本中分离到H7N9禽流感病毒。

❓ 问题

⑤ 禽流感的基本知识,包括病原体、传播途径、临床表现等是否掌握?

⑥ 此时W医院应做好哪些工作?

第二部分 现场调查

由于在市疾控中心联合区疾控中心开展调查时,病例已死亡,在听取区卫生部门的情况汇报后,赶赴病例家中对其亲属开展现场调查与采样等工作。

❓ 问题

⑦ 针对此次现场调查,应事先做好哪些准备?

⑧ 本次调查应该主要了解哪些内容?

⑨ 简述人感染H7N9禽流感疫情处置中三级个人防护的适用范围和防护要求。

一、初步调查结果

(一) 发病和就诊情况调查结果

病例吴某,男,27岁,某区某市场猪肉摊位销售人员,家住市场旁。梳理发病和就诊经过如图8-1所示。

2013年2月27日,病例无明显诱因下出现畏寒、发热,体温39.6℃。当晚由其岳父驾电动车前往当地一私人诊所就诊,予以消炎等输液治疗,具体用药不详,效果不佳。

2月28日,病例仍有发热、畏寒症状,与其叔叔一同前往当地另外一家私人诊所就诊,予输液治疗2天,症状仍未改善。

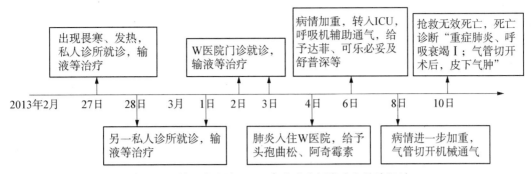

图 8-1　某区人感染 H7N9 禽流感病例发病和就诊经过

3 月 2 日上午,病例出现咳嗽、咳少量黄浓痰等症状,由于治疗后症状仍无缓解,遂自行至 W 医院门诊就诊。病例于 3 月 2 日上午至 W 医院门诊就诊。医院检查:血常规:白细胞 $3.16 \times 10^9 / L$,中性粒细胞 74.7%,淋巴细胞 18.7%;肺部影像学(CT)显示右肺中、下叶斑片状高密度影,以中叶为主,门诊输液治疗后回家观察。

3 月 3 日,病例仍至 W 医院输液治疗,症状无好转。

3 月 4 日上午,因持续发热、咳嗽,病例在妻子的陪同下再次至 W 医院门诊就诊,门诊以"发热 5 天,咳嗽、咳痰 2 天"收治入院,入院诊断为"社区获得性肺炎(右肺,非重症,PSI 评分:27)"。入院时体温 39.4℃,当日最高体温 40.4℃,心率 100 次/分,听诊两肺呼吸音粗糙,右肺可闻及湿啰音。医院予完善相关检查,头孢曲松、阿奇霉素抗感染治疗,并予稀化痰液对症支持治疗。

3 月 5 日,病例精神萎靡,仍有发热,最高体温 39.6℃,伴咳嗽、气促、痰少,查体为急性痛苦病容,右肺可闻及湿啰音,心率 121 次/分,早晨血常规:白细胞 $2.1 \times 10^9 / L$、中性粒细胞 86%、淋巴细胞 10.5%,医院予加强补液、退热等对症处理,继续维持水电解质平衡。

3 月 6 日,病例仍有高热,剧烈咳嗽,严重影响夜间休息,急诊 CRP32 mg/L,D-二聚体 4.3 mg/L,心三酶:肌酸激酶＞1 600 U/L,肌酸激酶同工酶 37 U/L,乳酸脱氢酶 1 983 U/L,血沉 4 mm/h。凌晨血常规白细胞 $2.44 \times 10^9 / L$,中性粒细胞 81.7%,淋巴细胞 15%,部分凝血活酶时间(APTT)47.5 秒,降钙素原 0.409 ng/mL,医院予达菲抗病毒治疗,并予地塞米松抗感染、痰热清清热解毒补液对症治疗。16 时呼吸窘迫较前明显加重,无法平卧,查体口唇发绀,心率 132 次/分,呼吸 30 次/分,血氧饱和度为 62%,右肺可闻及少量湿啰音。医院立即予以面罩给氧,氧流量 8 L/分,并转入 ICU 加强监护治疗,诊断为"重症肺炎,呼吸衰竭",并予继续面罩呼吸机辅助通气,左氧氟沙星及舒普深抗感染,达菲抗病毒,甲强龙解痉、平喘,沐舒坦化痰及对症支持治疗。

3 月 7 日病例有少量咳嗽,未咳出痰,生命体征平稳,呼吸机辅助通气,氧浓度 70%,查体神清,血氧饱和度为 96%,心率 84 次/分,无发热。胸片显示:两肺多发炎症,伴右侧胸腔积液可能。由于胸片明显进展,抗生素改用克倍宁针和斯沃治疗,丙种球蛋白支持治疗。

3 月 8 日病例仍使用呼吸机辅助通气,皮下有捻发感,两肺呼吸音粗,可闻及少许湿啰音,胸示:两肺炎症、伴胸腔积液;新见锁骨上区皮下气肿。医院予白蛋白对症支持治疗,并于 16 时 20 分进行气管切开术,有创呼吸机机械通气。

3 月 9 日,病例情绪烦躁,早晨出现颜面部、颈部、躯干及双上肢皮下气肿,触之捻发感明显,仍持续机械通气,氧浓度100%,血常规:白细胞$5.01×10^9$/L,中性粒细胞85%,淋巴细胞10.4%,心肌酶:肌酸激酶1762 U/L,肌酸激酶同工酶35 U/L,乳酸脱氢酶690 U/L,胸片示:两肺炎症,伴胸腔积液,较前一日有进展;广泛皮下气肿。医院改用特治星和磷霉素抗感染治疗,加用金刚烷胺抗病毒治疗,并予抗凝、保护多脏器功能、维持电解质平衡,加强镇静,使用肌松药物,予呼吸机支持治疗。病例使用丙泊酚、维库溴铵后仍躁动不安,自主呼吸40次/分,人机对抗明显。药物镇静后,心电监护提示心率140～150次/分,血压172/100 mmHg,血氧饱和度67%。经气管切口处吸痰,吸出少量血性黏痰。

3月10日病例继续维持通气治疗,心电监护心率153次/分,血氧饱和度56%,查体神志不清,头面颈部发绀,颈胸腹可及捻发感,血压176/95 mmHg,两肺呼吸音粗,可闻及少许干湿啰音。11时30分,病例突然出现心率下降至37次/分,律不齐,心电监护提示血压70/35 mmHg,血氧饱和度42%,经气管切开接呼吸机辅助通气下,无自主呼吸,神志不清,压眶无反应,全身水肿,头面部发绀,双侧瞳孔对光反射消失。经除颤、胸外按压等抢救无效,12时10分病例抢救无效死亡,死亡诊断"重症肺炎、呼吸衰竭Ⅰ;气管切开术后,皮下气肿"。

❓ 问题

⑩ 了解病例发病和就诊经过的目的是什么?调查方式有哪些?

(二) 可疑暴露情况调查

1. **市场暴露情况** 病例工作在JC市场,设有蔬菜摊位、猪肉摊位、水产摊位、活禽摊位及综合区,活禽摊位位于市场的西北角,病例经营的猪肉摊位于市场东南侧,临近南大门,两摊位相距直线距离约20米。病例的叔叔与婶婶在JC市场经营猪肉摊位,与病例经营的摊位紧邻,但经营的猪肉品牌不同。经调查,病例夫妻经营的猪肉为SP食业有限公司,该猪肉来源于JS省,配送公司约凌晨0时30分至1时将猪肉送至JC市场,病例夫妻清晨收货。猪肉摊位每日销售猪肉70～80斤。经询问病例妻子,病例在经营期间双手皮肤无破损,也无液体飞溅入眼的情况。

JC市场设有活禽摊位,经调查,该摊位2013年1月份进货量为530只草鸡,2月份无进货记录,3月份进货量为240只草鸽、260只草鸡,供货商均为SH批发市场,均留有进货凭证。由于活禽摊位经营者已返回老家,因此未能开展进一步调查。经询问病例妻子,由于摊位相距较远,病例平时与活禽摊位无近距离接触,与摊位经营者也无交流。但有活禽市场的环境暴露史。

2. **居住场所暴露情况** 经询问,病例妻子未发现小区内有居民饲养家禽,也未发现野鸟等禽类,否认接触病死禽类,病例家中也未曾饲养禽类及宠物。

对病例居住地所在小区进行调查,病例居住于BJ路61号203室,该小区有养鸡的居民2家,分别位于22号102室和103号102室,目前均已自行宰杀;有饲养信鸽的居民2家,分别位于37号401室和79号501室。4家养活禽的居民所在楼栋均与病例家无直接相连,距离较远。

3. **类似病例接触情况** 对病例的家属进行调查,病例的岳父、岳母、妻弟与病例夫妻共同居住,病例的叔叔与婶婶经营猪肉摊位,与病例经营的猪肉摊位紧邻;病例妻子的大伯与其女朋友经营水产摊位,与病例摊位相距较远,平时交谈较少。经询问,所有家属目前无相关症状,均否认病例发病前 2 周内有病死禽接触史,否认接触过流感样病例或者类似病例。

？ 问题

⑪ 对于病例的可疑暴露情况,应注重调查哪些内容?

(三) 密切接触者排查情况

经流行病学调查,病例的密切接触者共计 10 名,其中病例家属 6 名,W 医院同病房住院病例 4 名;另外,部分人员与病例可能有短暂接触或同处一室,判定为一般接触者,共 7 名。

判定依据如下。

(1) 家属密切接触者包括:病例妻子,病例住院期间一直陪护,期间未采取有效防护;病例岳父、岳母、妻子弟弟,病例发病早期共同居住生活,期间未采取有效防护;病例妻子的叔叔和妻子的婶婶经营的猪肉摊位与病例摊位紧邻,病例发病早期曾与其有接触,未采取有效防护。

(2) W 医院同病房住院病例密切接触者包括:病例入住 W 医院普通病房后,其中 3 人与病例同处一室,期间未采取有效防护;随后病例病情加重,转入呼吸科 ICU 病房,1 人与病例病床紧邻,期间未采取有效防护。

(3) 一般接触者:病例妻子的大伯和大伯女朋友与病例在同一市场经营水产摊位,与病例可能曾有短暂接触,市场管理员甲、市场烤鸭销售人员乙在 JC 市场工作,期间与病例可能有短暂接触,因此判定为一般接触者;呼吸科 ICU 病房其他 3 名住院病例虽与病例处于同一病房,但床位与病例相距较远,且由于均为重症病例,无法自由活动,因此与病例无近距离接触,故判定为一般接触者。病例曾至 2 家私人诊所就诊,与行医人员有短暂接触,判定为一般接触者,具体情况不详。

病例在 W 医院就诊期间,医务人员均采取有效的防护措施,故判定不属于密切接触者。

？ 问题

⑫ 对密切接触者应如何管理?

(四) 标本采集情况

3 月 5 日,W 医院采集病例咽拭子标本送市公共卫生中心进行检测。

3 月 8 日,W 医院采集病例的鼻咽拭子、血标本,并立即送区疾控中心进行检测。

3 月 11 日上午,区疾控中心将病例标本送市疾控中心进行复核。

3 月 28 日、30 日,区疾控中心采集 JC 市场及周边市场环境标本共 62 份进行病原学检测,分装后和市公共卫生中心标本于 3 月 30 日送中国疾控中心。

4 月 8 日、12 日,市疾控中心、区疾控中心、社区卫生服务中心采集病例密切接触者的非抗凝血标本 7 份、抗凝血标本 6 份、咽拭子标本 7 份,一般接触者的抗凝血标本 3 份、非抗凝血标本 3 份、咽拭子标本 4 份,送市疾控中心进行检测。

? 问题

⑬ 针对本次疫情,你认为应该对哪些标本进行采集?

---

3 月 31 日,区调查组对当前收集到的资料进行整理分析后,撰写了初步调查报告,发送给市卫计委及市疾控中心,进行书面报告。

? 问题

⑭ 调查报告分哪几种类型? 初步调查报告有哪些要求?

⑮ 根据目前调查结果,你能得出什么结论?

---

4 月 1 日上午,市调查组前往病例家、JC 市场、SH 市场、养殖场等地继续深入调查。

二、深入调查结果

(一) 病例家庭调查情况

病家位于某区 BJ 路 61 号 203 室,为老式公房小区,小区内设有幼儿园、老年活动室、职校和服务圈。小区北侧为 JG 路,JC 市场位于小区北门对面,小区东侧有一河流。病家位于小区中央位置,邻近小区主干道,旁边为小区内的健身绿地,面积约 40 m²,卫生间、厨房间独用,阳台和房间打通,有一小厅,病例与妻子居住于南侧临近阳台的房间,岳父、岳母和妻弟居住于小厅。现场未见小区有活禽,未发现饲养其他禽类和动物。

(二) JC 市场调查情况

调查组对病例从事活鸡宰杀销售的 JC 市场进行了现场走访。市场占地面积近 2 400 m²,市场内设有蔬菜摊位、猪肉摊位、水产摊位、活禽摊位及综合区,活禽摊位位于市场的西北角,病例经营的猪肉摊位于市场东南侧,临近南大门,两摊位相距较远,直线距离约 20 m。现场见该市场已全部封停歇业。4 月 8 日、9 日,当地分别对该市场进行了消毒和清扫工作,但现场仍可见活禽摊位处散落的鸡毛和清洗的污水。

(三) SH 批发市场调查情况

SH 批发市场,坐落于某区 QB 路,占地面积约 3 000 m²,市场从业人员 15 人。2002 年开始投入使用,主要从事活鸡的批发销售,该市场的活鸡主要从某区某养殖场购入。活鸡主要销往市内和邻近的几个县。现场调查发现该市场已经歇业,未见活禽交易,销售剩余的活鸡约 300 只,剩余活鸡未见死亡和病鸡。销售区和运输车辆已使用聚维酮碘液等进行喷洒消毒。现场见已宰杀的鸡和脱毛机,摊主诉每日根据客户的预定宰杀活鸡,每日宰杀量有数百只。

(四) 某大型养殖场调查情况

调查组对市某养殖场情况进行了调查。养鸡场为废旧房屋改造而成,孤立于农田中,周围无其他人家。经营模式为从某区某孵化场购进鸡苗,放在养殖场中散养,养成后卖给各批发市场。养鸡场目前处于闲置状态。

? 问题

⑯ 为什么要针对上述 4 个地方开展深入调查?

(五) 病例搜索

联合调查组对某区医院、病例家庭及单位附近医院等单位的发热门诊、ICU、呼吸内科门诊进行了现场走访,搜索近期发热门诊流感样病例发病数,ICU、呼吸内科重症肺炎,肺炎发病情况;同时调查询问检验科、影像科白细胞下降或胸部病变且有发热病例数,搜索可能的病例。

搜索结果显示未发现上述单位近期类似病例就诊,发热病例无明显上升,未发现重症肺炎病例。

? 问题

⑰ 开展类似病例筛查的目的是什么?

(六) 实验室检测

调查组共采集各类样本 95 份,其中病例、密切接触者、一般接触者样本计 17 人 33 份,环境样本 48 样 62 份。在已检测的 95 份样本中,1 份病例标本 H7N9 核酸检测阳性,2 份某区 JC 市场的鸡毛及污水样本为 H7 阳性,其余均为阴性结果。具体情况见表 8-1。

表 8-1　标本采样检测结果

标本类型	标本来源	采样检测数(件)	阳性(件)	阳性率(%)
	病例	3	1	33.3%
人标本	密接	20	0	0.0
	一般接触者	10	0	0.0
	小计	33	1	3.0
环境标本	JC 市场	32	2	6.3
	JC 市场的周边市场	30	0	0.0
	小计	62	2	3.2

? 问题

⑱ 根据深入调查结果,可以得出哪些结论?

第三部分　防控措施

一、疫情性质与风险研判

本起疫情可基本判断为人感染 H7N9 禽流感散发疫情,感染来源为农贸市场。

H7N9 传播来源主要为被 H7N9 病毒感染的鸡或暴露于活禽市场,从事禽类销售、宰杀、加工等人员以及其他活禽市场暴露人员感染 H7N9 禽流感病毒风险较高。城市城区和城乡接合部要积极落实活禽交易市场"三个一",即"一天一清洗、一周一消毒、一月一休市"制度,有条件的地区取消活禽交易,实行"白条鸡"上市。

二、防控措施

(一) 市级

疫情发生后,市卫计委高度重视此次疫情,科学有序应对,迅速落实各项防控措施如下。

(1) 及时按照规定程序进行信息报告和网络直报。

(2) 成立领导小组和工作组,明确职责分工,严格落实 24 小时值班制度。

(3) 在定点医院集中最强的技术力量,全力做好病例救治,同时加强医院感染防控工作。

(4) 进一步完善流行病学调查,追溯传染源,追踪、管理所有可疑暴露者和密切接触者。

(5) 强化流感样病例监测,扩大监测面、增加样本量。

(6) 实行日报制度,每日分别向市卫计委和市政府报送病例救治、流感监测以及防控措施落实情况。

(7) 加强应急物资储备,备足相关药品和器械;加强监督检查,要求各级医疗机构严格落实预检分诊制度;加强健康教育,普及防控知识;做好风险沟通,避免造成恐慌。

4 月 9 日市卫计委进一步下发《关于进一步加强人感染 H7N9 禽流感防控工作的紧急通知》,强调全市卫生系统的人感染 H7N9 禽流感防控工作。

(二) 区级

疫情发生后,区政府和卫生部门高度重视,采取了一系列有效的防控措施,具体如下。

(1) 区委、区政府高度重视,4 月 8 日成立了应急指挥机构,区委、区政府主要领导同志任组长,分管领导任副组长,相关单位任成员,统筹负责全区人感染 H7N9 禽流感防控工作。召开紧急工作会议,部署全区人感染 H7N9 禽流感防控工作,区委宣传部、区农业农村委员会、区市场监管、交通、财政、卫生等相关单位参加了会议。

(2) 区卫计委第一时间派出疫情处理小组到达 JC 市场所在社区,开展疫情处理和现场消杀工作。

(3) 区卫计委下发紧急通知,要求各医疗机构加强发热病例管理,开设发热门诊,实行预检分诊制度,实行人感染 H7N9 禽流感疫情"日报零报制"。

(4) 调查登记与病例接触人员,确定密切接触者,实施医学观察。

(5) 积极配合市专业人员采集密切接触者、禽类及外环境标本。

(6) 加强舆情引导,通过区内主流媒体大力宣传禽流感"可防、可控、可治",避免引起公众不必要的恐慌。做好大众宣教工作,通过报刊、广播电视、网络等媒体,告知消费者不要自行宰杀活禽,尽量食用冰鲜禽类及其制品。近期有禽类接触史,出现发热、咽痛、咳嗽等流感样症状,要尽早到正规医疗机构就诊。

(7) 病例病前暴露的 JC 农贸市场自 3 月 31 日起休市,暂停活禽交易。全区农贸市场暂时全面封闭,并进行"一日一清洗,一日一消毒"。

❓ 问题

⑲ 针对人感染 H7N9 禽流感病例所在地,如何开展强化监测?

第四部分　结语

　　人感染 H7N9 禽流感,是由禽流感病毒引起的人类疾病。至今发现能直接感染人的禽流感病毒亚型有 H5N1、H7N1、H7N2、H7N3、H7N7、H9N2 和 H7N9 等。其中,高致病性 H5N1 亚型和 2013 年 3 月在人体上首次发现的新禽流感 H7N9 亚型尤为引人关注。常见的相关疫情防控方案及技术标准包括《全国不明原因肺炎病例监测、排查和管理方案》《人感染高致病性禽流感应急预案》《关于进一步规范本市人感染 H7N9 禽流感病例发现、检测和救治工作流程的通知 沪卫计疾控【2015】2 号》《人感染 H7N9 禽流感诊疗方案》《上海市涉禽场所监测方案》(2016 版)等。

　　本起疫情调查显示,部分私人诊所及医疗机构报告意识敏感性不强,开展病原学检测时间滞后,有效抗病毒药物达菲使用不及时等问题。病例发病后到入院就诊时发病已达 6 天,在私人诊所及门诊耽搁时间较长。病例符合不明原因肺炎诊断标准,并且有活禽市场暴露史,医院也未及时组织专家会诊,未及时使用有效药物达菲。

　　建议加强培训与宣传:①提高医务人员不明原因肺炎和不明原因疾病认识的敏感性,严格落实《全国不明原因肺炎病例监测、排查和管理方案》,做好流感样病例、不明原因肺炎监测以及病例排查、诊断和救治工作。②加强医疗机构预检分诊和发热门诊管理,对就诊的流感样症状病例要详细询问禽类接触史和暴露史,开展流感病毒抗原快速检测。若发病前有活禽接触史应及早给予达菲等抗病毒药物治疗;如有流感抗原阳性病例,立即送流感网络实验室开展核酸检测。③同时做好预防 H7N9 关键信息的大众宣教工作,提高公众自我防护意识。

📖 参考文献

［1］Gao R,Cao B,Hu Y,et al. Human infection with a novel avian-origin influenza a (H7N9) virus. N Engl J Med. 2013,368(20):1888-1897.

［2］Belser JA,Bridges CB,Katz JM,et al. Past,present,and poSible future human infection with influenza virus a subtype H7［J］. Emerg Infect Dis,2009,15(6):859-865.

［3］中华人民共和国国家卫生与计划生育委员会.人感染 H7N9 禽流感疫情防控方案(第三版)［EB/OL］.(2014-01-29).http://www.nhfpc.gov.cn/jkj/s3577/201401/8c1828375a7949cd85454a76bb84f23a.shtml.

［4］中华人民共和国国家卫生与计划生育委员会.人感染 H7N9 禽流感诊疗方案(2014 年版)［EB/OL］.(2014-01-26).http://www.nhfpc.gov.cn/yzygj/s3593g/201401/3f69fe196ecb4cfc8a2d6d96182f8b22.shtml.

［5］中华人民共和国国家卫生与计划生育委员会.人感染 H7N9 禽流感医院感染预防与控制技术指南(2013 年版)［EB/OL］.(2013-04-03).http://www.nhfpc.gov.cn/yzygj/s3593g/201304/

80c91e33675e4c04ae023c3dfc674099. shtml.

（钟伟、徐智寅）

案例8 参考答案

问题1：此时，W医院需要采取哪些措施？依据是什么？

【参考答案】 W医院的医务人员发现符合监测病例定义的病例后，进行院内专家组会诊，在做好病例救治的同时，应询问病例的流行病学史，填写不明原因肺炎病例个案报告卡，以"临床诊断病例"类型在24小时内进行网络直报，并向区卫生行政部门建议组织市级专家组会诊。

依据《全国不明原因肺炎病例监测、排查和管理方案》（2013年修订版）、《人感染H7N9禽流感诊疗方案（2014年版）》《人感染H7N9禽流感疫情防控方案（第三版）》。

问题2：何为不明原因肺炎病例？

【参考答案】 根据《全国不明原因肺炎病例监测、排查和管理方案》（2013年修订版），同时符合以下4个条件的判定为不明原因肺炎病例：①发热（腋下体温≥38℃）；②具有肺炎的影像学特征；③发病早期白细胞总数降低或正常，或淋巴细胞分类计数减少；④不能从临床或实验室角度诊断为常见病原所致的肺炎。

问题3：应采集病例哪些类型标本开展检测？

【参考答案】 当医务人员怀疑病例感染禽流感病毒时，应及时采集病例的相关临床样本，包括病例的鼻咽拭子、下呼吸道标本（如气管分泌物、气管吸取物）和血清标本等。应尽量采集病例发病早期（抗病毒治疗前）的呼吸道标本（尤其是下呼吸道标本）和发病7天内急性期血清以及间隔2～4周的恢复期血清。为保证标本检测质量，采集的每份标本分为3管备用。

没有条件开展核酸检测的医疗机构应当尽快利用快速抗原检测试剂进行甲型流感病毒抗原检测，并将甲型流感病毒抗原检测阳性的标本送当地流感监测网络实验室进一步开展禽流感病毒核酸检测。标本采集、包装、运送等应当严格按照《可感染人类的高致病性病原微生物菌（毒）种或样本运输管理规定》（原卫生部令第45号）等生物安全相关规定执行。（在4℃条件下，24小时内运送到当地疾控机构流感监测网络实验室进行检测。）

问题4：实验室应该开展哪些项目检测？

【参考答案】 地市级流感监测网络实验室收到标本后24小时内，立即对呼吸道标本开展甲、乙型流感病毒通用引物、季节性流感病毒亚型分型或H5/H7/H9亚型的检测。

如结果为甲型流感通用引物阳性，且H5/H7/H9之一阳性，或季节性流感病毒亚型分型及H5/H7/H9均为阴性，应立即将其中2管呼吸道相关原始标本送省级流感监测网络实验室。

若地市级流感监测网络实验室检测结果为甲型流感和乙型流感通用引物均阴性，应立即将2管原始呼吸道标本送省级流感监测网络实验室。省级实验室立即对其中1管进行H5/H7/H9亚型流感病毒、SARS－CoV和MERS－CoV的病原学检测。

问题5：禽流感的基本知识，包括病原体、传播途径、临床表现等是否掌握？

【参考答案】 禽流感是禽流行性感冒的简称，它是由甲型流感病毒的1种亚型引起的一种急性传染病，也能感染人类，被国际兽疫局定为甲类传染病。人感染后的症状主要表现为高热、咳嗽、流涕、肌痛等，多数伴有严重的肺炎，严重者心、肾等多种脏器衰竭导致死亡，病死率很高，通常人感染禽流感死亡率约为33%。此病可通过消化道、呼吸道、皮肤损伤和眼结膜等多种途径传播，区域间的人员和车辆往来是传播本病的重要途径，存在有限的人传人现象和家庭聚集性。H7N9禽流感病毒是一种新型重配禽流感病毒，禽群多表现为带毒或隐性感染，人感染多以发热、重症肺炎就诊而被发现。

问题 6：此时 W 医院应做好哪些工作？

【参考答案】　W 医院：订正网络报告，病房终末消毒，提供相关检查、治疗信息等。隔离治疗病例，医院感染预防与控制、医务人员防护，配合疾控部门现场调查等。

问题 7：针对此次现场调查，应事先做好哪些准备？

【参考答案】　（1）人员准备：根据现场调查需求配备卫生行政人员、流行病学人员、实验室检测人员、消杀和健康教育等人员。

（2）物资准备：现场调查表格、采样试剂耗材和标本转运工具、消杀药品器械和车辆、个人防护用品，宣传资料，相机、电脑等。

问题 8：本次调查应该主要了解哪些内容？

【参考答案】　调查内容主要包括：人感染 H7N9 禽流感病例基本情况、发病经过和就诊情况、临床表现、实验室检查、诊断和转归情况、病例家庭及家居环境情况、禽类接触及个人暴露史、可疑暴露者和密切接触者情况等。

问题 9：简述人感染 H7N9 禽流感疫情处置中三级个人防护的适用范围和防护要求。

【参考答案】　各级医务人员、疾病预防控制机构及其他有关人员在医院或疫点、疫区进行人感染 H7N9 禽流感防治工作时，应遵循以下防护原则。

（1）一级防护

1）适用范围：①对人感染 H7N9 禽流感疑似病例或确诊病例的密切接触者进行医学观察和流行病学调查的人员。②呼吸道发热门（急）诊的医务人员。

2）防护要求：①穿工作服（白大衣）、隔离衣（非防护服），戴工作帽和外科口罩（每 4 小时更换 1 次或感潮湿时更换，有污染时随时更换）。②每次实施防治处理后，应立即进行手清洗和消毒。

（2）二级防护

1）适用范围：①适用于进入隔离留观室、隔离病房或隔离病区的医务人员，接触从病例身上采集的标本、处理其分泌物、排泄物、使用过的物品和死亡病例尸体的工作人员，转运病例的医务人员和司机。②对人感染 H7N9 禽流感疑似病例或确诊病例进行流行病学调查的人员。③在疫源地内进行终末消毒的人员。

2）防护要求：①穿工作服、戴工作帽、外罩一层隔离衣或医用防护服和医用防护口罩，穿戴手套、鞋套。采集病例标本或处理其分泌物、排泄物加戴护目镜。②注意呼吸道及黏膜防护。③每次实施防治处理后应立即进行手清洗和消毒，方法同一级防护。

（3）三级防护

1）适用范围：对人感染 H7N9 禽流感疑似病例或确诊病例实施近距离治疗操作，例如气管内插管、雾化治疗、诱发痰液的检查、支气管镜、呼吸道痰液抽吸、气管切口的护理、胸腔物理治疗、鼻咽部抽吸、面罩正压通气（如 BiPAP 和 CPAP）、高频振荡通气、复苏操作、死后肺组织活检等的医务人员。

2）防护要求：除按二级防护要求外（只能使用医用防护服），应当加戴面罩，或将口罩、护目镜换为全面型呼吸防护器（符合 N95 或 FFP2 级及以上级别的滤料）。

问题 10：了解病例发病和就诊经过的目的是什么？ 调查方式有哪些？

【参考答案】　目的：了解人感染 H7N9 禽流感疾病的自然史；排查、判定和追踪密切接触；根据发病与就诊经过确定调查的时间与范围。

调查方式：通过查阅病历及检验记录，询问病例本人及（或）家属，询问诊治医生或其他了解情况的人等。

问题 11：对于病例的可疑暴露情况，应注重调查哪些内容？

【参考答案】　（1）发病前 7 天内与禽畜接触及防护情况：饲养、贩卖、屠宰、捕杀、加工、处理禽畜，直接接触禽畜类及其排泄物、分泌物等，尤其是与病死禽畜的上述接触情况及防护情况。

（2）发病前 7 天内与疑似或确诊的 H7N9 禽流感病例接触情况：接触时间、方式、频率、地点、接触时采取防护措施情况等。

（3）发病前 7 天内有无接触其他不明原因严重急性呼吸道感染病例的情况。

（4）若病例无上述三项接触史时，重点调查其发病前 7 天内的活动情况，以了解其可能的环境暴露情况，如是否到过禽流感疫区或曾出现病、死禽畜的地区旅行，是否到过农贸市场及动物养殖场所等。

问题 12：对密切接触者应如何管理？

【参考答案】 对密切接触者，由区级卫生行政部门组织进行追踪、医学观察，医学观察期限为自最后一次暴露或与病例发生无有效防护的接触后 7 天。一旦密切接触者出现发热（腋下体温≥37.5℃）及咳嗽等急性呼吸道感染症状，则立即转送至医疗机构就诊，并采集其咽拭子，送当地流感监测网络实验室进行检测。

问题 13：针对本次疫情，你认为应该对哪些标本进行采集？

【参考答案】 （1）人的标本：除病例外，还应该采集密切接触者（包括医护人员和病例家属）、可疑暴露者（JC 市场活禽摊位工作人员）的咽拭子标本。

（2）环境标本：JC 农贸市场、SH 批发市场、养殖场、患家、患家附近养鸡户的环境标本，包括鸡咽拭子、鸡肛拭子、污水、笼具、刀具、砧板、脱毛机等。

问题 14：调查报告分哪几种类型？初步调查报告有哪些要求？

【参考答案】 初次报告、进程报告、阶段报告、结案报告等。初步调查报告要求快速、简明，内容上主要阐明："发生了什么？""目前情况如何？""已采取的措施及下一步安排"等。

问题 15：根据目前调查结果，你能得出什么结论？

【参考答案】 综合病例的临床表现、流行病学调查以及实验室检测结果，该病例为人感染 H7N9 禽流感确诊病例。该病例的感染来源可能为 JC 农贸市场，但最终确定仍需进一步流行病学调查以及活禽市场和家养活禽的检测结果综合判断。

问题 16：为什么要针对上述 4 个地方开展深入调查？

【参考答案】 根据初步调查结果，病例的可能感染来源有 2 个：一个是病例病家；另一个是活禽市场暴露，即 JC 农贸市场，而该市场销售的活禽主要批发自 SH 批发市场；SH 批发市场的活禽来自养殖场。因此，为进一步了解病例的感染来源，需对上述 4 个地方开展深入调查。

问题 17：开展类似病例筛查的目的是什么？

【参考答案】 尽可能早地发现病例，做到早发现、早诊断、早报告、早隔离、早治疗，为有效治疗病例，防止疫情扩散赢得时间。

问题 18：根据深入调查结果，可以得出哪些结论？

【参考答案】 病例发病前 1 周内无活禽的直接暴露史，有 JC 农贸市场的环境暴露史，该市场活禽摊档外环境均检出 H7 病毒。从流行病学角度可以判断病例的感染来源为 JC 农贸市场的可能性较大，但仍需实验室的进一步确证。

问题 19：针对人感染 H7N9 禽流感病例所在地，如何开展强化监测？

【参考答案】 在发生人感染 H7N9 禽流感确诊病例的区内，应当在病例确诊后开展为期 2 周的强化监测。二级及以上医疗机构对符合流感样病例定义的门急诊病例，以及住院严重急性呼吸道感染病例，应当及时采集呼吸道标本，询问暴露史，并按照中国疾控中心制定的《人感染 H7N9 禽流感病毒标本采集及实验室检测策略》开展相关检测工作。各医疗机构每周汇总并上报流感样病例总数、住院严重急性呼吸道感染病例总数、采样人数、本医院检测人数、送疾控中心检测人数、阳性数及阳性结果等。具体上报方式参照中国疾控中心印发的强化监测信息报告有关技术要求。各地可根据工作情况适当扩大监测范围和时间。

案例 **9**

一起猩红热暴发疫情的调查与处置

· 学习目的 ·

通过本案例的学习,学员应能够:

□了解暴发调查的主要步骤和内容。

□熟悉学校传染病暴发疫情的调查处置要点和注意事项。

□熟悉描述性流行病学在现场调查中的应用。

□掌握流行曲线的制作和注意事项。

培训时长　4 学时

培训方法　讲解、讨论

第一部分　背景

一、疫情发现

2011 年 5 月 10 日 9 时,J 区疾病预防控制中心(简称"疾控中心")接 JT 镇社区卫生服务中心电话报告"自 4 月 23 日起,辖区 JT 小学一年级累计报告 4 例猩红热病例",接报后区疾控中心联合社区卫生服务中心赶赴现场调查处置和指导。

❓ 问题

❶ 学校猩红热疫情的处置要点有哪些?

二、疫情进展及报告

JT 学校采取了病例隔离、班级隔离、加强晨检、做好消毒、开展注意个人卫生的健康宣教的常规疫情处置措施后,防控效果不理想。截至 5 月 23 日,该校累计报告 15 例猩红热病例,当日区疾控中心联合社区卫生服务中心再次到现场对防控措施进一步指导。

2011 年 5 月 29 日 9 时,J 区疾控中心疫情值班人员通过"中国疾病预防控制预警信息系统"发现 JT 小学一周内报告 11 例猩红热病例。

> **? 问题**
>
> ❷ 如果你是当日的值班人员,你接下来将做哪些工作?
>
> ❸ 作为流调人员,当接到报告时,你需要进一步了解哪些信息?

核实情况后,区疾控中心立即向 J 区卫生局和 S 市疾控中心,并向 JT 镇政府和 J 区教育局进行信息沟通与通报。为了有效控制疫情扩散,5 月 29 日 10 时,S 市疾控中心派出流调人员赶赴 JT 小学会同 J 区疾控中心人员组成联合调查组开展现场流行病学调查与处置。

> **? 问题**
>
> ❹ 根据以上信息,可以判定该起疫情是一起暴发疫情吗? 理由是什么?
>
> ❺ 根据目前 JT 小学的疫情状况,你认为需要进行国家突发公共卫生事件报告吗?
>
> ❻ 现场调查的主要工作步骤有哪些?
>
> ❼ 为进一步处置本起猩红热疫情,你认为疾控部门现场调查人员出发前需要准备哪些材料和设备,现场需要收集哪些材料?

三、背景信息

JT 镇位于 S 市西部,J 区东北部,镇周边总长约 30 公里,东西最宽处约 4.5 公里,南北最长处为 7.5 公里,总面积 32.92 平方公里。全镇现有 25 个居民委员会,2009 年年末共有户籍数 12 367 户,户籍人口 34 024 人,其中男性 17 323 人,女性 16 701 人;外来务工人员采集数 118 816 人;境外人员 3 266 人。

J 区 JT 小学是一所公办小学,位于 J 区 JT 镇 JD 路 100 号。该校共有 5 个年级,26 个班级,其中一年级 6 个班级,二年级 5 个班级,三年级 6 个班级,四年级 4 个班级,五年级 5 个班级。全校在校学生 1 162 人,教职员工 88 人。

> **? 问题**
>
> ❽ 根据以上信息,你认为一份完整的现场调查报告包括哪些内容?

第二部分 调查核实

5 月 29 日,联合调查组开展了现场调查处置工作和前期疫情处置的调查工作。前期疫情处置情况调查如下。

5 月 10 日,J 区疾控中心接 JT 镇社区卫生服务中心电话报告"自 4 月 23 日起,辖区 JT 小学一年级累计报告 4 例猩红热病例",接报后区疾控中心联合社区卫生服务中心赶赴现场处置。该校累计报告 4 例猩红热,4 月 23 日 1 例、5 月 3 日 2 例、5 月 6 日 1 例,其中一(4)班

3 例,一(3)班 1 例。卫生部门要求学校做好病例隔离、班级隔离工作,严格落实晨检、全日健康巡查制度,做好发病班级及楼层的终末消毒工作,同时减少校内集体活动,做好猩红热发病知识的健康宣教工作。

5 月 23 日,JT 镇社区卫生服务中心报告该校累计报告 15 例猩红热病例,区疾控中心再次赶赴现场调查疫情:时间分布:4 月 23 日 1 例、5 月 3 日 2 例、6 日 1 例、11 日 1 例、14 日 1 例、15 日 1 例、16 日 2 例、19 日 4 例、20 日 1 例、22 日 1 例,其中一(2)班 1 例、一(3)班 3 例、一(4)班 4 例、一(6)班 3 例;二(1)班 1 例、二(2)班 1 例、三(1)班 1 例、三(2)班 1 例。现场处置人员调查发现,该校疫情病例数增加,涉疫班级增多,有扩散趋势。现场发现该校因涉疫班级多导致部分教室隔离不到位,未严格落实隔离制度;询问晨检工作,发现晨检由班主任开展,不专业,未能及时发现异常;全日观察工作未落实到位,导致部分发病学生仍在校读书,从而导致猩红热疫情扩散至多个班级;另外查看复课记录,发现存在病例未达到复课标准即返校复课的现象。卫生部门再次要求学校严格落实班级隔离制度,执行错时上学上课;JT 镇社区卫生服务中心帮助学校完成晨检工作;严格执行猩红热复课标准,做好各项疫情防控措施。

联合调查组经流行病学调查核实,JT 小学自 4 月 29 日至 5 月 29 日累计报告猩红热病例 20 例,其中一半以上学生出现了发热、咽痛、草莓舌、皮疹等临床症状,另外,20 例病例在医院采集了咽拭子,经细菌培养,化脓性链球菌均为阳性。调查组结合病例典型的临床表现、流行病学史和实验室检测结果,确认此次疫情为一起学校猩红热暴发疫情。

> ❓ **问题**
>
> ❾ 目前需要采取哪些控制措施? 调查组下一步该怎么做?

第三部分　发病情况调查

一、制定病例定义

> ❓ **问题**
>
> ❿ 病例定义如何分类? 在制定病例定义时需要注意哪些关键信息?

1. 疑似病例　发热、咽痛,皮肤出现充血红点疹或充血粟粒疹。
2. 临床诊断病例　发热、咽痛,皮肤出现充血红点疹或充血粟粒疹;退疹 1 周内皮肤有脱屑或脱皮,白细胞总数和中性粒细胞增多。
3. 确诊病例　疑似或临床确诊病例,咽拭子或脓液培养,分离出 A 组 β 型溶血性链球菌。

❓ **问题**

⓫ 制定病例定义过程中如何把握灵敏度与特异度？

二、搜集病例

根据制定的病例定义，调查组对该校所有在校学生、教职工开展了持续的病例搜索和调查工作。累计搜索到 52 例符合猩红热确诊病例，对所有符合确诊病例定义的病例开展流行病学个案调查。

三、病例临床表现

(一) 首发病例调查

经流行病学调查，本次疫情的首发病例为曹某，男，7 岁，一(4)班学生，4 月 23 日身上出现散在红色皮疹，并伴有咽痛和低热，4 月 24 日前往某儿科医院门诊就诊，门诊血常规：白细胞：10.10×10^9/L，C 反应蛋白：26 mg/L，临床诊断为"病毒疹"，予头孢克肟等治疗，4 月 26 日前往某儿科医院复诊，诊断为"疑似猩红热"，并采集咽拭子进行实验室检测，4 月 29 日实验诊断为"猩红热实验室确诊病例"并予传染病网络直报。该病例发病 2 周内无外出史，病例家长否认有类似病例接触史。病例发病至确诊期间，仍前往学校正常上课。

(二) 临床症状

52 例确诊病例均具有较典型的猩红热临床表现，主要是发热、咽痛、草莓舌、皮疹、皮肤脱屑等典型症状，详见表 9-1。

表 9-1 JT 学校猩红热确诊病例临床表现($n = 52$)

临床症状	病例数(n)	百分比(%)
扁桃体肥大	42	80.77
草莓舌	39	75.00
皮疹	36	69.23
咽痛	30	57.69
脱屑	28	53.85
发热	26	50.00
呕吐	10	19.23
口周苍白圈	8	15.38
腹泻	4	7.69

四、三间分布

(一) 时间分布

52 例猩红热病例中，发病时间最早为 4 月 23 日，最晚为 6 月 9 日。发病时间主要集中在 5 月 24 日至 6 月 2 日，共 30 例，占 57.69%，其中 5 月 25 日发病最多(8 例)，见图 9-1。

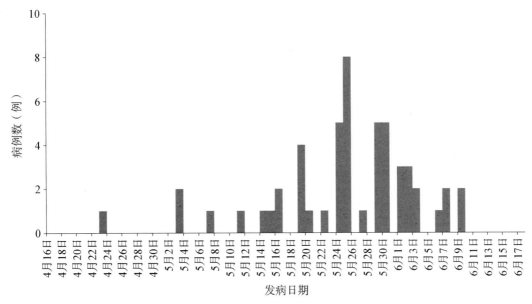

图 9-1　JT 小学 52 例猩红热确诊病例流行曲线

❓ 问题

⑫ 流行曲线制作的要点和注意事项有哪些?

(二) 班级分布

52 例猩红热病例分布于 5 个年级的 17 个班级,主要分布在一(2)班、一(3)班、一(4)班和一(6)班,共 29 例,占全部病例的 55.77%,其中一(2)班罹患率为 13.33%,一(3)班罹患率为 19.57%、一(4)班罹患率为 13.33%、一(6)班罹患率为 17.39%,其他 13 个班级猩红热病例数均不超过 3 例,详见表 9-2。发病班级之间的位置分布详见图 9-2。

表 9-2　JT 小学猩红热发病班级分布

班级	班级人数	发病数(例)	罹患率(%)
一(1)班	46	2	4.35
一(2)班	45	6	13.33
一(3)班	46	9	19.57
一(4)班	45	6	13.33
一(6)班	46	8	17.39
二(1)班	45	1	2.22
二(2)班	43	2	4.65
二(3)班	45	3	6.67
二(4)班	44	1	2.27
二(5)班	44	1	2.27
三(1)班	43	3	6.98

续 表

班级	班级人数	发病数(例)	罹患率(%)
三(2)班	41	1	2.44
三(3)班	42	1	2.38
三(4)班	45	3	6.67
四(1)班	50	1	2.00
四(2)班	47	3	6.38
五(2)班	43	1	2.33

楼层	教室分布									
四楼	书法	备用	备用	走廊	三(6)	四(4)	四(3)	四(2)	四(1)	备用
三楼	备用	五(5)	五(4)		办公室	三(5)	三(4)	三(3)	三(2)	三(1)
二楼	五(3)	五(2)	五(1)		办公室	二(5)	二(4)	二(3)	二(2)	二(1)
一楼	备用	备用	备用		一(6)	一(5)	一(4)	一(3)	一(2)	一(1)

图例
5例以上
2～5例
1例

图 9－2　JT 小学教学楼教室分布表(阴影表示发病班级)

问题

⑬ 描述流行病学在现场调查处置中起到什么作用?

(三) 人群分布

52 例猩红热病例中,年龄最小 6 岁,最大 11 岁,主要集中在 7 岁年龄组,共 22 例,占总数的 42.31%,具体分布见表 9－3;性别分布中男性 33 例,女性 19 例,性别比为 1.74∶1;52 例猩红热病例中,本市户籍 20 例,占 38.46%,外地户籍 32 例,占 61.54%。

表 9－3　52 例猩红热病例年龄分布

年龄(岁)	病例数(n)	构成比(%)
6	10	19.23
7	22	42.31
8	8	15.38
9	8	15.38
10	2	3.85
11	2	3.85

五、J 区及 JT 镇猩红热近年监测情况

(一) J 区猩红热病例近年报告情况

2011 年 1 月 1 日至 5 月 30 日 J 区共报告猩红热病例 169 例,报告发病率为 14.20/10

万。较去年同期(36 例)上升 369.44%,其中本地居民 135 例,报告发病率为 24.13/10 万,较上年度上升 694.12%。外来人口报告 34 例,较上年度上升 78.95%。

2006～2011 年 5 月 30 日 J 区累计报告猩红热病例 662 例,2006～2010 年累计报告猩红热病例 493 例。2011 年 1 月 1 日至 5 月 30 日 J 区猩红热发病水平超过前 5 年同期平均发病水平 2.28 倍,详见表 9 - 4。

表 9 - 4　J 区 2006～2011 年猩红热发病情况

年份	报告发病数(例)	报告发病率(1/10 万)
2006 年	80	8.48
2007 年	155	15.68
2008 年	94	8.75
2009 年	76	7.08
2010 年	88	7.40
2011 年 1～5 月	169	14.20

1. 时间分布　2006～2011 年,J 区猩红热病例发病分布具有明显的季节性,每年出现两个发病高峰,以 5～6 月夏季高峰为主。自 3 月份开始病例数逐渐增加,5、6 月份达到高峰,然后逐渐下降,8、9 月份形成发病的低谷,之后发病数开始再次回升,11、12、1 月份形成次高峰。之后发病水平下降,趋于平缓,详见图 9 - 3。

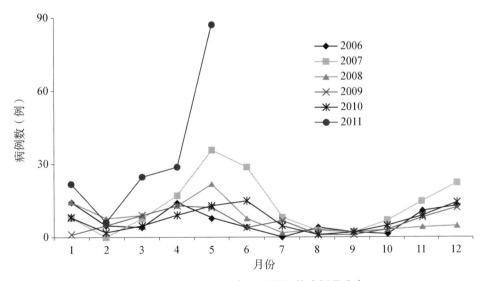

图 9 - 3　2006～2011 年 J 区猩红热病例月分布

2. 地区分布　全区 15 个街镇均有病例分布,发病数居前五位的是 YY 街道、JT 镇、FS 街道、ZS 街道和 YF 街道,共报告猩红热病例 391 例,占总病例数的 59.06%。

3. 人群分布　662 例猩红热病例中,男性 424 例,女性 238 例,男女性别比为 1.78∶1;发病年龄以 3～9 岁为主,共 576 例,占全部病例的 87.01%;职业分布主要以学生和幼托儿童为主,共 597 例,占全部病例的 90.18%。

(二) JT 镇猩红热病例近年报告情况

2006~2011 年 5 月 30 日,JT 镇累计报告猩红热病例 85 例。其中 2006~2010 年 JT 镇共报告猩红热病例 29 例,占全区病例的 5.88%;2011 年 1 月 1 日至 5 月 30 日 JT 镇共报告猩红热 56 例,占全区病例的 33.14%。

1. 时间分布　2006 年报告 10 例,2007 年报告 8 例,2008 年报告 4 例,2009 年报告 2 例(其中 JT 小学 1 例),2010 年报告 5 例。2011 年 1 月 1 日至 5 月 30 日,JT 镇共报告猩红热 56 例,病例分布集中于 5 月份,报告 46 例。

2. 人群分布　85 例猩红热病例中,男性 60 例,女性 25 例,男女性别比为 2.4∶1;发病年龄分布 2~10 岁,以 5~7 岁为主,共 60 例,占全部病例的 70.59%;职业分布为学生 47 例,幼托儿童 36 例,散居儿童 2 例,分别占全部病例的 55.29%、42.36%、2.35%。

❓ 问题

⑭ 为什么要描述分析全区及疫情发生镇的猩红热历年监测情况?

六、学校环境卫生学调查

JT 小学是一所公办小学,环境整洁。校址内共设一栋四层高的教学楼,前后均为操场,通风良好。楼内共设 36 间教室,其中 26 间为班级教室(该校共 26 个班级,每个班级 1 间),9 间为备用教室,1 间为书法教室;楼梯位于楼层中部。各班级教室的卫生情况良好,能够做到教室经常开窗通风;发生疫情后,该校每日放学后开展所有教室、保健室、公用卫生间等的全面消毒。

第四部分　疫情控制

❓ 问题

⑮ 在当前情况下,如何采取疫情防控措施?

一、疫情性质与风险研判

本次猩红热疫情,病例主要集中在一、二、三年级 14 个班级,发病时间集中在 5 月 24 日至 6 月 2 日,年龄在 6 岁到 11 岁之间。分析原因主要由于 4~6 月份是猩红热的高发季节,今年又是猩红热的高发年。JT 小学发生猩红热病例后,学校虽然采取了预防控制措施,但由于学生和家长缺乏防病意识,学生有校外感染的可能,加上猩红热存在的潜伏期感染现象,使得疫情得到了进一步的蔓延,最终构成了突发公共卫生事件进行了网络直报。

疫情从 4 月 23 日出现首发病例以来,直至 6 月 9 日后未再发现病例,所有病例均得到隔离治疗并康复;疫情仅局限在 JT 小学,未在 JT 镇其他学校及其他镇出现相关病例,综合分析判断本起疫情的严重性为中,后续发生的可能性为低,综合判定风险等级为中风险。

二、疫情控制措施

(一) 成立联合专家组和调查组,建立联防联控工作机制

市卫生局和市疾控中心组建联合专家组和调查组多次前往 JT 小学指导疫情的调查处置工作。由市卫生局和市教委牵头,市疾控中心、区卫生局、区教育局、区疾控中心、镇政府、社区卫生服务中心等多部门组成联防联控工作组,明确各部门的职责和工作任务,定期开展联防联控工作例会,研判疫情形势和研讨疫情处置控制措施。

(二) 病例隔离观察治疗,控制传染源

(1) 猩红热确诊病例进行居家隔离观察治疗,隔离期至少为发病后 10 天,隔离至症状消失后两次咽拭子培养阴性为止,凭复课证明返校。

(2) 对咽峡炎、草莓舌、全身弥漫性鲜红色皮疹等猩红热类似症状者及时就诊治疗,并居家隔离至临床明确诊断后(至少 10 天)方能返校。

(3) 对发热(体温≥38.0℃)、呼吸道症状(咽痛或咳嗽),立即通知家长带孩子去医院就诊,并居家隔离观察 48 小时,症状消失者方能返校。

(4) 儿科医院继续做好病例的诊断、治疗和报告等相关救治工作;做好猩红热确诊病例并发症监测工作,如在发病后 2～3 周内出现心肌炎、肾小球肾炎、变态反应等并发症,立即报告给区疾控中心。

(三) 暂停学校集体性活动,相对隔离发病班级

(1) 近期学校暂停一切集体性活动。

(2) 发病班级与其他班级学生相对隔离,搬到相对独立的教室上课,就餐在不同场所进行。上下学课间活动均与其他班级错开,发病班级在隔离期间不能参加兴趣班、公共课程等相关活动。

(四) 严格落实学校卫生和消毒工作

(1) 学校每天对全校 26 个教室、厕所、水龙头、楼梯扶手等及其他公共场所进行了消毒,专人负责落实;另外,学校放假前后,全校各进行一次全面的消毒。

(2) 学校教室开窗通风,每天至少 3 次,每次不少于 30 分钟,累计不少于 2 小时。

(3) 学校加强对餐具的消毒。

(五) 加强晨检和学生随访

(1) 疫情期间,社区卫生服务中心每天派医务人员协助学校开展晨检工作,每名学生晨检后无异常症状方能进教室,发现有发热(体温≥38.0℃)、呼吸道症状(咽痛或咳嗽)、皮疹等症状的学生,立即通知家长带其去医院就诊。

(2) 学校每个班级老师每天对学生的健康状况开展追踪随访,专人负责,每天报告情况。

(六) 可疑症状病例监测

实行猩红热病例、疑似猩红热病例或有发热呼吸道症状的病例零日报制度,区疾控中心由专人负责信息收集、统计和分析。及时准确掌握疫情的进展和发展趋势。

(七) 加强疫情防控督导

自6月1日起,市疾控中心和区疾控中心每天进驻学校,对学校采取的晨检、巡检、消毒、病例随访等防控措施进行质量检查和指导,直至该校无新发病例。

(八) 积极进行健康教育和正面宣传,积极做好风险沟通和信息发布

(1) 制定《防治猩红热告家长书》1 500份下发到全校所有学生,告知学生及家长猩红热防治知识及近期注意事项;发放了猩红热防治知识的健康教育处方1 500份,进一步做好家长的宣传和解释工作,避免发生恐慌。

(2) 对JT镇所有中小学、托幼机构共30家的100余位保健老师开展猩红热防治知识培训,加强猩红热预防控制和防治宣传。

(3) 6月10日,区教育局联合区卫计委召开全区的中小学校和托幼机构视频会议和培训,全面部署猩红热等夏秋季传染病防控措施,实行包保责任制,加大教育和疾病防控宣传力度并由专人督导;区电视台配合采用多种不同形式,开展夏秋季传染病预防知识的宣传,及时报道新闻信息,加强正面引导。

> **? 问题**
>
> ⑯ 如何评价防控效果?

第五部分　结语

猩红热是由乙型溶血性链球菌引起的急性呼吸道传染病,属于乙类法定报告传染病,易引起暴发,目前尚无有效疫苗,管理传染源是预防的主要措施。常见的疫情防控方案及技术标准包括《上海市猩红热预防控制技术方案》和《上海市猩红热监测方案》等。

本次疫情是J区2011年发生的首起猩红热暴发疫情,正值猩红热的高发年和季节,但由于学生和家长缺乏防病意识,学校措施不能严格落实到位,使得疫情得到了进一步的蔓延,最终构成了突发公共卫生事件。在市卫生局、市疾控中心、区卫生局专家领导的指导下,通过采取以居家隔离猩红热确诊病例为主,加强学校晨检、开窗通风、教室和公共设施消毒,加强疫情监测和报告,加强宣传等一系列综合性预防控制措施,所有密切接触者在最后一例病例发病后经过1周的医学观察,未出现续发病例,该起暴发疫情予以结案,说明控制措施有效正确。

本起疫情提示今后要加强对学校等集体单位传染病防治知识的健康宣传教育活动,指导易感人群在呼吸道传染病的高发季节应避免到人群密集的公共场所活动,增强易感人群的防病意识,有症状后应尽快到医院就诊,以免耽误病情或散播传染病。

📖 参考文献

[1] 徐红梅,朱渭萍,费怡,等.上海市浦东新区儿童猩红热流行病学调查及影响因素分析[J].中华疾病控制杂志,2013,17(8):677-680.

[2] 孔德川,陈健,王晔,等.2005—2015年上海市猩红热流行病学特征分析[J].疾病监测,2017,32

(5):394 - 398.

［3］张清慧,孔园园,黄锐,等.上海市松江区 2006—2015 年猩红热流行病学特征分析[J].上海预防医学,2017,29(2):129 - 131.

［4］成玉萍,温晓飒,张奕,等.上海市闵行区中小学 2017 学年猩红热因病缺课监测结果[J].中国学校卫生,2019,40(6):941 - 943.

（吕锡宏、高桂玲、李萌、孔园园、韩宁、陶骏捷）

案例 9　参考答案

问题 1：学校猩红热疫情的处置要点有哪些?

【参考答案】　(1) 收集疫情单位基本信息。

(2) 开展流行病学调查：①病例调查：开展病例搜索；对首发病例或指示病例开展详细个案调查；②密切接触者管理：进行密切接触者判定、排摸和登记；③下发疫情防控告知书：提出针对性疫情控制建议,向疫情单位发放疫情防控告知书。

(3) 标本采集与实验室检测：做好病例采样,采取咽拭子等标本,并将标本及时运送至区疾控中心开展实验室检测。

(4) 控制措施：①病例管理：所有病例及时就医,遵医嘱居家隔离或住院治疗,期间避免与其他儿童接触；②密切接触者医学观察：所有密切接触者开展医学观察,观察期间出现确诊病例时应及时调查处置；③加强消毒隔离：在消毒专业人员的指导下做好消毒,做好消毒记录；做好教室经常性开窗通风；④加强晨检和健康观察：疫情单位在专业人员指导下,加强每日晨检和健康观察,如发现可疑病例,立即劝其去正规医疗机构就诊；⑤发放告家长书,开展多种形式的健康教育；⑥培训与督导：对疫情单位工作人员开展病例隔离、消毒等培训和指导,并监督其各项防控措施的落实情况。

问题 2：如果你是当日的值班人员,你接下来将做哪些工作?

【参考答案】　当日的值班人员立即将猩红热预警信息告知条线人员,条线人员将该起疫情向领导进行初步汇报。

问题 3：作为流调人员,当接到报告时,你需要进一步了解哪些信息?

【参考答案】　(1) 核实信息,了解病例具体的临床表现是什么,是否有重症病例。

(2) 了解疫情进展情况。

(3) 已经采取了哪些具体的防控措施。

(4) 事发地社区机构卫生应急物资(消毒、采样、检测等)储备是否充足,是否需要协助。

(5) 该事件是否已向领导与相关部门报告。

问题 4：根据以上信息,可以判定该起疫情是一起暴发疫情吗?　理由是什么?

【参考答案】　可以判定该起疫情是一起暴发疫情,理由是在 5 月 22 日至 28 日一周内累计 11 例病例,已超过一周 10 例,符合《上海市传染病监测方案》对猩红热暴发疫情的定义。

问题 5：根据目前 JT 小学的疫情状况,你认为需要进行国家突发公共卫生事件报告吗?

【参考答案】　经调查核实,本次猩红热疫情在 4 月 29 日至 5 月 28 日之间共计出现多例病例,其 5 月 22～28 日一周内累计 11 例病例,按照《国家突发公共卫生事件相关信息报告管理规范(试行)》中所规定的一周内同一集体单位中发生 10 例及以上病例即构成突发公共卫生事件的标准,已构成突发公共卫生事件,需进行突发公共卫生事件网络报告。

问题 6：现场调查的主要工作步骤有哪些?

【参考答案】　现场调查步骤有：①现场准备；②核实诊断；③确定暴发的存在；④建立病例定义；

⑤系统地收集病例,并列出一览表;⑥开展描述流行病学分析;⑦提出假设;⑧验证假设;⑨如果必要,重新考虑/修正假设和进行另外的研究;⑩实施控制和预防措施;⑪准备书面报告;⑫继续监测以便监控发病趋势和评价预防控制措施。

问题7:为进一步处置本起猩红热疫情,你认为疾控专业人员出发前需要准备哪些材料和设备,现场需要收集哪些材料?

【参考答案】 现场需要准备的材料和设备包括:①流行病学调查资料:猩红热个案调查表、猩红热病例一览表、采样单、送样单、电脑、照相机、录音笔等;②个人防护用品:白大衣、外科口罩、一次性帽子、外科手套、鞋套等;③消杀设备:消毒酒精、医疗废物袋、喷雾器、含氯消毒片等;④采样设备:生物安全箱、咽拭子、采样管、冰排,压舌板等。⑤通信设备:手机、对讲机等。⑥其他:应急指挥车、"120"急救车等。

现场需要收集的资料:①文本资料:学生缺勤缺课信息、学生就诊病历卡、实验室检查和化验单、学校消毒记录、学校概况介绍资料、病例个案调查表、病例一览表等。②生物学样品采集:咽拭子、血清等。

问题8:根据以上信息,你认为一份完整的现场调查报告包括哪些内容?

【参考答案】 一份完整的现场调查报告包括"基本情况""发病、就诊和报告情况""流行病学调查""实验室检查""初步调查结论""控制措施"和"疫情判定"7个方面。

问题9:目前需要采取哪些控制措施? 调查组下一步该怎么做?

【参考答案】 在原有防控措施的基础上,继续实施以下措施:①对确诊的猩红热病例居家隔离观察,隔离期至少为发病后10天;②在报告猩红热病例的班级开展为期2周的症状监测;③做好全校晨检和全日健康检查,发现异常者立即通知家长带孩子去医院就诊;④全部班级教室进行终末消毒,加强教室、卫生间等场所的日常消毒;⑤发病班级与其他班级学生相对隔离,就餐在不同场所进行;⑥做好猩红热确诊病例并发症监测工作;⑦发病班级近2周不要参加室内公共活动,近期学校不要举行大型的集体活动;⑧加强与学生家长的沟通,获取他们的信任和配合,避免不必要的恐慌;⑨每日对学校防控措施落实情况进行督导,并将督导情况每日上报至区疾控中心。

调查组应继续开展疫情监测,并评价控制措施的效果;对病例开展个案调查,分析可能的暴露因素,为防控提供决策依据;对学校开展进一步的卫生学调查;开展病原学检测;加强与上级部门及相关单位的沟通与协调。

问题10:病例定义如何分类? 在制定病例定义时需要注意哪些关键信息?

【参考答案】 根据现场调查的需要,病例定义一般包括疑似病例定义、临床诊断病例定义和确诊病例定义。病例定义一般包含疫情发生的时间、地点、波及的人群、具备的危险因素或流行病学接触史等信息,同时需要考虑将临床症状信息与针对病因的实验室检测信息纳入。

问题11:制定病例定义过程中如何把握灵敏度与特异度?

【参考答案】 制定病例定义过程中需要考虑定义的灵敏度与特异度,当病例定义较为宽泛时,纳入的病例数较多易将非病例纳入;当病例定义较为严格时,纳入的病例数较少易将真正的病例排除在标准之外,因此在病例定义的制定过程中需要考虑灵敏度和特异度的问题,常用的做法是在前期调查过程中可提高病例定义的灵敏度,制定较为宽泛的定义,纳入的病例较多,随着调查的深入可适时修正病例定义,达到合适的灵敏度与特异度。

问题12:流行曲线制作的要点和注意事项有哪些?

【参考答案】 制作流行曲线时注意以下要点。

(1) 选择直方图绘制流行曲线,避免使用条图或者线图。

(2) 横轴时间间隔一定要相等,长度要合适,时间间隔小于1/2平均潜伏期,通常为1/8~1/3平均潜伏期,如果病例数较多,时间间隔可以适当缩短,若横轴间隔太长,则可能掩盖住暴发的传播模式。

如果病原体位置,则可选择不同的时间间隔做流行曲线,看哪种间隔的图形能提示出比较明显的流行模式。

（3）X 轴的起点时间应尽量与病例定义中规定的起点时间一致,结束日期应该在末例病例发病日期后再留出 1～2 个平均潜伏期的间隔,以表示不再有新病例发生。

（4）将重要的信息标记在流行曲线上,包括相关的暴露信息（如聚餐、维修管道、停水、暴雨等）、开展调查的时间、采取的控制措施（接种疫苗、停课、水井消毒、预防性服药等）等,这些重要的信息可以提示疫情发生的可能原因,控制措施的效果以及卫生部门反应的速度。

问题 13：描述流行病学在现场调查处置中起到什么作用?

【参考答案】　通过描述疾病临床特征和流行病学分布特征,阐明什么人、在什么时间和什么地点、发生了什么疾病,调查人员通过比较不同时间、地点和人群之间的发病率,形成病因假设。此外,根据描述流行病学分析的高发地区和高危人群范围,尽早采取防控措施。

描述流行病学分析不必等到疫情结束或者所有病例都搜索完成后再进行,可边搜索边描述分析,因为假设形成得越早,可收集到的相关信息就越丰富,能更早地查明疫情发生的根本原因,从而有针对性地采取预防和控制措施。

问题 14：为什么要描述分析全区及疫情发生镇的猩红热历年监测情况?

【参考答案】　对全区及疫情发生镇的历年监测情况进行描述、分析,可以掌握全区及疫情发生镇的猩红热流行现状,了解猩红热流行规律与发展趋势,从地理分布、气候原因、疫情发生特点、防控措施等方面进行综合分析;结合本年度疫情发生情况,可以与以往监测结果进行综合比对分析,并评估未来疫情的发展趋势、波动幅度等,为下一步有重点地开展疫情监测和防控工作奠定基础。

问题 15：在当前情况下,如何采取疫情防控措施?

【参考答案】　防控应主要采取以下措施:①隔离治疗病例;②密切接触者追踪隔离观察;③积极开展流行病学调查,查找并控制可能暴露因素;④控制传染源,防止疫情扩散;⑤监测和报告;⑥加强消毒工作;⑦加强晨检和健康巡检;⑧积极开展健康教育,做好风险沟通和信息发布。

问题 16：如何评价防控效果?

【参考答案】　防控效果评价应从以下几个方面进行:①措施采取后,疫情有无下降;②有无出现新的病例;③疫情有无传播到其他的社区或学校;④社会是否稳定,群众有无恐慌。

第 2 章
肠道传染病

一起肠出血性大肠杆菌 O157:H7
感染病例的疫情调查与处置

> · 学习目的 ·
>
> 通过本案例的学习,学员应能够:
> ☐ 掌握 O157:H7 大肠杆菌感染病例的临床症状、体征和流行病学特点。
> ☐ 掌握 O157:H7 大肠杆菌疫情现场流行病学调查思路。
> ☐ 熟悉 O157:H7 大肠杆菌疫情采样、检测及处置方法。
> ☐ 熟悉 O157:H7 大肠杆菌感染疫情防控方案。
> 培训时长　4 学时
> 培训方法　讲解、讨论、实际操作

第一部分　背景

2016 年 6 月 1 日,J 区疾病预防控制中心(以下简称"疾控中心")接到本中心微生物实验室报告:在区中心医院送检的一份腹泻病综合监测病例样品中检出 1 例 O157:H7 阳性。

> ❓ 问题
>
> ❶ 何为 O157:H7 腹泻病例?
> ❷ O157:H7 感染病例的临床症状、体征和流行病学特点?
> ❸ 肠道门诊对就诊的腹泻病例应如何开展 O157:H7 感染病例的监测?
> ❹ 中心医院应该做哪些防控措施?

区疾控中心立即向市疾控中心报告,并组织专业技术人员与微生物实验室核实诊断,同时与病例住址所在社区卫生服务中心相关条线人员进行信息交流,搜集病例基本情况。根据《上海市肠出血性大肠杆菌 O157:H7 预防控制技术方案》,结合初步调查信息,研判疫情形势,区疾控中心与市疾控中心专业人员赶赴现场开展流行病学调查及处置工作。

第二部分　现场调查

6月1日13时,区疾控中心与市疾控中心相关人员立即组织队伍,前往病例家中开展现场流行病学调查与处置工作。

? 问题

⑤ 针对此次现场调查,应事先做好哪些准备?

⑥ 本次调查应该主要了解哪些内容?

一、初步调查结果

(一) 发病和就诊情况调查结果

患儿沈某某,女,18个月,现住址:S市J区某公路4385弄某村2号201室。张某某(母亲),患儿与爷爷、奶奶、父亲、母亲共5人共同居住。

患儿于2016年5月21日发病,主要症状为腹泻,平均2～3次/天,大便为黏液便,较往日正常量多,持续3天,无发热、腹痛、恶心、呕吐等其他症状。

5月24日晚到J区中心医院儿科急诊就诊,进行粪便常规检查,结果无异常;患儿母亲自述接诊医生诊断为"消化不良",未予以治疗。区中心医院将该患儿纳入儿童腹泻病综合监测病例,粪便样品送区疾控中心实验室检验。

5月25日患儿家长自药店购买"合生元"给患儿服用。

5月26日患儿即痊愈。

? 问题

⑦ 了解病例发病和就诊经过的目的是什么? 调查方式有哪些?

(二) 可疑暴露情况调查

1. **家庭暴露情况**　患儿发病前2周无不洁饮食饮水史和可疑病例接触史,饮食与家中成员大多相同,另外还食用配方奶粉,饮水为家中烧开的自来水,家中未安装净水设施。患儿平时主要由奶奶负责喂养。

2. **可疑聚餐史**　发病前1周(5月14日),曾与奶奶、父亲赴镇上某亲戚满月酒席就餐(午餐),患儿席间食用了红烧牛肉和白切羊肉,其他菜未食用。患儿奶奶自述与患儿共同进餐者中未听说其他人出现类似症状。与患儿同住的其他家庭成员均无异常。

3. **聚集性活动**　主要活动场所为住家及小区,天气好时会到家中经营的服装店玩耍。服装店相邻的某童装店门前设有摇摇车1台,患儿常有乘坐。服装店相邻两家各有1名5岁幼儿,均为女孩,幼托儿童,与患儿常有接触。家长也曾带其到J镇和A镇的某乐园玩耍(具体日期不详)。

4. 个人卫生情况　患儿卫生习惯较好,平时洗手次数较多,为清水(由于皮肤过敏,不使用洗手液)。患儿家庭、所在小区及服装店周围外环境卫生状况良好。

？ 问题

⑧ 对于病例的可疑暴露情况,应注重调查哪些内容?

(三) 密切接触者排查情况

经流行病学调查,截至 6 月 1 日 18 时,共排查出密切接触者 4 人,分别为病例的爷爷、奶奶、父亲、母亲。判定依据为:病例发病前至隔离期间,4 人均与其同吃同住。

？ 问题

⑨ 对密切接触者应如何管理?

(四) 标本采集情况

6 月 1 日至 6 月 21 日,共采集各类标本 15 份,其中人的标本 12 份,食物、饮用水标本 3 份。具体如下。

6 月 1 日 13 时 30 分,区疾控中心将培养的菌株送市疾控中心进行鉴定,鉴定结果为 O157:H7 阳性。

6 月 1 日 14 时 30 分,采集病例粪便样品 1 份,奶奶、父亲和母亲的肛拭样品各 1 份共 3 份,病例食用的两种奶粉各 1 份共 2 份,家中自来水样品 1 份,送区疾控中心微生物检验科进行 O157:H7 检测,鉴定结果为:病例粪便样品阳性,其余为阴性。

6 月 5 日采集病例爷爷、奶奶、爸爸、妈妈粪便样品各 1 份共 4 份,送区疾控中心微生物检验科进行 O157:H7 检测,检验结果均为阴性。

6 月 7 日采集病例粪便样品 1 份,送区疾控中心微生物检验科进行 O157:H7 检测,检验结果为阳性。

6 月 13 日、15 日、17 日分别采集病例粪便样品 1 份,送区疾控中心微生物检验科进行 O157:H7 检测,检验结果为未培养出 O157:H7 菌株。

？ 问题

⑩ 针对本次疫情,你认为应该对哪些标本进行采集?
⑪ 实验室应该开展哪些项目检测?

---

6 月 1 日 20 时,区疾控中心流调队员对当前收集到的资料进行整理分析后,撰写初步调查报告,发送给市疾控中心、区卫计委,进行书面报告。

？ 问题

⑫ 调查报告分哪几种类型?初步调查报告有哪些要求?
⑬ 根据目前调查结果,你能得出什么结论?

(五) 病例搜索

流调队员对辖区开设肠道门诊的医疗机构进行培训,加强相关病例监测,同时收集近期各肠道门诊病例登记册,了解近期辖区内腹泻病例发病数、病例临床症状、可疑流行病学史等信息;同时请社区卫生服务中心相关条线人员调查病例居住地周围人员的发病情况,是否有疑似 O157:H7 腹泻病例,搜索可能的病例。

搜索结果显示各医疗机构近期未发现类似病例就诊,腹泻病例无明显上升;未发现病例居住地附近的人员有疑似 O157:H7 腹泻病例。

> ? 问题
>
> ⑭ 开展类似病例筛查的目的是什么?

(六) 实验室检测

调查组共采集各类样品 15 份,其中病例、密切接触者及卖鸡者咽拭子样本计 12 份,食物、饮用水 3 份。在已检测的 15 份样品中,1 份病例标本 O157:H7 阳性,其余均为阴性结果。具体情况见表 10-1。

表 10-1 标本采样检测结果

标本类型	标本来源	采样检测数	阳性(件)	阳性率(%)
人标本	病例	5	1	20.0
	密接	7	0	0.0
	小计	12	1	8.3
环境标本	食物	2	0	0.0
	饮用水	1	0	0.0
	小计	3	0	0.0

第三部分 防控措施

一、疫情性质与风险研判

本起疫情可基本判断为是一起因食物污染导致的 O157:H7 感染个案。结合病例临床症状、流行病学调查结果和实验室检测结果,可以判定这起疫情为 1 例 O157:H7 感染性腹泻疫情,病例可能在 5 月 14 日参加酒席时摄入被污染的牛、羊肉而致病,并由儿童腹泻病综合监测中发现。后续处置及时,采取的各项防控措施妥当、有效。

二、防控措施

1. 完成网络直报　根据市疾控中心复核结果对病例的相关信息进行网络直报。

2. **隔离传染源**　对患儿采取居家隔离。由于患儿仍在使用纸尿裤,无法弃入小区污粪处理系统中,每日由社区医生收集患儿的粪便,进行无害化处理。

3. **做好消毒工作**　通知该镇社区卫生服务中心对病家进行消毒,并指导病家做好随时消毒。

4. **加强病例监测**　通知辖区各医疗机构加强对可疑病例的监测,及时发现病例予以治疗。

5. **健康教育**　告知患儿监护人注意保持良好的卫生习惯,做到勤洗手、不食用生冷食品,食物烹饪时要烧熟煮透。

❓ 问题

⑮ 本起疫情的结案标准是什么?

第四部分　结语

肠出血性大肠杆菌(Enterohemorrhagic E. coli, EHEC)是大肠杆菌的一个亚型,以 O 抗原分型,可分为 O157、O26、O111 血清型,主要致病菌株为 O157:H7,可引起感染性腹泻,发生严重并发症,因为能引起人类的出血性肠炎而得名。动物实验研究结果表明 O157:H7 大肠杆菌进入人体后主要侵犯小肠远端和结肠、肾脏、肺、脾脏和大脑。引起肠黏膜水肿、出血、液体蓄积、肠细胞水肿、坏死及肾脏、脾脏与大脑的病变。O157:H7 大肠杆菌主要依靠它产生的志贺样毒素、溶血素和对上皮细胞的黏附力引起人体的损害。由于这种毒素能使绿猴肾细胞(又叫 vero 细胞)变性坏死,因而把它命名为 VT(verotoxin)毒素。它能抑制真核细胞的蛋白合成、促进血小板聚集、损伤内皮细胞,与出血性肠炎和血小板减少性紫癜的发生有关。临床上可引起以无发热或低热、腹痛、腹泻,大便性状先为水样便后转为鲜血样便为主要症状的出血性肠炎,部分病例可出现溶血性尿毒综合征、血小板减少性紫癜并发症,病死率一般为 10%,老人和儿童病死率可高达 50%。

肠出血性大肠杆菌感染是一种人畜共患病。凡是体内有肠出血性大肠杆菌感染的病例、带菌者和家畜、家禽等都可通过"粪—口"途径传播本病,其中以食物传播为主,能借助水,尤其食物引起暴发流行。动物作为传染源的作用尤其重要,比较常见的可传播本病的动物有牛、鸡、羊、狗、猪等。患病或带菌动物往往是动物来源食品污染的根源,如牛肉、奶制品的污染大多来自带菌牛。带菌鸡所产的鸡蛋、鸡肉制品也可造成传播。带菌动物在其活动范围内也可通过排泄的粪便污染当地的食物、草场、水源或其他水体及场所,造成交叉污染和感染,危害极大。流行季节主要在 5～10 月夏秋季,人群普遍易感,儿童和老年人感染后症状较重或典型。迄今为止,尚无特异性治疗和免疫手段,主要采取以饮水、饮食卫生为主综合性防治措施。

本起疫情调查显示,S 市肠道传染病监测系统在这次疫情的发现和报告中发挥了重要作用:由于肠出血性大肠杆菌 O157:H7 感染性腹泻在 S 市是罕见肠道传染病,公共卫生及临床医生经验有限,同时患儿症状不典型,无肠出血性大肠杆菌 O157:H7 感染的特征性病变,且常规检测结果无异常,如果没有纳入腹泻综合监测系统中,很容易发生漏诊的情况。而在 6 月 1 日接到实验室阳性报告时,患儿在发病前于家中及参加酒席时食用过的其他食物样本已经无法采集。同时,也无法第一时间对在满月宴席中食用过的牛、羊肉的销售渠道开展进一步追踪调查,因此未能追溯到感染来源。不排除本起疫情因食用被肠出血性大肠杆菌 O157:H7 污染的牛、羊肉等食品而感染。

建议应加强培训与改进:由于肠出血性大肠杆菌 O157:H7 临床症状不常见,易被医生忽视,应进一步再加强肠出血性大肠杆菌 O157:H7 感染性腹泻的院内培训,提高医生的防病意识。同时,应缩短腹泻病综合监测中样品的送检时间,使监测系统更早地发现、报告病例,给后续的疫情调查、控制工作留有余地,有效地控制肠出血性大肠杆菌 O157:H7 的传播。

📖 **参考文献**

[1] 孟宪梅.食品的大肠杆菌 O157 污染检测及预防控制[J].肉品卫生,2004,(11):30-33.

[2] 刘翔,李淑清,杨景波,等.肠出血性大肠埃希菌 O157:H7 研究进展[J].中国公共卫生,2006,(5):630-631.

[3] 张艺飓,朱凤才,顾玲,等.江苏省肠出血性大肠杆菌 O157:H7 监测资料分析[J].江苏预防医学,2004,15(2):3-5.

[4] 孔令娜,黎健,马飞飞,等.上海市由腹泻综合监测系统发现的 1 例 O157:H7 感染性腹泻病例的确认及流行病学调查[J].职业与健康,2018,34(1):120-122.

[5] 汪华.肠出血性大肠杆菌 O157:H7 流行特征和控制对策研究[J].医学研究通讯,2005,34(5):24-25.

(闫润泽、陈冬华)

案例 10 参考答案

问题 1: 何为 O157:H7 腹泻病例?

【参考答案】 肠出血性大肠杆菌是大肠杆菌的一个亚型,以 O 抗原分型,可分为 O157、O26、O111 血清型,主要致病菌株为 O157:H7,可引起感染性腹泻,发生严重并发症,临床上把这种感染者称为 O157:H7 腹泻病例。

问题 2: O157:H7 感染病例的临床症状、体征和流行病学特点?

【参考答案】 典型的肠出血性大肠杆菌 O157:H7 病例的潜伏期为 1~14 天(平均 4~8 天),可引起腹痛、出血性肠炎;溶血性尿毒综合征(HUS):急性肾衰、血小板减少症、微血管异常溶血性贫血;血栓性血小板减少性紫癜(TTP)发热、血小板减少症、微血管异常溶血性贫血、肾功能异常(血尿、蛋白尿、急性肾衰)和神经系统症状(头痛、轻瘫、昏迷、间歇性谵妄)。

问题 3: 肠道门诊对就诊的腹泻病例应如何开展 O157:H7 感染病例的监测?

【参考答案】 针对肠出血性大肠杆菌 O157:H7 的监测对象有两种。

(1) 肠出血性大肠杆菌 O157:H7 疑似病例:符合以下三项之一的腹泻病例:有鲜血便、低烧或不发热、痉挛性腹痛的腹泻病例,腹泻若干天后继发少尿或无尿等表现的急性肾功能衰竭病例,腹泻病例粪便标本 O157 和 O104:H4 抗原免疫胶体金检测阳性者。

(2) 肠出血性大肠杆菌 O157:H7 监测对象:发病一周前有食用生、半生肉类制品或生乳史的腹泻病例。对于不同医疗机构监测要求不一,其中监测点医院需要对肠出血性大肠杆菌 O157:H7 监测对象、肠出血性大肠杆菌 O157:H7 疑似病例、有肠出血性大肠杆菌 O157:H7 病例接触史者均需要逐例采集肛拭或留便标本;而非监测点医院只对肠出血性大肠杆菌 O157:H7 疑似病例逐例采集肛拭或留便标本。但所有医疗机构对检测到的阳性菌株须送区疾控中心进一步鉴定。

问题 4：中心医院应该做哪些防控措施?

【参考答案】 应立即联系已经出院的病例,询问病例详细基本信息,包括职业、现住址,同时做好网络疑似病例的报告。

问题 5：针对此次现场调查,应事先做好哪些准备?

【参考答案】 (1)人员准备:根据现场调查需求配备卫生行政人员、流行病学人员、实验室检测人员、消杀和健康教育等人员。

(2)物资准备:现场调查表格、采样试剂耗材和标本转运工具、消杀药品器械和车辆,个人防护用品,宣传资料,相机、电脑等。

问题 6：本次调查应该主要了解哪些内容?

【参考答案】 调查内容主要包括:肠出血性大肠杆菌 O157:H7 腹泻病例的基本情况、发病经过和就诊情况、临床表现、病例家庭及家居环境情况、外出外来史、可疑饮食史及个人暴露史、可疑暴露者和密切接触者情况等。

问题 7：了解病例发病和就诊经过的目的是什么? 调查方式有哪些?

【参考答案】 目的:了解肠出血性大肠杆菌 O157:H7 腹泻病例的暴露史;排查、判定和追踪密切接触;根据发病与就诊经过确定调查的时间与范围。

调查方式:通过查阅病历及检验记录,询问病例本人及(或)家属,询问诊治医生或其他了解情况的人等。

问题 8：对于病例的可疑暴露情况,应注重调查哪些内容?

【参考答案】 (1)发病前 14 天内外出外来情况:包括病例返 S 市或由外地来 S 市。

(2)发病前 14 天内可疑饮食史:是否食用过凉拌熟肉、凉拌素食或生牛乳等,是否参加过聚餐活动。

(3)发病前 14 天内与疑似腹泻病例接触情况:接触时间、方式、频率、地点、接触时采取防护措施情况等。

问题 9：对密切接触者应如何管理?

【参考答案】 对密切接触者采取居家隔离措施,由社区卫生中心定期进行追踪,并指导家庭日常消毒,健康教育,并按期采集肛拭或便标本送区疾控中心实验室进行肠出血性大肠杆菌 O157:H7 检测。

问题 10：针对本次疫情,你认为应该对哪些标本进行采集?

【参考答案】 病例、密切接触者的肛拭/便标本;家中玩具、门把手、马桶等环节样品;家中饮用水、奶粉等可疑食物。

问题 11：实验室应该开展哪些项目检测?

【参考答案】 实验室除需要进行肠出血性大肠杆菌 O157:H7 检测外,还可对夏秋季肠道传染病病原菌做进一步排查,包括细菌性痢疾、伤寒杆菌、金黄色葡萄球菌等。

问题 12：调查报告分哪几种类型? 初步调查报告有哪些要求?

【参考答案】 调查报告分为初次报告、进程报告、阶段报告、结案报告等。初步调查报告要求快速、简明,内容上主要阐明:"发生了什么?""目前情况如何?""事件调查过程""已采取的措施及下一步安排"等。

问题 13：根据目前调查结果,你能得出什么结论?

【参考答案】 本起疫情可基本判断是一起因食物污染导致的肠出血性大肠杆菌 O157：H7 感染个案。结合病例临床症状、流行病学调查结果和实验室检测结果，可以判定本起疫情为 1 例肠出血性大肠杆菌 O157：H7 感染性腹泻疫情，病例可能在 5 月 14 日参加酒席时摄入被污染的牛、羊肉而致病，并由儿童腹泻病综合监测中发现。后续处置及时，采取的各项防控措施妥当、有效。

问题 14：开展类似病例筛查的目的是什么？

【参考答案】 在临床中尽可能早地发现病例，做到早发现、早诊断、早报告、早隔离、早治疗，为有效治疗病例，防止疫情扩散赢得时间。

问题 15：本起疫情的结案标准是什么？

【参考答案】 病例发病后 1 个最长潜伏期内无新增病例，且连续 2 次间隔 24 小时以上采集患儿粪便样本进行检测，均未培养出肠出血性大肠杆菌 O157：H7 菌株，可予以结案。

一起细菌性痢疾暴发疫情的调查与处置

通过本案例的学习,学员应能够:

☐ 熟悉细菌性痢疾现场调查的重点内容。

☐ 熟悉描述性流行病学在现场调查中的应用。

☐ 掌握病例对照研究在现场调查中的应用。

培训时长　2 学时

培训方法　讲解、讨论

第一部分　背景

2001 年 10 月 18 日,B 区疾病预防控制中心(以下简称"区疾控中心")接到中心医院电话报告"该院收治了来自 B 区第一中心小学的 9 名学生,临床症状主要表现为发热、腹泻、腹痛、呕吐"。10 月 17～21 日正值上海召开 APEC 会议,所有学校均放假。区疾控中心根据这一情况调查了附近的几家医院,发现不少来自 B 区第一中心小学(以下简称"一中心")、某路第二小学(以下简称"R 二小")以及少数其他学校的就诊者。为进一步查明可能的感染来源和传播途径等,并有效控制疫情蔓延,区疾控中心上报了区卫生局、市疾控中心和区卫生监督所。区疾控中心人员组成联合调查组开展现场流行病学调查与处置。

? 问题

❶ 细菌性痢疾的基本知识,包括病原体、传播途径、临床表现等是否掌握?

❷ 细菌性痢疾的疑似、临床诊断和确诊病例的诊断标准是什么?

❸ 哪些人是细菌性痢疾监测的重点对象?

❹ 作为公共卫生人员,当接到报告时,你需要进一步了解哪些信息?

一中心位于 B 区 YL 路某号,设有 1～6 年级,共有学生 1 200 人,教职员工实际在岗人数 70 人。学校用水为 W 水厂供应的管道自来水,学生饮用水为 Z 牌桶装水,学校课间餐由 B 区 BJ 经营部(以下简称"BJ 经营部")供应。午餐由 BJ 经营部统一配送生菜及半成品,食堂当天加工,当天供应。餐具学生自带,食堂从业人员 6 人。学校学生、教职员工用餐数保持在每天 1 200～1 250 客。10 月 16 日供餐 1 249 客,回家就餐人数 21 人。R 二小位于 B 区宝某村某号,设有 1～6 个年级,共有学生 684 人,教职员工实际在岗人数 67 人。学校用水为 Y 水厂供应的管道自来水。学生饮用水为"活水源"桶装水。学校课间餐点由 BJ 经营部供应,豆奶由 GX 公司供应。午餐由 BJ 经营部统一配送生菜及半成品,食堂当天加工,当天供应,餐具学生自带,食堂从业人员 7 人。学校学生、教职员工用餐人数保持在每天 700 客左右。10 月 16 日供餐 704 客,回家就餐人数 49 人。

T 小学位于 B 区某路某弄某号,设有 1～6 年级,共有学生 300 人,教职员工实际在岗人数 43 人。学校用水为 Y 水厂供应的管道自来水,学生饮用水为烧开后的管道自来水。10 月 16 日学校课间餐为食堂自制的绿豆汤,牛奶由 XP 公司供应;午餐由 BJ 经营部统一配送生菜和半成品,食堂当天加工当天供应,餐具由学校统一提供经蒸汽消毒的不锈钢餐具。食堂从业人员共 5 人。10 月 16 日供餐 336 客,回家就餐 7 人。

第二部分 调查核实

10 月 18 日,区疾控中心将相关情况报告给区卫生局、区市场监督管理局、市疾控中心和市市场监督管理局。在市、区两级政府和卫生局的领导下,区疾控中心在市疾控中心和市市场监督管理局的指导下开展调查。

> **❓ 问题**
>
> ❺ 请问开展细菌性痢疾暴发疫情现场需要准备哪几大类物资?
> ❻ 当发生细菌性痢疾暴发疫情时,现场流调可分为几组前往现场调查?
> ❼ 你作为公共卫生工作人员,到达现场后应开展哪些工作?

第三部分 现场流行病学调查

一、病例定义

1. 非典型菌痢病例(轻型) 24 小时内腹泻次数≥3 次且伴有大便性状改变者(稀便、水样便或黏液便),占菌痢病例的 60%～70%。

2. 典型菌痢病例(普通型) 凡有发热(体温>37.5℃)、24 小时内腹泻次数≥3 次且伴有大便性状改变者(脓血或黏液便,有里急后重感),约占菌痢病例的 30%～40%。

二、病例搜索

根据病例定义,区疾控中心流调人员调查组共搜到在 2001 年 10 月 17～22 日发病病例共 312 名,罹患率达 13.30%。男性 166 例,女性 146 例,男女性别比 1.14∶1。典型菌痢病例 262 例、非典型 50 例。

> **? 问题**
>
> ❽ 细菌性痢疾暴发疫情的判断标准是什么?
> ❾ 本次疫情报告时限以及需要报告哪些内容?
> ❿ 病例个案调查主要包括哪些内容?

三、病例临床表现

262 例典型菌痢病例临床症状为:发热(100%);腹泻(100%),其中不同大便性状有:水样便(40.46%)、稀便(20.23%)、脓血便(15.65%)、黏液便(11.07%)、其他(12.60%);腹痛(48.04%);呕吐(46.01%);里急后重(11.20%);抽搐(5.73%)。

四、三间分布

(一) 时间分布

首发病例于 10 月 16 日 20 时出现症状,典型菌痢病例发病主要集中在 10 月 17 日和 10 月 18 日,占典型菌痢病例总数的 85.88%。发病流行曲线呈单峰形,见图 11 - 1。

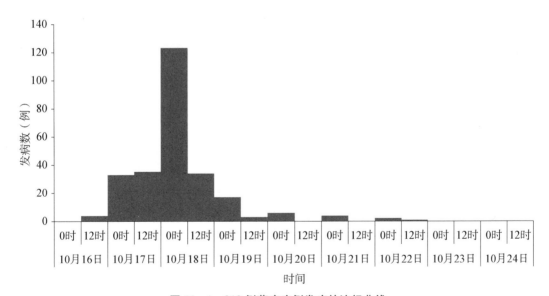

图 11 - 1　312 例菌痢病例发病的流行曲线

典型菌痢病例就诊率 100.00%,就诊时间分别为 10 月 16 日 4 人(1.53%),10 月 17 日 68 人(25.95%),10 月 18 日 157 人(59.92%),10 月 19 日 20 人(7.63%),10 月 20~22 日 13 人(4.96%)。

(二) 学校分布

一中心共 1 270 人,符合病例定义的病例共 256 例(学生 251 例,教师 5 例),其中典型菌痢病例 225 例(学生 223 例,教师 2 例),罹患率 17.72%。

R 二小共 751 人,符合病例定义的病例共 27 例,均为学生病例,其中典型菌痢病例 11 例,罹患率 1.46%。

T 小学共 343 人,符合病例定义的病例共 29 例,均为学生病例,其中典型菌痢病例 26 例,罹患率 7.58%。各校发病情况见表 11 - 1。

表 11 - 1　各校发病情况

学校	总人数	发病人数	罹患率(%)	典型		非典型	
				人数	罹患率(%)	人数	罹患率(%)
一中心	1 270	256	20.16	225	17.72	31	2.44
R 二小	751	27	3.6	11	1.46	16	2.13
T 小学	343	29	8.45	26	7.58	3	0.87
合计	2 364	312	13.20	262	11.08	50	2.12

(三) 人群分布

3 所学校各年级均有病例发生。低年级(一、二年级)典型菌痢罹患率最高,约为 14.60%;高年级(五、六年级)非典型菌痢罹患率最高,约为 2.64%。教师发病 5 人,罹患率 2.78%。人群发病情况见表 11 - 2。

表 11 - 2　人群发病情况

年级	总人数	发病人数	罹患率(%)	典型		非典型	
				人数	罹患率(%)	人数	罹患率(%)
一年级	390	57	14.62	51	13.08	6	1.54
二年级	418	76	18.18	67	16.03	9	2.15
三年级	427	67	15.69	59	13.82	8	1.87
四年级	381	45	11.81	36	9.45	9	2.36
五年级	329	43	13.07	34	10.33	9	2.74
六年级	239	19	7.95	13	5.44	6	2.51
教职员工	180	5	2.78	2	1.11	3	1.67
合计	2 364	312	13.20	262	11.08	50	2.12

(四) 实验室检测

区疾控中心采集 257 件病例的肛拭标本进行细菌学培养,共检出阳性菌株 108 件,均为宋内氏痢疾志贺菌。采集 10 月 16 日午餐留样食品 5 份,相关学校食堂从业人员肛拭 18 件,结果均为阴性。

❓ 问题

⑪ 在本次疫情中,开展卫生学调查时需要重点调查哪些内容?

第四部分　暴发原因调查

根据病例发病时间集中、各年级均有发病、罹患率高和菌型相同、3 所学校病例发病潜伏期接近等特点,可认为此次暴发可能受到同源性因素(饮水、课间点心、午餐)而引发。

(一) 水源性因素

3 所学校用水系 W 水厂、Y 水厂提供的管道自来水。10 月 9 日经区疾控中心检测,两所水厂的水样、一中心、R 二小使用的桶装饮用水水样水质均合格,未检测到痢疾志贺菌及其他致病菌;T 小学从事烧水人员肛拭检测为阴性;两所水厂供应的周围居民区、单位在这段时间内无类似病例发生。综上原因,认为可以排除水源性因素。

(二) 食源性因素

1. 课间餐　调查发现 10 月 16 日 3 所学校供应的课间餐品种不同、来源不同,且检测结果均为阴性,故可排除课间餐因素。课间餐食谱见表 11 - 3。

表 11 - 3　课间餐食谱

学校	课间餐品名	牛奶品名	课间奶来源
一中心	浪味鲜	双乳营养奶	上海 YJ 乳品有限公司
R 二小	墨西哥面包	温馨可奶	GX 科技有限公司
T 小学	绿豆汤	XP 瓶装奶	上海 XP 食品厂

2. 午餐　3 所学校学生、教职工的午餐均由学校食堂提供,菜品由 BJ 经营部统一配送。午餐菜谱见表 11 - 4。

表 11 - 4　各学校午餐食谱

学校	菜名
一中心	青豆、鸡丁炒粟米、鸡毛菜蛋汤、汉堡包、炒鸡蛋*、河蟹年糕**
R 二小	青豆、鸡丁炒粟米、鸡毛菜蛋汤、汉堡包
T 小学	青豆、鸡丁炒粟米、鸡毛菜蛋汤、汉堡包、炒黄瓜

注:*炒鸡蛋:一年级和二(1)班食用炒鸡蛋替代汉堡包。**河蟹年糕:教师食用河蟹年糕替代汉堡包。

3. 就餐情况

(1) 一中心:10 月 16 日午餐就餐学生 1 186 人,发病 251 人,罹患率 21.16%,回家就餐 14 人,均未发病;教职员工就餐 63 人,发病 5 人,罹患率 7.94%,回家就餐 7 人,均未发病。

(2) R 二小:10 月 16 日午餐就餐学生 635 人,发病 27 人,罹患率 4.25%,回家就餐 49 人,1 人发病,罹患率 2.04%;教职员工 67 人全部在校就餐,均未发病。

(3) T 小学:10 月 16 日午餐就餐学生 299 人,发病 29 人,罹患率 9.70%,回家就餐 1 人,未发病;教职员工就餐 37 人、回家就餐 6 人,均未发病。

(三) 病例对照调查

经 3 所学校就餐情况调查,就餐共 2287 人,发病 312 人,罹患率 13.64%;未就餐 77 人,发病 1 人,罹患率 1.30%。病例对照表见表 11-5。

表 11-5 就餐情况病例对照调查

暴露史	病例	对照	小计
食堂就餐	312	1975	2287
未就餐	1	76	77
小计	313	2051	2364

$\chi^2 = 9.881$,$P < 0.01$,$OR = 12.006$,$95\% CI$:$1.664 \sim 86.647$

(四) 实验室检测

采集一中心食堂环节样品 9 件、16 日午餐留样食品 3 件、16 日课间餐食品 2 件、食堂从业人员肛拭 6 件,经区疾控中心检测,共检出肠道致病菌阳性菌株 1 件,为宋内氏痢疾志贺菌(盛菜桶),其余样品均为阴性。

采集 R 二小食堂环节 6 件、食堂从业人员肛拭 4 件,T 小学 16 日课间餐奶 2 件、食堂从业人员肛拭 5 件,BJ 经营部食品 5 件、从业人员肛拭 10 件,经区疾控中心检测,均为阴性。

(五) 卫生学调查

经现场调查,发现一中心食堂盛放生食和熟食的容器没有明显标识,熟食容器使用后只进行冲洗,待下次使用前用蒸饭箱消毒;食堂餐具未做好保洁措施。R 二小食品加工、熟食容器、炊具清洗的水池混用,备餐间的熟食专用冰箱内放置生的粟米和青豆,食堂餐具无保洁措施。T 小学食堂盛放熟食和生食的容器无明显标记。10 月 19 日,现场发现有十余瓶已变质的 XP 牌课间奶在食堂操作台上,备餐间内食品工具无保洁措施。

? 问题

⑫ 密切接触者医学观察时限和内容分别是什么?

⑬ 为了控制细菌性痢疾的传播,可以采取哪些措施?

⑭ 细菌性痢疾病例如何管理?

第五部分 疫情控制

一、疫情性质与风险研判

(一) 疫情分析

一中心食堂生熟食容器部分使用后只进行清洗不进行消毒,且在盛放熟食的容器上检测出宋内氏痢疾志贺菌,充分说明一中心食堂存在操作环节污染。

根据现场流行病学调查和实验室检测结果,可认为食用学校食堂提供的受污染的午餐是导致此次菌痢暴发的原因;同时不排除 BJ 经营部所提供的食品原料受到污染的可能。

(二) 风险研判

根据本起疫情的调查结果,区疾控中心及时采取了病例隔离治疗、主动搜索、密切接触者医学观察和预防性服药、终末消毒、健康宣教等综合性防控措施。疫情从 10 月 16 日出现首发病例以来,直至 10 月 22 日后未再发现病例,疫情得到有效控制,仅局限在一中、R 二小、T 小学,未在辖区内其他小学出现相关病例,综合分析判断本起疫情的严重性为中,后续发生的可能性为低,综合判定风险等级为中风险。

二、疫情控制措施

疫情发生后,市、区两级政府高度重视,市卫生局迅速反应,及时派出市级专家赶赴现场,指导疫情调查与处置,区政府及时启动应急预案,积极采取有效措施,迅速控制疫情、防止事态扩大,全力以赴救治病例,将病例危害降至最低程度。主要防控措施如下。

(一) 成立组织,建立联防联控工作机制

B 区成立了由政府主要领导任组长,疾控中心、医院、卫生监督所等多单位负责人为防控领导小组成员。成立了综合协调、医疗救治、流行病学调查、后勤保障、督查、外环境消毒及宣传报道等 7 个工作组,明确各工作组的职责,加大了食品安全、饮用水、医疗救治等监管力度,建立了相关职能部门联防联控每日工作例会制度。

(二) 积极开展流行病学调查,查找并控制可能暴露因素

对新发现急性腹泻病例进行流行病学调查,采集粪便或肛拭子标本进行检测,及时发现新发病例,并根据流行病学调查的结果分析开展暴露因素的调查,为防控提供决策依据。区卫生监督所对一中、R 二小、T 小学食堂予以查封,停止向学生、教师提供餐食。

(三) 控制传染源,防止疫情扩散

区卫生局组织有关医院医务人员积极诊治病人,同时邀请市级专家进行会诊,规范治疗方案,防止病例病情进一步恶化。同时各医院迅速调集药物、器材投入诊疗工作,确保病例得到及时诊治。

区疾控中心对所有病例及密切接触者进行管理,要求病例住院治疗或居家隔离,督促做好全程治疗、访视和采样工作,指导病家做好消毒工作;对密切接触者、就餐未发病的师生发放黄连素进行预防,防止疫情扩散和蔓延。

区卫生监督所责令一中、R 二小、T 小学自 10 月 19 日至 10 月 26 日停止向学生供应午餐、课间点心及课间奶;责令 BJ 食品经营部自 10 月 19 日至 10 月 26 日停止向学校配膳;责令 BJ 食品经营部自 10 月 19 日至 10 月 26 日停止向学校提供课间点心;要求上述 3 所学校必须对所有食堂用具、食堂环境进行全面彻底的清洗、消毒。同时区卫生监督所人员开展立案取证工作。

(四) 疫情监测

医院建立每日就诊人数报告制度,及时收集、分析和掌握就诊、留观、住院病例的动态和疫情变化。区疾控中心负责数据收集、统计和分析,及时准确掌握疫情的进展和发展趋势。

(五) 开展消毒工作

区疾控中心对学校内被病原菌污染的厕所、教室及活动场所进行终末消毒。同时调集消毒物资,指导学校进一步做好预防性消毒工作,包括各班级桌椅、地面、门窗把手、楼梯扶手、走廊、卫生间、食堂、餐具、饮用水等。

(六) 加强医疗机构监管,规范腹泻病门诊工作

要求辖区内医疗机构规范肠道门诊工作,做好腹泻病例的就诊专册登记,重点对象采样率100%,防止腹泻病例漏登记、在其他科室就诊现象。进一步提高医疗机构监测发现菌痢病例的敏感性和警惕性。

(七) 积极开展健康教育

对学生及其家长、教职工和食堂从业人员分别开展有针对性的专题健康教育。首先,应对全校教职工开展卫生教育,并针对不同年级的学生以班会、学院广播、情景剧以及黑板报等进行宣传教育。提倡饮食卫生、养成餐前便后洗手、不喝生水、不吃腐败变质和不洁食物等的良好卫生习惯;加强对学校食堂的安全监管,把好"病从口入"关;发放告家长书,并做好与家长的沟通工作。

? 问题

⑮ 对于细菌性痢疾病例,解除管理的标准是什么?

⑯ 为了预防细菌性痢疾,日常应采取哪些监测措施?

第六部分 结语

细菌性痢疾是由志贺菌属感染引起的一种常见肠道传染病,是《中华人民共和国传染病防治法》中规定报告的乙类传染病之一。在我国A群痢疾志贺菌感染症状较重,但较少见;D群宋内氏痢疾志贺菌感染多数症状轻,非典型病例多,易被漏诊或误诊;B群福氏志贺菌感染介于它们之间,但恢复期排菌时间长,易演变为慢性;C群鲍氏志贺菌感染极为少见。细菌性痢疾通常分为急性和慢性两期。根据病情可将急性细菌性痢疾分为普通型(典型)、轻型(非典型)和中毒型痢疾。中毒型痢疾多见于2~7岁儿童,成人罕见,临床上以严重毒血症引起的中枢神经系统症状为主,而肠道症状较轻,甚至无肠道症状。

近年来,上海市细菌性痢疾疫情呈逐年下降,反映出随着社会的不断发展,居住条件和卫生设施的改善,市民的卫生素养及自我保健意识有所提高,以及加强饮食饮水的严格监督管理等。这些均有利于肠道传染病的控制。本起疫情给各学校敲响警钟,学校应加强全校全日医学观察,对因病缺勤缺课学生进行排摸,及时发现有呕吐、腹泻、发热的学生或教师、食堂工作人员,嘱其尽快就医,并跟踪就诊情况;切实加强学校食品卫生安全工作,落实责任制,明确责任主体,建立责任追究制。从流行病学调查分析,本起疫情尽管现场开展了多次、多样本的采集与检测工作,但仍未能明确感染来源,提示我们在传染病疫情的防控中需要尽早多维度地查找病因。为今后有效防范类似事件重演、保障学生身体健康和正常学习秩序打下基础。

📖 **参考文献**

［1］ 卫生部疾病预防控制局,中国疾病预防控制中心.痢疾防治手册［M］.北京:人民卫生出版社,2006.

［2］ 上海市卫生和计划生育委员会.上海市霍乱、细菌性痢疾等肠道传染病病例监测方案［S］.2016.

［3］ 林亚萍,李燕婷,顾宝柯,等.上海市细菌性痢疾流行特征分析［J］.疾病监测,2004,19(7):252－255.

(姜文婕)

案例 11 参考答案

问题 1:细菌性痢疾的基本知识,包括病原体、传播途径、临床表现等是否掌握?

【参考答案】 细菌性痢疾是由志贺菌属感染引起的一种常见肠道传染病,是《中华人民共和国传染病防治法》中规定报告的乙类传染病之一。

常见的病原体包括:痢疾志贺菌(A 群)、福氏志贺菌(B 群)、鲍氏志贺菌(C 群)和宋内氏痢疾志贺菌(D 群)。

传播途径:主要通过手(日常生活接触)、水、食物及苍蝇等经口感染。

临床表现和体征:起病急骤,畏寒、寒战伴高热,继以腹痛、腹泻和里急后重,每天排便 10～20 次,但量不多,呈脓血便,并有中毒,全身呈中毒症状。重症病例伴有惊厥、头痛、全身肌肉酸痛,也可引起脱水和电解质紊乱,可有左下腹压痛伴肠鸣音亢进。

问题 2:细菌性痢疾的疑似、临床诊断和确诊病例的诊断标准是什么?

【参考答案】 (1)流行病学史:病例有不洁饮食史和(或)与菌痢病例接触史。

(2)临床表现

1)潜伏期:数小时至 7 天,一般 1 天～3 天。

2)临床表现和体征:起病急骤,畏寒、寒战伴高热,继以腹痛、腹泻和里急后重,每天排便 10～20 次,但量不多,呈脓血便,并有中毒全身中毒症状。重症病例伴有惊厥、头痛、全身肌肉酸痛,也可引起脱水和电解质紊乱,可有左下腹压痛伴肠鸣音亢进。

3)临床分型

① 急性普通型(典型):起病急,畏寒、发热,可伴乏力、头痛、纳差等毒血症症状,腹泻、腹痛、里急后重,脓血便或黏液便,左下腹部压痛。

② 急性轻型(非典型):症状轻,可仅有腹泻、稀便。

③ 急性中毒型:a.休克性(周围循环衰竭型):感染性休克表现,如面色苍白、皮肤花斑、四肢厥冷、发绀、脉细速、血压下降等,可伴有急性呼吸窘迫综合征。常伴有腹痛、腹泻。b.脑型(呼吸衰竭型):脑水肿甚至脑疝的表现,如烦躁不安、惊厥、嗜睡或昏迷、瞳孔改变、呼吸衰竭,可伴有急性呼吸窘迫综合征,可伴有不同程度的腹痛、腹泻。c.混合型:具有以上两型的临床表现。d.慢性:急性细菌性痢疾反复发作或迁延不愈病程超过 2 个月。

(3)实验室检测

1)粪便常规检查,白细胞或脓细胞≥15/HPF(400 倍),可见红细胞、吞噬细胞。

2)病原学检查,粪便培养志贺菌阳性。

(4)病例定义

1)疑似病例:腹泻,有脓血便或黏液便或水样便或稀便,伴有里急后重症状,尚未确定其他原因引起的腹泻者。

2) 临床诊断病例:同时具备流行病学史、临床表现、粪便常规检查结果,并排除其他原因引起之腹泻。

3) 确诊病例:临床诊断病例并具备病原学检查结果。

问题3:哪些人是细菌性痢疾监测的重点对象?

【参考答案】 符合腹泻病例定义并具有下列情况之一者,列为细菌性痢疾监测重点对象腹泻病例:

重点职业(幼托、中、小学生,保育员,饮食、给水从业员)腹泻病例。7天内有菌痢病例接触史的腹泻病例。7天内有可疑饮食史腹泻病例。在菌痢最长潜伏期之内,在1个集体单位(学校、幼托、工厂等)内出现多例患有菌痢疑似症状的腹泻病例。

问题4:作为公共卫生人员,当接到报告时,你需要进一步了解哪些信息?

【参考答案】 (1) 病例具体的临床表现是什么,是否有重症病例。

(2) 目前做了哪些检测,初步结果如何。

(3) 目前已经采取了哪些具体的防控措施。

(4) 医院或社区卫生应急物资(消毒、采样、检测等)储备是否充足,是否需要协助。

问题5:请问开展细菌性痢疾暴发疫情现场需要准备哪几大类物资?

【参考答案】 需要准备的物资有:①流行病学调查资料:调查表、病例一览表、采样单、送样单、电脑、照相机、录音笔等;②个人防护用品;③消杀设备:消毒乙醇、医疗废物袋、喷雾器、含氯消毒片等;④采样设备:生物安全箱、咽拭子、采样管、冰排,压舌板等。⑤通信设备:手机、对讲机等。

问题6:当发生细菌性痢疾暴发疫情时,现场流调可分为几组前往现场调查?

【参考答案】 根据目前情况,可初步分为两组:流行病学调查组(去往医院)、卫生学调查组(去往学校)。

问题7:你作为公共卫生工作人员,到达现场后应开展哪些工作?

【参考答案】 现场开展的工作:①对学校、食堂和就餐情况进行调查;②根据病例定义和已有的线索,尽可能收集所有的病例,并进行个案调查;③采集病例、教师、食堂从业人员粪便或者肛拭标本;④对相关流行因素和相关媒介的调查;⑤采集饮用水、食物、粪便、苍蝇、餐具、炊具、物体表面等环境标本进行检测。

问题8:细菌性痢疾暴发疫情的判断标准是什么?

【参考答案】 3天内,同一学校、幼儿园、自然村(寨)、社区、建筑工地等集体单位发生细菌性痢疾病例10例及以上,或出现2例及以上死亡;或1周内在一个县(市)区域内细菌性痢疾的发病水平超过前5年同期平均发病水平1倍以上。

问题9:本次疫情报告时限以及需要报告哪些内容?

【参考答案】 报告时限:根据《中华人民共和国传染病防治法》和《传染病疫情报告管理规范》,中心医院发现细菌性痢疾暴发疫情时在2小时内通过电话向区疾控中心报告,因其具备网络直报条件,同时进行了网络直报。区疾控中心对信息审核后,以电话或传真报告上报区卫生局、市疾控中心和区卫生监督所。

报告内容:①疫情信息:信息报告主要内容包括:疫情名称、疫情类别、发生时间、地点、涉及的地域范围、人数、主要症状与体征、可能的原因、已经采取的措施、疫情的发展趋势、下步工作计划等。②疫情发生、发展、控制过程信息:初次报告、进程报告、结案报告。

问题10:病例个案调查主要包括哪些内容?

【参考答案】 个案调查内容:①一般情况:年龄、性别、职业、住址、联系电话等;②发病情况:发病日期、地点、就诊医院等;③临床资料:临床症状、诊断依据、检验结果等;④流行病学调查:接触情况、饮食饮水情况等;⑤控制措施:隔离情况、消毒情况、治疗情况等。

问题 11: 在本次疫情中,开展卫生学调查时需要重点调查哪些内容?

【参考答案】 细菌性痢疾疫情暴发的危险因素主要是水源性和食源性。围绕水源性,可对病例的发病时间、发病地点、病例发病前饮用水情况、管网供水分布情况等进行调查,上述因素结合一起判断是否为水源性暴发;食源性相关因素,需对病例发病前就餐史、就餐时间、餐次、就餐食品、加工烹饪流程、就餐地点进行调查,同时还需对发病人群与未发病人群进行病例对照研究,进一步验证可能的危险食品。

问题 12: 密切接触者医学观察时限和内容分别是什么?

【参考答案】 对密切接触者医学观察一周(最后接触之日计算),必要时进行预防服药并督促全程治疗。凡观察期内出现腹泻症状的密切接触者或密切接触者中属重点职业人员应做粪便检查 1 次,发现新感染病例和带菌者应按要求进行管理。

问题 13: 为了控制细菌性痢疾的传播,可以采取哪些措施?

【参考答案】 (1) 传染源管理:早期发现病例,及时隔离治疗。追踪密切接触者,寻找和界定疑似病例,对密切接触者医学观察一周。

(2) 切断传播途径:注意饮食卫生,防止病从口入;做好饮用水消毒,按量加入消毒剂,切实保证水源卫生;粪便、垃圾、污水要进行无害化处理,急性期病例的粪便应用漂白粉消毒后,再倒入厕所;消灭苍蝇等传播媒介;隔离治疗(包括疑似)病例。

(3) 保护易感人群:必要情况下在医生指导下可对密切接触者服用抗菌药物进行预防。

(4) 开展卫生健康教育,使群众了解发病原因及防治方法,提高群众自我保护意识和防治知识水平,改进卫生习惯。做好饮食行业和食品摊点的卫生管理,在暴发或流行期间,避免聚餐。

(5) 必要时按照《中华人民共和国传染病防治法》,报上一级人民政府采取紧急措施。

问题 14: 细菌性痢疾病例如何管理?

【参考答案】 (1) 对重症、中毒性菌痢病例应送医院隔离治疗,一般病例可住院或留家隔离治疗,隔离期限为 7 天。

(2) 对属重点职业菌痢病例经过全程治疗,症状消失后进行连续 2 次粪便培养阴性方可解除管理;对志贺氏Ⅰ型重点职业人员病例必须全程治疗,于症状消失后继续服药 3 天,并在停药后第 5 天开始连续 3 次粪检阴性,可解除管理。对属重点职业人群慢性菌痢病例和带菌者在全程服药,症状消失后连续 3 次(每次间隔 1 周)粪便培养阴性,并在半年内无重发者可解除管理。凭医疗机构出具准许返回原工作岗位证明,方可从事原工作。

(3) 上述重点职业人群各型菌痢病例解除管理后,隔 3 个月进行复查复治 1 次。

问题 15: 对于细菌性痢疾病例,解除管理的标准是什么?

【参考答案】 重点职业菌痢病例立即调离原工作岗位,经过全程治疗,症状消失后进行连续 2 次粪便培养阴性方可解除管理;对志贺氏Ⅰ型重点职业人员病例必须全程治疗,于症状消失后继续服药 3 天,并在停药后第 5 天开始连续 3 次粪检阴性,可解除管理。

重点职业人群慢性菌痢病例和带菌者在全程服药,症状消失后连续 3 次(每次间隔 1 周)粪便培养阴性,并在半年内无重发者可解除管理。凭医疗机构出具准许返回原工作岗位证明,方可从事原工作。

问题 16: 为了预防细菌性痢疾,日常应采取哪些监测措施?

【参考答案】 日常监测措施:①腹泻病例监测;②重点人群监测;③病原学监测;④外环境和水源监测;⑤食品监测。

案例 12

一起霍乱疫情的调查与处置

·学习目的·

通过本案例的学习，学员应能够：
☐掌握霍乱的临床症状、体征和流行病学特点。
☐掌握霍乱疫情现场流行病学调查方法。
☐掌握霍乱疫情处置报告流程、采样、检测方法。
☐熟悉霍乱防治手册（第6版）。
培训时长　4学时
培训方法　讲解、讨论、实际操作

第一部分　背景

2012年10月25日10时15分，A县疾病预防控制中心（以下简称"疾控中心"）接到A县中心医院电话报告"该院肠道门诊收治一例急性腹泻病例，不能排除霍乱病例"。病例F于10月24日6时在家中出现腹泻、呕吐等症状，先泻后吐，腹泻次数大于10次，呈水样便，量中等。呕吐2次，呕吐物为胃内容物，量较少。病例无腹痛、发热、恶心、里急后重等其他症状。测血压：136/55 mmHg，血常规：白细胞 12.2×10^9，中性粒细胞：92.6%。9时40分，A县中心医院组织院内专家组会诊，会诊结果为：不能排除霍乱。

❓ 问题

❶ A县中心医院根据院内会诊需要采取哪些措施？
❷ 霍乱的常见临床表现是什么？
❸ 疑似霍乱病例检测应采集哪些样本，样本运输注意事项有哪些？可以采取哪些检测方法？

A县中心医院以最快方式向A县卫生局和A县疾控中心报告。A县卫生局接到报告后，立即组织县级临床专家组进行会诊，并组织县疾控中心开展流行病学调查和标本采集工作。经县临床专家组会诊讨论后，专家组一致认为，根据病例临床表现、体征和实验室检查，不能排除"霍乱可能"。

10 月 27 日 12 时，A 县疾控中心实验室检测该病例标本为霍乱弧菌 O139 血清型阳性，遂于当日上午将该病例标本送到上级 S 市疾控中心进一步分离鉴定。

10 月 27 日 20 时，该病例标本经 S 市疾控中心复核检测，结果为霍乱弧菌 O139 血清型阳性。

第二部分　现场调查

10 月 25 日 11 时 30 分，A 县疾控中心组织流调人员分别赶赴医院和病例居住地进行调查。

❓ 问题

❹ 作为公共卫生人员，当接到报告时，你需要进一步了解哪些信息？

❺ 赴调查处置前应做哪些准备工作？

❻ 本次应调查哪些主要内容？

❼ 了解病例发病和就诊经过的目的是什么？调查方法有哪些？

一、病例发病、就诊情况

(一) 发病情况

10 月 24 日 6 时许，病例 F 在家中出现腹泻、呕吐等症状，先泻后吐，腹泻次数大于 10 次，呈水样便，量中等。呕吐 2 次，呕吐物为胃内容物，量较少。病例无腹痛、发热、恶心、里急后重等其他症状。

(二) 就诊情况

10 月 24 日 17 时 30 分，病例 F 因腹泻症状加重前往 A 县中心医院急诊就诊，入院时症状：腹泻，大便性状为水样便，无腹痛、里急后重、发热等其他症状，血压：136/55 mmHg，血常规：白细胞 12.2×10^9，中性粒细胞：92.6%，A 县中心医院临床诊断为"急性胃肠炎、冠心病"，遂将病例收入消化科 4 病区病房，并给予病例抗感染、补液等对症支持治疗。

10 月 25 日 9 时 20 分，因病例持续无痛性腹泻，且有聚餐史，A 县中心医院将病例转入肠道门诊隔离病房。9 时 40 分，A 县中心医院组织院内专家组会诊，会诊结果为：不能排除霍乱。A 县中心医院遂于 10 时 15 分将该病例情况报告 A 县疾控中心，同时采病例肛拭标本送 A 县疾控中心进行霍乱弧菌检测。

病例经治疗临床症状痊愈后，采 2 次肛拭检测结果阴性，于 11 月 5 日回家。

二、可疑暴露情况调查

病例平时与儿子（G）共同居住在 A 县 C 镇新华村 4 队 807 号。病例发病前一周无外出史，否认发病前一周有同类病例及疫源疫水接触史。病例居住为自建独栋二层楼，条件尚可，带抽水马桶，周围环境一般。病例平时个人卫生习惯较差，做饭和饮用水主要是自来水，无饮用生水习惯;有时使用自家院中水井和宅边小河洗涤衣物等。

经调查,病例曾于10月22日晚上参加同村H儿子的婚宴,H家置办宴席13桌共计103人参加(包括病例和2名厨师)。婚宴所购食材均由H在10月18日15时从A县D镇E菜场采购,并雇用当地2名农村婚丧厨师负责食材的加工,2名厨师有健康证和经过简单培训,宴席菜肴包括甲鱼、黄鳝、鳗鱼等水产品。

三、密切接触者排查情况

> **❓ 问题**
>
> ❽ 霍乱病例密切接触者应如何判定?

10月25日16时,A县疾控中心通过对其余参加婚宴的聚餐人员102人进行追踪调查,判定同桌就餐的9人以及病例共同居住的儿子G、举办喜宴的主家H夫妇和2名农村婚丧厨师共14人为密切接触者。

经追踪调查与病例F同桌的9人中有1例腹泻病例,其余101名就餐者目前均未出现腹泻、呕吐等可疑症状。

腹泻病例I,女,75岁,平时与丈夫J 2人共同居住在A县F镇G村新南12队,10月24日6时许,病例在家中突然出现腹泻症状,呈水样便,大便次数8~9次,伴腹胀,无腹痛、呕吐、发热等其他症状,病例遂前往村卫生室就诊,村医给予口服抗生素治疗后,病例返回家中。10月25日8时30分,病例因腹泻症状未缓解前往F镇社区卫生服务中心就诊,肠道门诊医生给予病例补液对症治疗后,病例再次返回家中。A县疾控中心判定I为霍乱疑似病例,采集肛拭标本进行霍乱弧菌检测,同时将其丈夫作为密切接触者管理采样。

10月27日20时,A县疾控中心报告病例F及其儿子G,I和1名厨师K的肛拭标本中检测阳性,菌株鉴定为霍乱O139。

四、标本采集情况

A县疾控中心分别采集3个疫点附近沟渠水样7件、井水样1件,病家环节样11件和剩余食品样3件开展霍乱弧菌检测,共检出阳性样品8件(F家井水、院旁河渠水样、热水瓶、床沿和洗菜盆;办酒户家门前水桥、剩余食品甲鱼和猪肉),阳性率36.36%,菌株鉴定为霍乱O139。

> **❓ 问题**
>
> ❾ 霍乱病例的报告规范是什么?
>
> ❿ 调查报告分哪几种类型? 初步调查报告有哪些要求?

五、疫情报告情况

10月27日13时05分,A县中心医院通过中国疾病监测信息报告管理系统以"霍乱疑似病例"进行网络直报。

10 月 27 日 20 时 30 分,A 县中心医院通过中国疾病监测信息报告管理系统将该病例更正报告为"霍乱实验室确诊病例"。

10 月 27 日 20 时 10 分,C 镇社区卫生服务中心通过中国疾病监测信息报告管理系统以"霍乱带菌者"进行网络直报。

10 月 27 日 22 时,A 县卫生局组织评估,确认本次疫情为一般突发公共卫生事件,10 月 27 日 23 时,A 县疾控中心通过突发公共卫生事件管理信息系统进行霍乱突发公共卫生事件报告。

第三部分　防控措施

一、疫情发生原因与风险研判

本起疫情可基本判断病例发生原因与病例在 10 月 22 日参加婚宴聚餐食用了被霍乱弧菌污染的水产品而感染霍乱的可能性大。

在人群和环境检索中,检出 1 例病例、2 例带菌者和多件环境阳性样品,包括井水和沟渠水,提示本次疫情污染范围较广,存在疫情扩散的风险。

二、防控措施

疫情发生后,A 县卫生局和当地政府高度重视,按照《霍乱防治手册(第 6 版)》采取了下列控制措施。

(一) 病例及带菌者救治

A 县中心医院和 F 镇社区卫生服务中心对 2 例病例和 2 例带菌者进行隔离治疗,同时根据霍乱防控工作相关要求,对病例停药治疗后至少连续 2 次粪检阴性才能解除隔离。

(二) 疫点划分与管理

1. 终末消毒　以病例居住地和办酒户为核心,确定病例 F、I 和办酒户 H 家作为疫点,由辖区政府负责管理,进行终末消毒,卫生宣教、杀蛆灭蝇以及改善环境卫生等工作。

2. 阳性水体管理　对检出阳性的病例 F、办酒户 H 家旁的小河,插上警示牌,告诫群众暂勿使用,在阳性水体中的水生动植物禁止捕捞,直至转阴为止。对周围人群和重点人群加强监测。

❓ 问题
⑪ 霍乱病例疫点划分的原则是什么?
⑫ 疫点解除管理的要求是什么?

(三) 密切接触者的管理

对确定的 15 名密切接触者做好卫生宣教,了解密接的健康状况,尤其是每日大便性状和次数。限制活动范围(不能参加聚餐、集会等活动)。对所有密切接触者均应开展二次粪便或肛拭子的霍乱弧菌培养检测,指导排泄物的消毒和处理;医学观察至最后一次接触病例后的连续 5 日。

应严格控制预防性服药,对粪检阴性且无腹泻等相关症状者不宜采取预防性服药。

(四) 其他共同暴露人员管理

A 县疾控中心和相关区县疾控中心对其余参加 10 月 20 日～10 月 22 日婚宴的 99 名聚餐者(不包括病例、腹泻病例和 2 例带菌者)进行追踪管理,对未出现腹泻的就餐者给予 5 天自主医学观察,如出现腹泻,应及时向所在的社区卫生服务中心报告。对出现腹泻的就餐者应给予肛拭采样,开展霍乱弧菌检测和治疗,对检测结果阴性者应开展 5 天自主医学观察;对检测结果阳性者按照霍乱病例疫点处理要求开展调查处置。

(五) 健康宣教

A 县疾控中心和疫点所在地社区卫生服务中心在病例居住地周围的居民中开展肠道传染病防治知识的宣传工作,教育居民做好饮食、饮水和个人卫生。

三、疫情终止

病例及带菌者均被送往医院或在医院隔离治疗痊愈,经过 2 次肛拭采样全部阴性;疫点内密切接触者经过 2 次粪检阴性,经 5 天医学观察无新发病例发生;疫点、疫区内采取的控制措施均得到落实。

四、总结与评估

本次疫情发生后,各级政府和部门高度重视,接报后第一时间向县卫生局和市疾控中心报告。市卫生局、市疾控中心和相关区县疾控中心立即组织人员赶赴现场进行调查处置,采取了以隔离传染源、切断传播途径和保护易感人群为主的一系列针对性措施,使疫情得到了及时有效的控制,未发生疫情的扩散和蔓延,控制效果理想。在疫情的处置过程中,始终将疫情控制在小范围内,有效维护了市民群众的身体健康和社会的稳定,对经济的影响较小而社会效益明显。

第四部分　结语

霍乱是由霍乱弧菌(*Vibrio cholerae*)引起的一种以急性水样便为特征的烈性肠道传染病,是《中华人民共和国传染病防治法》规定的甲类传染病之一,也是《国际卫生条例》规定的国际检疫传染病,主要由 O1 群和 O139 群霍乱弧菌引起,潜伏期多为 1～2 天,可短至数小时或长达 5～6 天。病发高峰期主要发生在夏季,传播途径主要是粪—口传播,人感染后严重者能在数小时内造成腹泻脱水甚至死亡。近年来,我国霍乱疫情流行一个显著特点是:多为小范围暴发流行及散发,低发水平时 O139 群霍乱病例所占比例较高。

病例和带菌者是霍乱的传染源。查找传染源对于疫情控制和后续的监测具有重要指导意义。但人受感染后,发病者少,带菌者多;轻症的多,重症的少,严重脱水病例仅占感染的一小部分。只有极少数疫情的传染源能够得到追踪或确认,因此多数疫情无法找到具体的传染源。

常见的相关疫情防控方案及技术标准包括《霍乱防治手册第 6 版》《上海市腹泻病综合监测方案》(2016 版)等。

本起疫情调查显示,部分基层医疗机构(部门)传染病诊断和报告敏感性不强,病例发病后先后辗转村卫生室、社区医院均未进行相关检查与报告。其次,本次疫情发生的原因极有可能是厨师操作不规范由交叉污染引起的食源性传播。

建议加强培训与演练:①加强医疗机构预检分诊管理,对就诊的腹泻病例要详细询问是否重点关注对象。②提高医务人员对霍乱认识的敏感性,尤其在流行期间加强监测以及病例排查、诊断和救治工作。③要做好预防霍乱等肠道传染病防治的大众宣教工作,提高公众自我防护意识。④加强食品安全监管和重点食品的监测,严格执行饮食从业人员准入制度。

📖 参考文献

[1] 王陇德.现场流行病学理论与实践[M].北京:人民卫生出版社,2004.
[2] 肖东楼.霍乱防治手册(第 6 版)[M].北京:人民卫生出版社,2013.
[3] 燕勇,罗建勇,朱心强,等.霍乱及霍乱弧菌检测技术研究进展[J].上海预防医学,2012,24(8):459-460.
[4] 刘涛,肖善良,罗燕,等.一起农村聚餐引起霍乱暴发疫情的调查[J].职业卫生与病伤,2012,27(6):378-380.
[5] 李盛杰,江海涛,吴雨龙,等.基于 MIRA 技术的霍乱胶体金试纸快速检测方法的建立[J].江苏农业科学,2021,(24):167-171.

(成纲)

案例 12 参考答案

问题 1: A 县中心医院根据院内会诊需要采取哪些措施?

【参考答案】 (1)病例立即就地单独隔离留观,并加强院内消毒隔离措施。

(2)医院相关部门向县卫生局和疾控中心电话报告,并传真盖章的院内专家会诊单。

(3)采集病例的肠道标本送县疾控中心检测。

问题 2: 霍乱的常见临床表现是什么?

【参考答案】 大多数病例起病急,无明显前驱期,多以剧烈腹泻开始(黄水样、清水样、米泔水样,量大/每次),继而呕吐,可呈喷射性,大多无腹痛,亦无里急后重,腿部肌肉痉挛(特别是腓肠肌);一般无发热,或体温低;后期会出现严重脱水、循环衰竭。

问题 3: 疑似霍乱病例检测应采集哪些样本,样本运输注意事项有哪些? 可以采取哪些检测方法?

【参考答案】 标本尽可能采集粪便也可采集病例呕吐物、尸体肠内容物,粪便标本尽可能在发病早期采集,一般要求水样便 1~3mL,成形便采集指甲大小。如采集肛拭子,用棉签先在灭菌生理盐水中蘸湿后由肛门插入直肠内 3~5cm 处,旋转 360°。用于 PCR 检测的标本应用人造纤维拭子。

标本采集是否规范,很大程度上影响检验结果,标本采集后应立即使用生物安全运送箱,冷藏保存运送。

目前,针对霍乱弧菌检测的方法虽然很多,包括免疫检测法、生化鉴定法、实时荧光聚合酶链式反应、生物传感器与快速检测技术(RDT)等方法,但这些方法均无法同时解决操作烦琐耗时长、检测效率与检测灵敏度低、检测目标单一、快速现场检测等问题,因此目前确诊还是需要使用病原体分离检测。

问题 4：作为公共卫生人员，当接到报告时，你需要进一步了解哪些信息？

【参考答案】 （1）病例的发生地点、发病时间，病例波及范围。

（2）病例具体的临床表现是什么，是否有重症病例。

（3）医疗机构都做了哪些检测，初步结果如何。

（4）已经采取了哪些具体的防控措施。

（5）该事件是否已向卫生行政和辖区政府部门报告。

问题 5：赴调查处置前应做哪些准备工作？

【参考答案】 （1）人员准备：通知流调队伍、消毒队伍、实验室检测人员、健康教育人员等。

（2）物资准备：整理核对应急处置包，检查流行病学个案调查表、技术资料、个人防护用品、常用采样器械、消毒药械、笔记本电脑和车辆。

问题 6：本次应调查哪些主要内容？

【参考答案】 （1）个案调查：姓名、性别、年龄、职业、居住地、联系方式、发病时间、地点、就诊时间和就诊医院、临床表现、实验室检查结果、临床诊断和治疗情况。

（2）发病前 5 天外出史、饮食史、聚餐史、食物种类、发病前后接触史、接触人员名单、方式、频率、地点、联系方式、活动场所。

（3）卫生学调查及环境样采集：居住地环境、卫生设施、供水状况等。

问题 7：了解病例发病和就诊经过的目的是什么？调查方法有哪些？

【参考答案】 目的：了解霍乱病例感染的自然史；排查、判定和追踪密切接触者；根据发病与就诊经过确定调查的时间与范围。

调查方式：通过查阅病历及检验记录，询问病例本人及（或）家属，询问诊治医生或其他了解情况的人等。

问题 8：霍乱病例密切接触者应如何判定？

【参考答案】 判断依据主要是在病例发病前 5 天及其病后或带菌者被发现前 5 天内，与病例或带菌者具有共同的饮食暴露史、共同居住生活史来界定。应注意的是有共同饮食暴露史的人员可能并不相互认识，如在相同时段相同餐馆的就餐者，他们既可能具有共同饮食暴露史也可能没有，这种情况下需要调查者对个案调查资料进行综合分析以便进行判断。

问题 9：霍乱病例的报告规范是什么？

【参考答案】 （1）责任报告单位和责任报告人发现霍乱病例或疑似病例，应于 2 小时内将传染病报告卡通过"中国疾病预防控制信息系统"报告。不具备网络直报条件的医疗机构应在规定时限内向属地社区卫生服务中心或疾病控制机构报告，并于 24 小时内寄送出（或传真）传染病报告卡至代报单位。

（2）霍乱是《中华人民共和国传染病防治法》规定的甲类传染病，发现霍乱病例后，应在卫生行政部门组织认定公共卫生事件后 2 小时内通过"突发公共卫生事件管理信息系统"报告。

问题 10：调查报告分哪几种类型？初步调查报告有哪些要求？

【参考答案】 初次报告、进程报告、结案报告等。

初步调查报告要求快速、简明，内容上主要阐明："发生了什么？""目前情况如何？""已采取的措施及下一步安排"等。

问题 11：霍乱病例疫点划分的原则是什么？

【参考答案】 霍乱病例的疫点通常指发生病例、疑似病例或发现带菌者的地方，划分应根据流行病学调查结果、疫情趋势和风险评估，遵循"早、小、严、实"的原则，科学划定疫点范围。一般指同门户出入有生活接触的住户或与病例、疑似病例、带菌者生活上密切相关的若干户为范围。根据传染源的污染情况，1 个传染源可有 1 个以上的疫点。

问题 12：疫点解除管理的要求是什么？

【参考答案】　当疫点、疫区内采取的措施均已落实，密切接触者经过粪检和医学观察期，无续发病例或带菌者出现时可予以解除。如无粪检条件，自疫点处理后 5 天内再无新病例出现时亦可解除。

一起诺如暴发疫情的调查与处置

◆ 学习目的 ◆

通过本案例的学习,学员应能够:

☐ 了解现场调查计划制订的内容。

☐ 熟悉介水传播传染病现场调查的重点内容。

☐ 熟悉描述性流行病学在现场调查中的应用。

培训时长　4 学时

培训方法　讲解、讨论

第一部分　背景

2007 年 10 月 28 日 15 时 55 分,M 县疾病预防控制中心(以下简称"疾控中心")接到村民电话"C 镇 Y 村发现数十例急性腹泻病例,临床症状表现为腹泻、水样便、部分发低热;大部分有恶心呕吐症状"。为进一步查明可能的感染来源和传播途径等,并有效控制疫情蔓延,县疾控中心于 10 月 28 日派出流行病学调查、检验人员赶赴 Y 村会同当地政府和有关部门组成联合调查组开展现场流行病学调查与处置。

❓ 问题

❶ 作为公共卫生人员,当接到报告时,你需要进一步了解哪些信息?

❷ 现场调查的主要工作步骤有哪些?

❸ 根据以上背景信息,开展现场调查需要做哪些准备工作?

C 镇位于 M 县中部偏西南沿,为人民政府所在地,人口 103 463,农村人口占 26%,面积 57.52 平方公里,耕地面积 2 139.6 公顷,有 16 个行政村(其中 1 个是渔业村),364 个村民小组,23 个居民委员会,685 个居民小组。C 镇属于典型的河口沙岛地形,地势平坦,无山岗丘陵。Y 村位于 C 镇镇区西侧,城市建成水厂 2 座,日供水能力 4 万吨,疫情主要分布在 Y 村、J 村和 1 个拆船厂。

? 问题

④ 你认为一份完整的现场调查方案包括哪些内容?

第二部分　调查核实

10 月 28 日,联合调查组开展了现场调查工作,调查组对追踪到的 40 例病例开展了有关临床表现与流行病学史的详细调查,初步确认 Y 村有腹泻病聚集疫情存在。同时采集 15 个疑似病例肛拭子标本开展霍乱、细菌性痢疾、伤寒、致病性大肠杆菌等 6 种常见致病菌检测,结果均为阴性。10 月 29 日,采集 12 份粪便标本送 S 市疾控中心做病毒检测,检测结果为 11 份标本诺如病毒核酸检测阳性。调查组结合病例典型的临床表现、流行病学史和实验室检测结果,确认此次疫情为诺如病毒感染引起的诺如暴发疫情。

? 问题

⑤ 诺如的临床、确诊和疑似诊断标准是什么?

⑥ 诺如的基本知识,包括病原体、传播途径、临床表现等是否掌握?

⑦ 目前需要采取哪些控制措施? 调查组下一步该怎么做?

第三部分　发病情况调查

一、制定病例定义

? 问题

⑧ 病例定义如何分类? 在制定病例定义时需要注意哪些关键信息?

根据初步掌握情况,本次调查的疑似诺如病例。
(1) 时间范围:10 月 26 日以来。
(2) 地区范围:C 镇 Y 村、J 村和拆船厂区域。
(3) 临床表现:24 小时内腹泻次数≥3 次及以上且有性状改变,和(或)24 小时内呕吐次数≥2 次及以上者。

? 问题

⑨ 制定病例定义过程中如何把握灵敏度与特异度?

二、搜索病例

根据制定的病例定义,调查组对C镇各级各类医疗机构接诊的相关病例开展病例搜索工作。累计搜索到195例符合疑似诺如病例,对所有符合疑似诺如病例定义的病例开展流行病学个案调查。

三、病例临床表现

195例疑似诺如病例均具有比较典型的临床表现,主要是腹泻;部分发低热;部分有恶心呕吐症状。症状分布见表13-1。

表13-1　195例疑似诺如病例症状分布

临床症状	病例数(例)	百分比(%)	临床症状	病例数(例)	百分比(%)
发热	25	12.82	腹胀	0	0.00
体温>38℃	17	68.00	腹泻	187	95.90
体温37.5~38℃	8	32.00	腹泻次数		
恶心	3	1.54	腹泻≥3次	172	91.98
脱水	1	0.51	腹泻<3次	15	8.02
呕吐	11	5.64	大便性状		
呕吐≥3次	2	18.18	水样便	130	69.52
呕吐<3次	9	81.82	稀、软便	31	16.58
腹痛	16	8.21	黏液便	13	6.95
阵发性	15	93.75	糊状便	2	1.07
持续性	1	6.25	其他性状	11	5.88

最终确定195例临床诊断病例,其中11例为实验室确诊病例。

四、三间分布

(一) 时间分布

195例诺如病例中,发病时间最早的为10月26日,最晚为11月3日,其中10月28日发病最多,为71例,见图13-1。

(二) 地区分布

195例诺如病例分布于C镇的3个乡村(区域),其中Y村155例、J村38例、拆船厂2例。

(三) 人群分布

195例诺如病例中,年龄最小8个月,最大88岁,主要集中在40岁以上年龄组,共157例,占总数的80.5%,年龄分布见表13-2;性别分布中男性83例,女性112例,男女性别比为1:1.35。

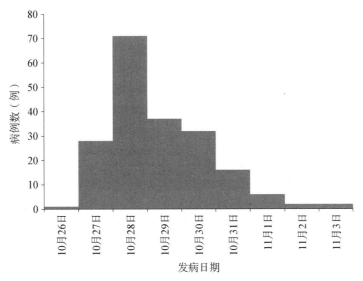

图 13-1　C 镇 195 例诺如病例流行曲线

表 13-2　195 例诺如病例年龄分布

年龄组	病例数(n)	构成比(%)
0—9	7	3.6
10—19	7	3.6
20—29	7	3.6
30—39	17	8.7
40—49	45	23.1
50—59	46	23.6
60 岁及以上	66	33.8
合计	195	100.0

第四部分　暴发疫情确认与感染来源调查

此次疫情最终确定为诺如病毒感染性腹泻暴发疫情,根据调查的 195 例诺如病毒感染性腹泻的三间分布和传播特点,联合调查组开展了食源性传播因素、介水传播因素、其他可疑暴露因素的调查。

一、食源性传播因素调查

联合调查组对 195 例诺如病例开展调查,195 例病例发病前 3 天内均无共同聚餐史或食用同一食物史,不符合食源性传播的特征。

二、介水传播因素调查

(一) 供水情况

1. 水厂基本情况　联合调查组对 195 例诺如病例开展调查,195 例病例居住在 C 镇 Y

村、X村、J村及拆船厂,均在两座水厂(N水厂、L水厂)的供水范围内,调查组对两座水厂开展了卫生学调查。

C镇生活饮用水由两座水厂(N水厂、L水厂)供应。两座水厂管道相通共同供水,正常供水时L水厂供水3万吨/天,N水厂1万吨/天。水厂使用液氯消毒,水库均装有二次消毒装置。

2. 近日供水情况   10月24~25日,M县水务局组织对本岛内河实施今年第2次大调水。10月25日,L河水源水水位下降,L水厂当日上午7点半停泵供水,上午10点左右供水半小时,下午5点左右供水2个小时,凌晨2点正常供水。N水厂取用长江水,故能正常制水供应。C镇Y村等末梢水地段自来水压力比较低,但三餐供水保证。

当地村民反映,10月25日时水压较低,10月26日早晨打开自来水使用时,水比较浑浊且有异味。

3. 供水管网调查   本次发生疫情的Y村、J村和拆船厂属于两座水厂供水的管网末梢。拆船厂是N水厂总管的末梢,Y村是该地区管网末梢。水厂至拆船厂沿线,近H羊肉馆附近有M村和B村,经过水闸后向西300米,是F自行车配件厂,1公里处有一家新建的C镇污水处理站,试运行约3个月,10月25日前后,Y村地区没有管道维修等事宜。供水管网详见图13-2。

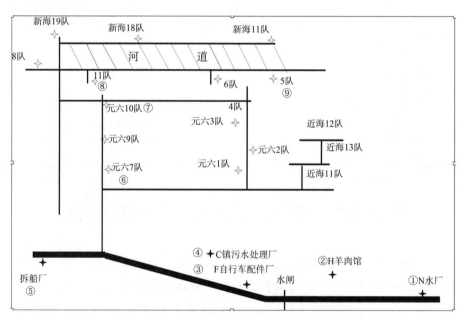

图13-2   C镇195例诺如病例地区与供水管道分布标点地图

(二) 样品采集和检测结果

根据病例出现区域与供水管网存在一定关联性,且发病区域曾经有低压供水、异味等情况。28日在Y村分11队、10队和7队居民户家采集3份管网水检测,微生物指标出现不合格现象,为进一步查找是否存在供水管道渗漏、生活饮用水与生产用水混用、在低压供水时倒灌等现象,29日和30日以水闸为分界,采集N水厂出厂水1份、水闸东100米H羊肉馆、水闸西300米F自行车配件厂、水闸西1公里污水处理厂、拆船厂、Y村卫生室和原3个点位,进行分段管网水采样检测。采样点和结果见图 13-2 和表 13-3。

表 13-3 10 月 28~30 日管网水检测结果

采样点位	10 月 28 日			10 月 29 日			10 月 30 日		
	细菌总数 CFU/mL	总大肠菌群 MPN/100 mL	余氯 mg/L	细菌总数 CFU/mL	总大肠菌群 MPN/100 mL	余氯 mg/L	细菌总数 CFU/mL	总大肠菌群 MPN/100 mL	余氯 mg/L
1				0	0	0.5	0	0	0.5
2				0	0	0.15	1	0	0.15
3				2	0	0.05	0	0	0.05
4				150	>16	0	6	0	<0.05
5				93	>16	0	7	0	<0.05
6	4	>16	<0.05	5	2.2	0	15	0	0.05
7	82	>16	<0.05	100	>16	0	0	0	0.05
8	270	>16	<0.05	530	>16	0	520	>16	<0.05
9				480	>16	0	53	>16	<0.05

结果显示:C 镇 N 水厂出厂水符合《生活饮用水卫生标准》,且 C 镇污水处理厂上游的 F 自行车配件厂和 H 羊肉馆的管网水也合格,但从 C 镇污水处理厂开始的管网水检测结果均超标,且流经 C 镇污水处理厂的自来水氯消耗量明显增加。

10 月 30 日县疾控中心协同水务部门对 C 镇污水处理厂的管网进行排查,关闭生活用水管道总阀门。21 时 30 分,县疾控中心分段采集水样 4 份,分别为污水厂厂区管网水 1 份,污水厂细隔栅水 1 份,污水处理后终水 1 份,进污水处理厂前管网水 1 份,送市疾控中心进行检测,结果见表 13-4。

表 13-4 10 月 31 日污水处理厂管网水检测结果

采样地点	细菌总数 CFU/mL	总大肠菌群 MPN/100 mL	浑浊度 NTU	耗氧量 以 O_2 计 mg/L	硝酸盐氮以 N 计 mg/L	亚硝酸盐 mg/L	氨氮以 N 计 mg/L
污水厂厂区管网水	2 800	>16	21	13.6	2.24	0.031	19
污水厂细隔栅水	2 200	>16	32	20.5	1.65	0.026	19
污水处理后终水	1 100	>16	0.96	5.04	4.87	0.2	3.2
进污水厂前管网水	1	0	<0.5	2.24	1.94	0.01	0.27

县疾控中心对 C 镇污水处理厂厂区的生活用水和处理前后的污水进行监测,结果发现,进入污水处理厂前的自来水符合《生活饮用水卫生标准》,但污水厂的细隔栅水、污水处理后终水以及污水厂厂区自来水管中放出的水,其细菌总数、总大肠菌群、耗氧量、氨氮均远超卫生标准,显示水质新近受到污染。现场调查发现污水进水处有 1 根用于冲洗的细隔栅水管在污水池中部,且直接联通与市政管网相通,当污水漫过冲洗口,且在市政供水压力骤然减压的情况下,可能会发生虹吸现象,引起污水倒灌入供水管网。于是调查组在 30 日晚立即切断了污水处理厂的市政供水。

11 月 1 日起,县疾控中心连续对上述地点进行水质监测,微生物检测结果已基本符合

《生活饮用水卫生标准》。

（三）病例对照调查

（1）对 195 例诺如病例的基本情况和可疑饮水情况进行回顾性调查，195 例病例中 144 例（73.6%）有接触生水习惯史。

（2）145 例 Y 村诺如病例中 105 例（72.4%）有接触生水习惯史，分别是刷牙洗脸（59 人），直接饮用（35 人）和其他 11 人。

对 Y 村村民进行了病例对照研究，共调查病例 70 名和对照 140 名，对照选择标准为与病例同村，年龄、性别相近的未患病人群，见表 13-5。

表 13-5　Y 村诺如疫情接触生水情况病例对照研究

暴露史	接触生水	未接触生水	小计
病例组	52	18	70
对照组	53	87	140
小计	105	105	210

$\chi^2 = 24.77, P < 0.01, OR = 4.74, 95\% CI: 2.51 \sim 8.95$

❓ 问题

⑩ 请解读上述统计结果？

（四）密切接触传播调查

在调查中也发现了 3 起家庭聚集性病例，经调查均存在同吃、同住等密切接触。另外，195 例病例中，有 33 人有与类似病例的接触史，提示密切接触传播的途径也有存在的可能。

❓ 问题

⑪ 介水传播传染病的流行特点有哪些？

第五部分　疫情控制

❓ 问题

⑫ 在当前情况下，如何采取疫情防控措施？

一、疫情性质与风险研判

（一）暴发成因分析

根据流行病学调查和实验室检测结果，本次 195 例病例，发病病例时间和区域分布相对集中,没有明显的年龄、性别分布差异;同时,发病范围与受污染的供水管网分布基本一致,大多数病例都有饮用或接触同一水源的历史,病例对照研究结果显示,Y 村村民发病与接触生水的暴露有显著关联;管网水排查关闭后,发病率迅速下降,疾病的暴发得到控制。

因此,判定本次疫情为介水传播诺如病毒引起的感染性腹泻,可能为内河换水导致供水管内压力降低,引起污水处理厂的污水倒灌引起的污染。

(二)风险研判

根据本起疫情的调查结果,M 县疾控中心及时采取了病例隔离治疗、主动搜索、密切接触者医学观察和预防性服药、共同聚餐者医学随访、终末消毒、健康宣教等综合性防控措施。疫情从 10 月 26 日出现首发病例以来,直至 11 月 3 日后未再发现病例,疫情得到有效控制,仅局限在 C 镇,未在其他乡镇出现相关病例,综合分析判断本起疫情的严重性为中,后续发生的可能性为低,综合判定风险等级为中风险。

二、疫情控制措施

C 镇诺如疫情发生后,县卫生部门反应迅速,及时派出了调查人员赶赴现场开展疫情调查和处置,M 县政府和 S 市卫生部门高度重视,及时启动了应急预案,开展了各项防控工作。主要防控措施如下。

(一)成立领导和工作组,建立联防联控工作机制

市、县疾控中心专家组成联合专家组前往 C 镇指导疫情的调查处置工作。M 县成立了由政府主要领导任指挥长,卫生、税务、环保、宣传等部门负责人为成员的肠道传染病应急指挥部。设立了综合协调、医疗救治、宣传报道与舆情应对、治安维稳及外环境治理等 5 个工作组,明确各工作组的职责,加大了饮用水、医疗救治等监管力度,建立了相关职能部门联防联控每日工作例会制度。

县疾控中心按照市疾控中心专家的建议及时调整防治方案。为保证疫情动态汇报的准确性,县疾控中心要求收治病例的 M 县中心医院和 C 镇社区卫生服务中心每日二报病例数(7 时、15 时),中心应急办及时汇总病例数及每日水质检验结果,每日报县卫生局、县政府、市疾控中心。

(二)积极开展流行病学调查,查找并控制可能暴露因素

对新发现急性腹泻病例进行流行病学调查,采集肛拭子标本进行检测。及时发现新发病例,并根据流调的结果分析开展暴露因素的调查,为防控提供决策依据。

(三)控制传染源,防止疫情扩散

加强病例的隔离治疗,C 镇镇政府组织专车将腹泻病例运送到辖区社区卫生服务中心集中诊治,年老或病情比较严重的病例留院观察治疗。并按照要求:①加强院内感染控制工作,防止出现院内感染;②规范治疗方案,防止病例病情恶化和出现死亡。

(四)疫情监测

实行腹泻病例和疑似诺如病例零日报制度,县疾控中心由专人负责信息收集、统计和分析。及时准确掌握疫情的进展和发展趋势。

(五)饮水安全保障

M 县政府组织卫生、水务等部门召开会议,水务部门加强管理,做好污染管网的净化和消毒,确保制水质量,并作好管网末梢水的排水、管道渗漏、生活饮用水与工业用水混用等异常情况排查;卫生部门加强水厂出厂水及管网水的监测及群众的卫生宣教等工作。县疾控中心对 N 水厂出厂水、H 羊肉馆、污水处理厂、拆船厂等地区的管网水连续监测了 6 天,至采样点的检验指标均符合《生活饮用水卫生标准》。

(六)加强医疗机构监管规范腹泻病门诊工作

要求辖区 M 县中心医院和 C 镇社区卫生服务中心两个医疗机构规范腹泻病例就诊流程,强化肠道门诊诊治力量,做到逢泻必登,一旦发现涉及本次疫情的疑似诺如病例,及时进行采样检测和隔离治疗。

(七)积极做好舆情监测和风险沟通

该起疫情在集中时间发生了较多病例。10 月 29 日确诊 11 例病例后,M 县疾控中心按照卫生部网络直报要求,及时报告疫情。同时,及时采取多种措施开展肠道传染病防控知识宣传,通过当地媒体、横幅、宣传单等多种形式告知公众应注意加强急性肠道传染病的预防,特别是提醒公众"吃熟食、喝开水、勤洗手",要加强饮水、饮食及个人卫生。

相关政府部门利用电视、传单、公开信等进行多种形式的正面宣传,同时开展舆情监测和风险沟通,防止媒体不实报道对疫情处置造成不利影响。

❓ 问题

⓭ 通过在 C 镇开展腹泻病例日报和零报制度的目的何在?

⓮ 如何评价防控效果?

第六部分　结语

诺如病毒感染性腹泻是由诺如病毒感染引起的急性肠道传染病,具有以下特征:①感染所需的病毒量低(最少 10 个病毒可致感染);②通过吸入(比如呕吐物的气溶胶)造成人际传播;③无症状者病毒排出时间长(最长达 56 天);④病毒不易被彻底消毒(对热、乙醚和酸稳定);⑤感染后不能获得持久免疫力为特征。

常见的疫情防控方案及技术标准包括《上海市诺如病毒感染性腹泻防控方案(2019 年版)》《感染性腹泻诊断标准(WS271 - 2007)》《诺如病毒感染暴发调查和预防控制技术指南(2015 版)》等。

本次疫情发生后,各级政府和卫生、水务等部门高度重视、积极应对、联防联控、依法科学应对,实行多项措施控制疫情蔓延,疫情得到很快控制,为以后处置类似疫情积累了宝贵经验。从流行病学调查来说,尽管现场调查组开展了多轮次、多样本的采集与检测工作,但因限于检测能力的问题,未能开展可疑感染源的病原检测,为调查的结果提供实验室证据。提示我们在传染病疫情的防控中一方面需要积极查找病因,同时要加强技术能力的建设和创新应用,以有效应对疫情,保障人民群众的身体健康和社会稳定。

📖 参考文献

詹思延.流行病学[M].(第八版).北京:人民卫生出版社,2017.

(韩金津、成纲)

案例 13　参考答案

问题 1：作为公共卫生人员，当接到报告时，你需要进一步了解哪些信息？

【参考答案】 （1）病例具体的临床表现是什么，是否有重症病例。

（2）医疗、疾控、监督等机构都做了哪些检测，初步结果如何。

（3）首接调查机构对本起事件的风险研判结果如何。

（4）已经采取了哪些具体的防控措施。

（5）是否已向当地政府部门报告。

问题 2：现场调查的主要工作步骤有哪些？

【参考答案】 现场调查的步骤：①现场准备；②核实诊断；③确定暴发的存在；④建立病例定义；⑤系统地收集病例，并列出一览表；⑥开展描述流行病学分析；⑦提出假设；⑧验证假设；⑨如果必要，重新考虑/修正假设和进行另外的研究；⑩实施控制和预防措施；⑪准备书面报告；⑫继续监测以便监控发病趋势和评价预防控制措施。

问题 3：根据以上背景信息，开展现场调查需要做哪些准备工作？

【参考答案】 （1）知识储备：根据病例的临床表现、初步调查结果查阅相关书籍与文献资料，如教科书、中国知网、万方数据库、PubMed 等网络资源。

（2）人员准备：根据现场调查需求配备卫生行政人员、流行病学人员、实验室检测人员、消杀和健康教育等人员。

（3）物资准备：现场调查表格、笔记本电脑、采样试剂耗材、消杀药品器械和车辆等。

（4）组织准备：根据已有信息，需要确定配合调查的乡镇、政府机构等。

问题 4：你认为一份完整的现场调查方案包括哪些内容？

【参考答案】 （1）调查目的：为什么要调查，需要了解什么，调查结果有何用途。

（2）调查方法：个案调查、卫生学调查。

（3）调查区域：事件波及的范围。

（4）调查对象与样本：事件累计的人群，根据调查需要可采取普查和抽样调查的方法。

（5）调查的时间与地点：调查起止时间，调查的具体点位。

（6）实验室检测：微生物学抗体检测、分离与鉴定、理化分析等。

（7）分析方法：描述性分析、病例对照或队列等分析性研究，统计分析方法及软件的使用。

（8）提交调查报告：报告的形式、内容、对象与份数等。

（9）调查人员：按照专业技术分类人员列表。

问题 5：诺如的临床、确诊和疑似诊断标准是什么？

【参考答案】 参照《上海市诺如病毒感染性腹泻防控方案（2019 年版）》。

（1）疑似诺如病例：24 小时内腹泻次数≥3 次及以上且有性状改变，或 24 小时内呕吐次数≥2 次及以上者。

（2）临床诊断病例：满足疑似病例定义，且符合以下标准者，可初步诊断为诺如病毒感染：①潜伏期在 24～48 小时；②主要症状为呕吐和腹泻，可伴有恶心、发热和腹痛，儿童病例以呕吐为主，成人病例腹泻为多；③病程 12～60 小时；④粪便、血常规检查无特殊发现；⑤排除常见细菌、寄生虫及其他病原感染。

（3）实验室确诊病例：除符合临床诊断病例条件外，在粪便标本或呕吐物中检测出诺如病毒。

问题 6：诺如的基本知识，包括病原体、传播途径、临床表现等是否掌握？

【参考答案】 诺瓦克病毒（norwalk viruses，NV）是人类杯状病毒科（human calicivirus，HuCV）

中诺如病毒(norovirus, NV)属的原型代表株。诺如是一组形态相似、抗原性略有不同的病毒颗粒。

潜伏期多在24～48小时,最短12小时,最长72小时。发病突然,主要症状为呕吐和腹泻,可伴有恶心、发热和腹痛。儿童病例以呕吐为主,成人病例腹泻为多,24小时内腹泻4～8次,粪便为稀水便或水样便,无黏液脓血。大便常规镜检通常无炎性细胞,白细胞计数<10/HP,未见红细胞。原发感染病例的呕吐症状明显多于续发感染者,有些感染者仅表现出呕吐症状。此外,有些感染者也可见头痛、寒战和肌肉痛等症状,严重者可出现脱水症状。

感染者粪便和呕吐物中可以发现诺如病毒,可以通过几种方式感染诺如病毒:①食用诺如病毒污染的食物或饮用诺如病毒污染的饮料;②接触诺如病毒污染的物体或表面,然后手接触到口;③直接接触到感染者(如照顾病例,与病例同餐或使用相同的餐具)。

问题7:目前需要采取哪些控制措施? 调查组下一步该怎么做?

【参考答案】 采取的控制措施包括:①控制传染源:隔离、治疗已排查到的病例;②确定危险人群,制定病例定义。

调查组下一步工作:①对病例进行个案调查;②对危险人群进行流行病学调查,追溯社区病例;③对所在地区进行卫生学调查。

问题8:病例定义如何分类? 在制定病例定义时需要注意哪些关键信息?

【参考答案】 根据现场调查的需要,病例定义一般包括疑似病例定义、临床诊断病例定义和确诊病例定义。病例定义一般包含事件发生的时间、地点、波及的人群、具备的危险因素或流行病学接触史等信息,同时需要考虑将临床症状信息与针对病因的实验室检测信息纳入。

问题9:制定病例定义过程中如何把握灵敏度与特异度?

【参考答案】 制定病例定义过程中需要考虑定义的灵敏度与特异度,当病例定义较为宽泛时,纳入的病例数较多易将非病例纳入;当病例定义较为严格时,纳入的病例数较少易将真正的病例排除在标准之外,因此在病例定义的制定过程中需要考虑灵敏度和特异度的问题,常用的做法是前期调查过程中可提高病例定义的灵敏度,制定较为宽泛的定义,纳入的病例较多,随着调查的深入可适时修正病例定义,达到合适的灵敏度与特异度。

问题10:请解读上述统计结果?

【参考答案】 从表13-5的统计结果来看,"接触生水"是导致该起疫情的危险因素。

$\chi^2 = 24.77$, $P<0.01$,结果具有显著性差异,$OR = 4.74$,$95\%CI$ 为 2.51～8.95,说明接触生水是诺如发病的危险因素。

问题11:介水传播传染病的流行特点有哪些?

【参考答案】 (1)水源被污染后可呈暴发流行,短期内突然出现大量病例,且多数病例发病日期集中在同一潜伏期内。若水源经常受污染,其发病者可终年不断。

(2)病例分布与供水范围一致。大多数病例都曾饮用或接触同一水源。

(3)一旦对污染源采取净化和消毒措施后,疾病的流行能迅速得到控制。

问题12:在当前情况下,如何采取疫情防控措施?

【参考答案】 防控应主要采取以下措施:①隔离治疗病例;②密切接触者追踪隔离观察;③积极开展流行病学调查,查找并控制可能暴露因素;④控制传染源,防止疫情扩散;⑤开展病例监测和报告;⑥食品安全监管;⑦饮水安全保障;⑧规范医疗机构肠道门诊工作;⑨积极开展健康教育,做好风险沟通和信息发布。

问题13:通过在C镇开展腹泻病例日报和零报制度的目的何在?

【参考答案】 在C镇开展腹泻病例日报和零报告的目的:①加强疫情发生期间腹泻病监测工作,确保监测的敏感性;②通过腹泻门诊监测发现可能的诺如疑似或确诊病例;③进一步明确疫情波及的范围。

问题 14：如何评价防控效果？

【参考答案】　防控效果评价应从以下几个方面进行：①针对性措施采取后，疫情得到下降，暴发疫情平息；②有无出现死亡病例；③疫情有无传播到其他的社区；④社会是否稳定，群众有无恐慌。

案例 **14**

一起学校呕吐腹泻暴发疫情的调查与处置

· 学习目的 ·

通过本案例的学习,学员应能够:

☐ 了解现场调查计划制订的内容。

☐ 熟悉现场调查的重点内容。

☐ 熟悉描述性流行病学在现场调查中的应用。

☐ 熟悉学校传染病暴发疫情的调查过程。

培训时长　4 学时

培训方法　讲解、讨论

第一部分　背景

2018 年 12 月 15 日,S 市 H 区疾病预防控制中心(以下简称"疾控中心")接到 Q 社区卫生服务中心电话报告称"辖区 A 小学 40 多名学生出现呕吐、腹泻症状"。为进一步查明可能的感染来源和传播途径等,并有效控制疫情蔓延,S 市疾控中心于 12 月 15 日派出流行病学调查人员赶赴 H 区 A 小学会同 H 区疾控中心人员组成联合调查组开展现场流行病学调查与处置。

❓ 问题

❶ 作为传染病疫情接报人员,当接到报告时应了解哪些信息?

❷ 能够引起呕吐、腹泻症状的常见病因有哪些?

❸ 现场调查的主要工作步骤有哪些?

❹ 根据以上背景信息,开展现场调查需要做哪些准备工作?

H 区位于 S 市中心城区,常住人口约 76 万,面积 2.4 平方公里,辖 8 个街道。全区气候温和、雨水丰沛、光照充足、四季分明,夏季炎热,秋季凉爽。全区均由自来水供应公司提供饮用水,所有厕所均为无害化厕所。

❺ 你认为一份完整的现场调查方案包括哪些内容?

第二部分　调查核实

12 月 15 日,联合调查组开展了现场调查工作,详细了解了追踪到的 45 例病例的临床表现与流行病学史。A 小学共 1 栋 4 层教学楼,共设有 5 个年级 30 个班级,学生 1 342 人,其中住宿学生 10 人,教职工 133 人。每个楼层只有相邻的男、女厕所各一个,供该层学生公用。该校有校车配置,共 6 辆,无学生在校车上发生呕吐或腹泻。该校有 10 名住宿制学生,均未出现不适症状。

? 问题

❻ 还需要调查哪些基础信息?

该校生活用水为市政供应自来水,饮用水为教学楼每层安装的电加热饮水器在内部加热至沸腾然后通过管道冷却至常温供学生和老师饮用,水杯由每个学生和老师自备。该校只提供午餐,午餐制作由学校食堂自行制作,每天只有一种套餐,包含一个荤菜、两种素菜、一种主食和一份汤。学校食堂工作人员 15 名,均持健康证上岗。近 1 周内学校食堂工作人员未反映有呕吐、腹泻等情况。

第三部分　发病情况调查

一、制定病例定义

? 问题

❼ 病例定义如何分类? 在制定病例定义时需要注意哪些关键信息?

1. 疑似病例　A 小学自 12 月 7 日以来,教职工及学生中出现呕吐(≥2 次/天)或腹泻(≥3 次/天)伴粪便性状改变症状之一者。
2. 临床诊断病例　符合疑似病例标本并到医院就诊,被诊断为急性肠胃炎者,但缺少实验室病原学检查结果者。
3. 确诊病例　疑似或临床确诊病例,粪便或呕吐物中病原学检测阳性者。

> **?** 问题
>
> ❽ 制定病例定义过程中如何把握灵敏性与特异性?

二、搜索病例

根据制定的病例定义,调查组对 A 小学各班级开展病例搜索工作,累计搜索到 50 例疑似病例,对所有符合疑似病例定义的病例开展流行病学个案调查。

三、病例临床表现

50 例疑似病例临床表现,主要是呕吐,主要为胃内容物;其次是腹泻,黄稀水样便,部分病例有发热、腹痛、乏力等症状。临床症状见表 14 - 1。

表 14 - 1　A 小学疑似病例临床表现

症状	病例数(n)	百分比(%)
呕吐	40	80
腹泻	20	40
发热	9	18
乏力	15	30
腹痛	23	46

四、三间分布

> **?** 问题
>
> ❾ 流行曲线的制作要点?

(一) 时间分布

50 例病例中,发病时间最早的为 12 月 11 日,最晚为 12 月 15 日,其中 12 月 13 日发病最多,为 20 例,见图 14 - 1。

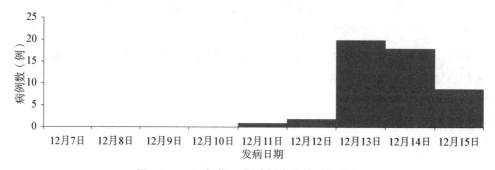

图 14 - 1　A 小学 50 例病例发病的时间分布

（二）地区分布

50 例病例包含 49 名学生和 1 名教师,49 名学生分布于 A 小学的 8 个班级,分别为三(6)班 29 例、四(1)班 10 例、四(2)班 2 例、四(3)班 2 例、四(4)班 2 例、四(5)班 1 例、四(6)班 2 例、五(2)班 1 例,均位于教学楼 3 楼。发病教师为三(6)班班主任。见图 14-2。

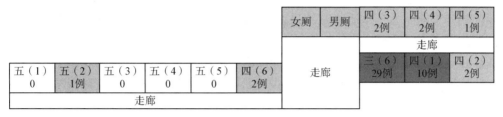

图 14-2　A 小学 50 例病例班级分布

（三）人群分布

50 例病例中,年龄最小 8 岁,最大 35 岁,主要集中在 9 岁年龄组,共 20 例,占总数的 40%,性别分布中男性 27 例,女性 23 例,男女性别比为 1.2∶1;职业分布中学生 49 例,教师 1 例。见表 14-2。

表 14-2　A 小学 50 例病例的年龄分布

年龄(岁)	病例数(n)	构成比(%)
8	15	30
9	20	40
10	6	12
11	5	10
12	3	6
35	1	2
合计	50	100

第四部分　感染来源调查

一、溯源调查

联合调查组对首发病例开展调查,首发病例居住在 H 区 X 街道,发病前在某校外机构参加培训。

> **❓ 问题**
>
> ⑩ 如何对此次疫情进行溯源调查?
>
> ⑪ 感染来源调查的思路是什么?
>
> ⑫ 开展卫生学调查时需要重点调查哪些内容?

二、暴露因素调查

病例发病有比较明显的时间和区域聚集性,分析可能会由食源性、水源性、气溶胶暴露或密切接触暴露引起,需立即对可疑的危险因素进行调查。

(一)水源性暴露调查

(1)对市政自来水厂水质检测结果表明,出厂水和末梢水符合国家有关规定。学校生活用水管道近期没有受到污染。

(2)学校师生饮用水为电加热饮水器将自来水加热沸腾 15 分钟,然后管道内冷却至 45℃,直接饮用。每层楼的电加热饮水器型号相同,近期没有饮水器故障的现象。经过现场检测,饮水器出水口水质检测符合要求。

(3)病例近期基本没有饮用生水的习惯。

综上,此次疫情是水源性传播导致的可能性较小。

(二)食源性暴露调查

通过对发病人群的特征分析,发病的人群分布多为学生,教师 1 名。该校只有 1 个食堂,只提供午餐,午餐制作由学校食堂自行制作。学校食堂工作人员 15 名,均持健康证上岗。学生每天只提供一种套餐,包含一个荤菜、两种素菜、一种主食和一份汤,均在食堂分装成盒饭,然后放在保温箱内运送至教室门口,进行分发。学生均在教室内用餐。教师在学校食堂餐厅用餐。

调查组对学校 3 天内的留样食品和制作环节,采集标本用于后续检测。

(三)气溶胶暴露调查

据调查组现场调查,首发病例 12 月 11 日中午 12:30 在教室内呕吐 1 次,当时全班同学和发病的班主任都在教室内。然后班主任通知保洁员过来清理呕吐物。保洁员仅用卫生纸将呕吐物擦拭包裹,然后用抹布将桌面擦干,未采取任何消毒措施。14:00 时首发病例在 3 楼男厕所又呕吐 1 次,其未通知其他人,直接用水将呕吐物冲干净。

(四)密切接触暴露调查

调查发现发病病例存在班级聚集性,同班级病例的座位相对集中。

第五部分　病原学检测

> **❓ 问题**
>
> ⓭ 应该采集哪些标本以明确病原体?

调查组对学校 3 天内的留样食品和制作环节采集标本 30 份,采集病例肛拭标本 30 份,同班级密切接触者肛拭标本 50 份,教室和厕所环境标本 10 份,食堂从业人员肛拭标本 15 份,合计 135 份标本。对所有标本开展蜡样芽胞杆菌、金黄色葡萄球菌、志贺菌、副溶血弧菌、致泻性大肠埃希菌、空肠弯曲菌、诺如病毒、轮状病毒、札如病毒、星状病毒等病原体的实验室检测。

结果病例肛拭标本中检出诺如病毒阳性标本 25 份,密接者肛拭标本中检出诺如病毒阳性标本 20 份,教室和厕所环境标本检出诺如病毒阳性标本 2 份,1 名食堂从业人员和 1 名病例肛拭标本检出金黄色葡萄球菌,其他标本均为阴性。

> **❓ 问题**
>
> ⑭ 根据以上检测结果,你认为引起本次疫情最可能的病原体是什么?

第六部分 疫情控制

> **❓ 问题**
>
> ⑮ 在当前情况下,如何采取疫情防控措施?

2018 年 12 月 15 日 S 市和 H 区疾控中心开展现场调查,要求发病班级学生暂时隔离,对发病教室、厕所等区域开展终末消毒以后,A 小学报告疫情得到有效控制,未再有新发病例发生。

一、疫情性质与风险研判

(一)疫情分析

本次疫情的首发病例在发病初在教室和 3 楼厕所内呕吐 2 次,呕吐物未得到规范处置,随后在同班级和同楼层的同学间的相互接触也进一步导致疫情的播散。

(二)风险研判

根据本起疫情的调查结果,联合调查组采取了病例隔离治疗、主动搜索、发病班级隔离、暂停全校性的集体活动、开展终末消毒、开展健康宣教等综合性防控措施,疫情自 12 月 16 日后未再发现新病例,疫情得到有效控制。

本次疫情仅局限在 A 小学教学楼 3 楼,未在学校其他楼层及校外发现,综合分析判断本起疫情的严重性为中,后续发生的可能性为低,综合判定风险等级为中风险。

二、疫情控制措施

A 小学疫情发生后,市疾控中心迅速反应,及时派出了专家赶赴现场,指导疫情调查和处置,H 区疾控中心和区教育局,及时启动了应急预案,开展了各项防控工作。主要防控措施如下:

(一)成立组织,建立联防联控工作机制

由市、区疾控中心及社区卫生服务中心,成立联合调查组,并获得区教育部门的支持,为本次疫情的控制提供了强有力的保障。

(二)积极开展流行病学调查,查找并控制可能暴露因素

对新发病例进行流行病学调查,采集肛拭子、环境标本、食品标本、从业人员标本等进行

检测,及时开展病原体检测,开展传播因素分析。

(三) 隔离传染源,防止疫情扩散

(1) 所有病例离校,并前往医疗机构就诊。

(2) 病例在症状消失 72 小时后方可返校。

(3) 病原学检测阳性的食堂从业人员在转阴后方可复工。

(四) 疫情监测

(1) 班主任每天对班内学生的健康状况进行监测,发现有身体不适的学生要求离校就诊,并将就诊记录发给学校卫生老师。

(2) 学校卫生老师每天对全校师生的健康状况进行汇总,报告社区卫生服务中心。

(五) 积极进行健康教育和正面宣传,积极做好风险沟通和信息发布

学校校长作为单位负责人,组织做好学校师生及家长的健康教育工作,同时开展舆情监测和风险沟通,防止媒体不实报道对疫情处置造成不利影响。具体措施如下:

(1) 印发诺如病毒防控宣传折页 1 500 份,发给全校师生。

(2) 在学校微信公众号发布诺如病毒防控科普文章。

(3) 利用中午休息时间组织学生学习诺如病毒防控知识。

(4) 对全校教职工培训校内发生呕吐时的正确处置方法。

❓ 问题

⑯ 一般应该如何评价防控效果?

第七部分　结语

诺如病毒感染是一种急性肠道传染病,以发病急,传播快,传播途径多样,波及范围广为特征,属于《中华人民共和国传染病防治法》规定的丙类传染病之一。常见的疫情防控方案及技术标准包括《诺如病毒感染暴发调查和预防控制技术指南(2015 版)》《上海市腹泻病综合监测方案(2016 版)》和《上海市诺如病毒感染性腹泻防控方案(2019 版)》等。

本次疫情是 H 区近年来发生的规模最大的诺如病毒感染暴发疫情。疫情发生后,各级政府和卫生、教育部门高度重视、积极应对、联防联控、依法科学应对,实行病例隔离、加强消毒、加强监测等措施控制疫情蔓延,疫情得到很快控制,为以后处置类似疫情积累了宝贵经验。教育机构是人群密集场所,腹泻病例排泄物的不当处置极易导致疫情迅速传播。需加强肠道传染病防治的宣教工作,提高教职员工和学生的自我防护意识。

(杨吉星、宋灿磊、潘浩)

案例 14　参考答案

问题 1: 作为传染病疫情接报人员,当接到报告时应了解哪些信息?

【参考答案】 (1) 病例具体的临床表现是什么,是否有重症病例,疫情波及范围,病例现况。

(2) 医疗机构、疾控部门、监督机构等做了哪些实验室检测工作,初步结果如何。

(3) 当地卫生行政部门、疾控机构对本起疫情的风险研判结果如何。

(4) 当地已经采取了哪些具体的防控措施。

(5) 事发地疾控机构卫生应急物资(消毒、采样、检测等)储备是否充足,是否需要协助。

(6) 该疫情是否已向当地政府部门报告。

(7) 报告人及联系方式。

问题2:能够引起呕吐、腹泻症状的常见病因有哪些?

【参考答案】　(1) 感染:①细菌及细菌毒素:霍乱弧菌、伤门菌、志贺菌、蜡样芽胞杆菌、副溶血性弧菌、大肠埃希菌(包括产志贺毒素大肠埃希菌,如 O157:H7)、小肠结肠炎耶尔森菌、空肠弯曲菌、产气荚膜梭菌等;②病毒:诺如病毒、札如病毒、轮状病毒、星状病毒;③寄生虫:隐孢子虫、贾第鞭毛虫、溶组织阿米巴、环孢子虫、粪类圆线虫、脊形管圆线虫。

(2) 毒物:重金属(镉、铜、锑、锡等)、蘑菇、鱼和贝类(拉美鱼肉毒)、杀虫剂、药物、硼酸等。

(3) 精神因素。

问题3:现场调查的主要工作步骤有哪些?

【参考答案】　现场调查步骤有:①现场准备;②核实诊断;③确定暴发的存在;④建立病例定义;⑤病例搜索和个案调查,并列出一览表;⑥开展描述流行病学分析(三间分布);⑦提出假设;⑧验证假设;⑨如果必要,重新考虑/修正假设和进行另外的研究;⑩实施控制和预防措施;⑪准备书面报告;⑫继续监测以便监控发病趋势和评价预防控制措施。

问题4:根据以上背景信息,开展现场调查需要做哪些准备工作?

【参考答案】　(1) 知识储备:根据病例的临床表现,初步临床检查结果查阅相关书籍与文献资料,如教科书、中国知网、万方数据库、PubMed 等网络资源。相关调查表及防控方案等。

(2) 人员准备:根据现场调查需求配备卫生行政人员、流行病学人员、临床医生、实验室检测人员、消杀和健康教育等人员。

(3) 物资准备:现场调查表格、笔记本电脑、采样试剂耗材、样本保存和运输装备、消杀药品器械、通信及取证设备和车辆等。

(4) 经费准备:保障现场调查人员差旅需求。

问题5:你认为一份完整的现场调查方案包括哪些内容?

【参考答案】　(1) 调查目的:为什么要调查,需要了解什么,调查结果有何用途。

(2) 调查方法:描述性分析、病例对照或队列研究。

(3) 调查区域:事件波及的范围。

(4) 调查对象与样本:事件累及的人群,根据调查需要可采取普查和抽样调查的方法;可能要采集的样本类型及数量等。

(5) 调查的时间与地点:调查起止时间,调查碰头会时间与地点。

(6) 调查项目:必需指标或内容,可选指标或内容,其他指标或内容。

(7) 样本采集与实验室检测:采集样本种类及数量,样本保存和运输;微生物学抗体检测、分离与鉴定、理化分析等。

(8) 分析方法:描述性分析、分析性研究,统计分析方法及软件的使用。

(9) 提交调查报告:报告的形式、内容、对象与份数等。

(10) 调查人员:按照专业技术分类人员列表。

(11) 控制措施:针对不同传播途径的传染病制定不同的控制措施。

问题6:还需要调查哪些基础信息?

【参考答案】　(1) 学校的饮食、饮水的供应情况。

（2）学校食堂从业人员近期的健康状况。

（3）学校周边有没有相似病例的报告，或附近医疗机构近期病例数明显上升。

（4）近期学校集体活动的举办情况。

（5）发病学生外出就餐、聚餐及类似病例接触情况。

（6）学校及各楼层平面布局图。

（7）学校日常预防性消毒和终末消毒情况。

（8）学校缺勤缺课及原因追踪情况。

问题7：病例定义如何分类？在制定病例定义时需要注意哪些关键信息？

【参考答案】 根据现场调查的需要，病例定义一般包括疑似病例定义、临床诊断病例定义和确诊病例定义。病例定义一般包含事件发生的时间、地点、波及的人群、具备的危险因素或流行病学接触史等信息，同时需要考虑将临床症状信息与针对病因的实验室检测信息纳入。

问题8：制定病例定义过程中如何把握灵敏性与特异性？

【参考答案】 制定病例定义过程中需要考虑定义的灵敏性与特异性，当病例定义较为宽泛时，纳入的病例数较多易将非病例纳入；当病例定义较为严格时，纳入的病例数较少易将真正的病例排除在标准之外，因此在病例定义的制定过程中需要考虑灵敏性和特异性的问题，常用的做法是前期调查过程中可提高病例定义的灵敏性，制定较为宽泛的定义，尽可能多地将真正的病例纳入调查范围，随着调查的深入可适时修正病例定义，达到灵敏性与特异性的平衡。

问题9：流行曲线的制作要点？

【参考答案】 流行曲线是表明病例发病时间的分布的曲线图。以横坐标为时间尺度，纵坐标为病例数，把各单位时间内（小时、日、周、月或年）发生的病例数标记在相应的位置上，一般为直方图。流行曲线横坐标轴间距为 $1/8\sim1/3$ 潜伏期，最大不超过 $1/2$ 潜伏期。如甲肝潜伏期 30 天，则横坐标间隔为 4 天。流行曲线前留白 $1\sim2$ 个潜伏期，调查完结后，无新发病例，横坐标延长 $1\sim2$ 个潜伏期；调查中，则横坐标截至调查时间，不延长。另可在流行曲线中标明重要时间与事件信息，如首发病例发病时间、发病后参加集体活动情况及采取控制措施的内容和时间等。

问题10：如何对此次疫情进行溯源调查？

【参考答案】 为查找传染源，应采集病例、密切接触者、餐饮从业人员粪便、水、食品、餐具及环境标本进行病原菌分离培养。

问题11：感染来源调查的思路是什么？

【参考答案】 呕吐和腹泻为主要症状的肠道传染病主要通过水源性、食源性、密切接触传播，个别病毒感染引起的呕吐腹泻病例可经气溶胶传播。故本起疫情调查从水源、食源、密切接触和气溶胶传播 4 个方面开展。

（1）围绕水源性，可对病例的发病时间、发病地点、病例发病前饮用水情况、管网供水分布情况、疫源检索结果等，综合判断是否为水源性暴发。

（2）探明食源性，需调查病例发病前 3 天就餐史、就餐时间、餐次、就餐食品、食品加工烹饪流程、就餐地点（餐馆、排档）的卫生学调查和疫源检索结果，通过描述流行病学提出病因假设，同时还需对发病人群与未发病人群进行病例对照研究，进一步验证病因假设。

（3）密接接触暴露可以了解发病学生的座位、宿舍、校车是否相对集中，或者曾经开展集体活动，以及毛巾、水杯、餐具的消毒和共用情况等。

（4）气溶胶暴露可以调查疫情发生前期教室、宿舍、校车、厕所等人员密集的场所，是否有病例呕吐、腹泻等情况发生，如病例呕吐后是否使用呕吐处理包规范处置呕吐物，是否使用卫生洁具擦拭呕吐物，以及卫生洁具擦拭后是否消毒及不同楼层、不同区域混用等。

问题12：开展卫生学调查时需要重点调查哪些内容？

【参考答案】　卫生学调查的重点内容如下。

（1）开展涉事餐饮企业负责人、从事餐饮加工人员的定性访谈，包括工作人员及家属健康状况，生产、加工过程中个人卫生防护情况等。

（2）针对涉及的可能的可疑食品开展溯源调查。

（3）针对可疑食品原材料保藏、加工制作方式，成品储存、运送进行调查，明确危险环节。

（4）对涉事餐饮企业从业人员标本、采集可疑食品及其可能污染物品样本并进行实验室检测。

问题 13：应该采集哪些标本以明确病原体？

【参考答案】　应对学校的饮用水、近 3 天的剩余食品、留样食品、半成品、食品原料、操作环节、从业人员、病例、公共环境、密切接触者等人员和环境的标本开展病原学检测。

问题 14：根据以上检测结果，你认为引起本次疫情最可能的病原体是什么？

【参考答案】　综合病例流行病学史、临床症状、潜伏期和病原学检测结果，判断本次疫情由诺如病毒感染引起，传播途径为气溶胶传播和密切接触传播。肛拭标本中金黄色葡萄球菌检出，可能为无症状携带，不建议只要有阳性标本检出就认为是引起疫情的病原，应综合研判。

问题 15：在当前情况下，如何采取疫情防控措施？

【参考答案】　防控应主要采取以下措施：①隔离治疗病例；②密切接触者追踪及隔离观察；③加强学校疫情期间预防性消毒，病例涉及班级终末消毒及随时消毒；④进一步开展流行病学调查，查找并控制可能暴露因素；⑤对病原学检测阳性的人员暂停上岗上课，防止疫情扩散；⑥疫情期间暂停集体活动，并加强学校全日医学观察和报告；⑦食品安全监管；⑧饮水安全保障；⑨规范医疗机构肠道门诊工作；⑩积极开展健康教育，做好风险沟通和信息发布。

问题 16：一般应该如何评价防控效果？

【参考答案】　防控效果评价应从以下几个方面进行：①措施采取后，疫情有无快速下降，经过最长潜伏期是否有新发病例出现；②有无出现死亡病例；③疫情有无传播到其他社区；④社会是否稳定，群众有无恐慌。

案例 **15**
一例伤寒性骨髓炎病例疫情的调查与处置

　　　　　　　　　　　　· 学习目的 ·

　通过本案例的学习,学员应能够:
□掌握感染病例的临床症状、体征和流行病学特点。
□掌握感染病例现场流行病学调查思路。
□熟悉感染病例采样、检测及诊断方法。
培训时长　4学时
培训方法　讲解、讨论

第一部分　背景

　　2018 年 3 月 23 日 12 时,S 市 H 区疾病预防控制中心(以下简称"疾控中心")接到市 A 医院电话报告"医院收治一例由 HM 医院用救护车转运而来肺炎病例",病例美国籍,男性,66 岁,入院时发热 39.5℃,血常规:白细胞 3×10^9,中性粒细胞 45.5%,淋巴细胞 54.5%。胸部 CT 检查示:双肺轻度肺炎。3 月 17 日 19 时病例因腹痛,血压下降明显(70/40 mmHg),由 HM 医院转至 S 市 A 医院国际医学保健中心(IMCC)病房,腹部 CT 显示:胸 12 及腰 2 椎体破坏,胸 9 及胸 10 右侧边界不清,轻度强化肿块。腰 2 椎体前缘股皮质隆起,提示腰 2 椎体骨折可能。3 月 18 日凌晨病例转至 ICU 病房,当天体温最高 40℃。市 A 医院入院诊断:①感染性休克,②胸腰椎体破坏,③不明原因肺炎可能,并予以补液、抗感染等对症治疗。

❓ 问题

❶ 此时市 A 医院应采取哪些措施? 依据是什么?

❷ 何为不明原因肺炎病例?

❸ 应采集病例哪些类型标本开展检测?

❹ 实验室应该开展哪些项目检测?

第二部分　现场调查

（一）发病和就诊情况调查

区疾控中心接报告后，立即组织人员到医院开展流行病学调查和标本采样工作。病例自述自 2015 年开始到 F 省 W 州某大学任教，居住在学校校园内。平日在学校食堂就餐，饮用桶装水或瓶装水。2018 年 2 月 16～22 日病例同家人（妻子、儿子）乘坐动车至 F 州旅游，自述期间曾食用海水产品、烧烤类食物。回 W 州后不久（具体日期不详）病例出现恶心、呕吐、腹泻、高热等症状，自行服用抗生素治疗并居家休息，未就诊。病例平时与妻子、儿子共同生活居住，目前病例家属未出现不适症状。3 月 14 日病例因背部疼痛，妻子陪同由 F 州至 S 市 HM 医院就诊，该院予以止疼药等药物对症治疗。17 日 19 时病例因腹痛，血压下降明显（70/40 mmHg），由 HM 医院转至 S 市第 A 医院 IMCC 病房。入院诊断：①感染性休克；②胆道感染？③胸、腰椎体破坏。

（二）标本采集情况

3 月 23 日 13 时市 A 医院采集病例鼻咽拭子和血标本送区疾控中心开展检测。23 日 17 时，区疾控中心流感网络实验室检测该病例鼻咽拭子标本甲、乙型通用引物均为阴性，新甲 H1、季 H3、H5、H7 亚型流感监测也均为阴性。血清标本甲乙型流感抗原检测均为阴性。随后区疾控中心将原始剩余标本送市疾控中心开展 H5/H7/H9 亚型流感病毒、SARS - CoV 和 MERS - CoV 的病原学检测，结果均为阴性。

3 月 24 日 18 时 H 区卫计委组织区临床专家组对此病例进行专家会诊，结合病例流行病学调查情况、病原学检测结果和临床表现，排除不明原因肺炎可能。

❓ 问题

❺ 为明确病因，市 A 医院此时还应该采集哪些标本开展哪些检查？

❻ 此时实验室应该开展哪些项目检测？

市 A 医院 3 月 23 日 20 时采集病例粪便送区疾控中心开展霍乱弧菌、志贺菌、副溶血弧菌、沙门菌、空肠弯曲菌等肠道致病菌和肠道腺病毒、诺如、轮状、札如、星状病毒的检测。同时采集血标本在院内开展血培养和肥达实验检测。医院检查病例血清嗜肺军团菌、肺炎支原体、Q 热立克次体、肺炎衣原体、腺病毒、呼吸道合胞病毒、甲型流感病毒、乙型流感病毒、副流感病毒 1、2、3 型的 IgM 抗体均为阴性。

3 月 30 日区疾控中心病例粪便标本检测结果为伤寒沙门菌培养阳性。市 A 医院病例血标本培养结果伤寒沙门菌阳性，肥达实验 1∶160 阳性（图 15 - 1）。

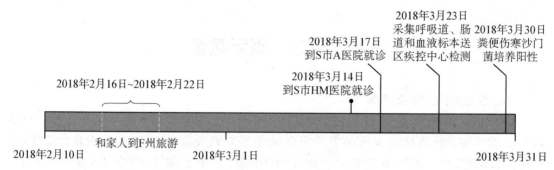

图 15 - 1 病例发病、就诊、检测经过时间序列图

? 问题

❼ 此时能否对本例病例进行明确诊断?

❽ 伤寒沙门菌感染的主要症状?

❾ 伤寒沙门菌感染的诊断标准?

3月30日区疾控中心对当前收集到的资料进行整理分析后,撰写了初步调查报告,发送给区卫计委及市疾控中心,进行书面报告。

? 问题

❿ 调查报告分哪几种类型? 初步调查报告有哪些要求?

⓫ 伤寒沙门菌感染的治疗?

第三部分　防控措施

一、疫情性质与风险研判

根据流行病学调查,本起疫情的感染来源基本判断为病例在外出旅游时所致的食源性感染。发病后病例未进行规范有效治疗,导致病菌进入血液,造成全身性感染,随后在骨髓内繁殖,造成椎骨损伤。

二、防控措施

市 A 医院对病例进行泰能(注射用亚胺培南西司他丁钠)、替考拉宁(太古霉素)抗生素抗感染,可威(磷酸奥司他韦颗粒)抗病毒,去甲肾上腺素升压,输血等治疗,病例病情逐渐平稳,并根据病情开展对症治疗和支持治疗。

骨髓穿刺涂片显示有核细胞计数 $60\sim100/hp$,整个涂片细胞数明显增加,粒系明显增生,红系增生明显活跃,巨核系统增生明显,全片＞100个;骨髓流式未见异常表达细胞群,骨髓病理提示骨髓造血组织增生明显活跃,粒系增生活跃,嗜酸性粒细胞增多,红系轻度增生,巨核细胞数大致正常,浆细胞未见明显增多,提示感染性骨髓象。病理诊断:非霍奇金淋巴瘤(弥漫性大B细胞性IVB)。

3月17日生化检查天冬氨酸氨基转移酶114.00 U/L↑,乳酸脱氢酶＞2 150.00 U/L↑,肌酸激酶58.0 U/L,谷丙转氨酶61.0 U/L,r–谷氨酰转肽酶178.0 U/L↑,碱性磷酸酶289.00 U/L↑,总胆红素102.00 μmol/L↑,肌酐158.9 μmol/L↑,尿素12.41 mmol/L↑,尿酸468 μmol/L,血糖2.9 mmol/L↓,总蛋白57.80 g/L↓,白蛋白27.9 g/L↓,球蛋白29.9 g/L↓,白球比0.93↓。

4月16日生化检查天冬氨酸氨基转移酶34.00 U/L,乳酸脱氢酶＞2 150.00 U/L↑,肌酸激酶58.0 U/L,谷丙转氨酶22.0 U/L,r–谷氨酰转肽酶83.0 U/L↑,碱性磷酸酶289.00 U/L↑,总胆红素102.00 μmol/L↑,肌酐56.9 μmol/L↓,尿素3.33 mmol/L↑,尿酸151 μmol/L↓,血糖5.3 mmol/L,总蛋白67.60 g/L,白蛋白32.4 g/L↓,球蛋白35.2 g/L↓,白球比0.92↓。

5月31日生化检查天冬氨酸氨基转移酶13.9 U/L,乳酸脱氢酶320 U/L↑,肌酸激酶58.0 U/L,谷丙转氨酶20.9 U/L,r–谷氨酰转肽酶79.0 U/L↑,碱性磷酸酶166 U/L↑,总胆红素14.7 μmol/L,血清直接胆红素7.1 μmol/L,肌酐38 μmol/L↓,尿素5.8 mmol/L↑,尿酸151 μmol/L↓,血糖5.3 mmol/L,总蛋白67.60 g/L,白蛋白40.6 g/L,球蛋白22.0 g/L,白球比1.85。

3月31日、4月11日、4月13日3次粪便、血液和骨髓细菌培养均为阴性。

6月12日病例症状好转出院,出院诊断:①非霍奇金淋巴瘤;②伤寒;③败血症;④高血压病。

❓ 问题

⓬ 针对伤寒沙门菌感染有哪些防控措施?

第四部分 结语

由伤寒杆菌引起的化脓性脊柱炎是伤寒罕见的并发症。尽管有研究报道伤寒性骨髓炎发生在脊柱,但大多数病变位于腰椎和颈椎。伤寒杆菌性骨髓炎是伤寒杆菌所致的骨感染,大多发生在伤寒病痊愈后数周或数月,也有在病后一至数年才发生感染。其发病病理机制为伤寒或副伤寒杆菌由肠道进入血液后,骨髓网状内皮细胞摄取病菌较多,存在时间较长,如治疗不彻底,则可能在后期形成骨髓炎。其诊断主要依据是有伤寒病史,临床表现,影像学检查,血液或脓液细菌学培养及血清凝集反应。

📖 **参考文献**

[1] 杜浏学,张礼仁,刘家明,等.伤寒性脊柱炎误诊胸椎结核1例[J].南昌大学学报(医学版),2021,

61(4):100-102.

[2] 周永德.伤寒性骨髓炎1例报告[J].中国医科大学学报,1977,(4):51+50.

[3] 马炳光,杨维权,江祖威.伤寒菌性骨髓炎1例报告[J].华南国防医学杂志,1993,(2):158-159.

[4] 陈军,吴显阳.伤寒性脊柱炎1例[J].中国临床医学影像杂志,2004,(11):660.

[5] 李俊,霍娜,王艳,等.伤寒杆菌致脊柱骨髓炎并椎旁脓肿一例[J].中华传染病杂志,2015,33(7):402.

（杨吉星、宋灿磊）

案例 15　参考答案

问题1：此时市A医院应采取哪些措施？依据是什么？

【参考答案】　市A医院的医务人员发现符合监测病例定义的病例后,进行院内专家组会诊,在做好病例救治的同时,应询问病例的流行病学史,填写不明原因肺炎病例个案报告卡,以"临床诊断病例"类型在24小时内进行网络直报。并向市卫生行政部门建议组织市级专家组会诊。

依据《全国不明原因肺炎病例监测、排查和管理方案》(2013年修订版)、《人感染H7N9禽流感诊疗方案(2014年版)》《人感染H7N9禽流感疫情防控方案(第三版)》。

问题2：何为不明原因肺炎病例？

【参考答案】　根据《全国不明原因肺炎病例监测、排查和管理方案》(2013年修订版),同时符合以下4个条件的判定为不明原因肺炎病例:①发热(腋下体温≥38℃);②具有肺炎的影像学特征;③发病早期白细胞总数降低或正常,或淋巴细胞分类计数减少;④不能从临床或实验室角度诊断为常见病原所致的肺炎。

问题3：应采集病例哪些类型标本开展检测？

【参考答案】　当医务人员怀疑病例感染禽流感病毒时,应及时采集病例的相关临床样本,包括病例的鼻咽拭子、下呼吸道标本(如气管分泌物、气管吸取物)、血清和全血标本等。应尽量采集病例发病早期(抗病毒治疗前)的呼吸道标本(尤其是下呼吸道标本)和发病7天内急性期血清以及间隔2～4周的恢复期血清。为保证标本检测质量,采集的每份标本分为3管备用。

没有条件开展核酸检测的医疗机构应当尽快利用快速抗原检测试剂进行甲型流感病毒抗原检测,并将甲型流感病毒抗原检测阳性的标本送当地流感监测网络实验室进一步开展禽流感病毒核酸检测。标本采集、包装、运送等应当严格按照《可感染人类的高致病性病原微生物菌(毒)种或样本运输管理规定》(原卫生部令第45号)等生物安全相关规定执行(在4℃条件下,24小时内运送到当地疾控机构流感监测网络实验室进行检测)。

问题4：实验室应该开展哪些项目检测？

【参考答案】　地市级流感监测网络实验室收到标本后24小时内,立即对呼吸道标本开展甲、乙型流感病毒通用引物、季节性流感病毒亚型分型或H5/H7/H9亚型的检测。

如结果为甲型流感通用引物阳性,且H5/H7/H9之一阳性,或季节性流感病毒亚型分型及H5/H7/H9均为阴性,应立即将其中两管呼吸道相关原始标本送省级流感监测网络实验室。

若地市级流感监测网络实验室检测结果为甲型流感和乙型流感通用引物均阴性,应立即将两管原始呼吸道标本送省级流感监测网络实验室。省级实验室立即对其中一管进行H5/H7/H9亚型流感病毒、SARS-CoV和MERS-CoV的病原学检测。

问题5：为明确病因,市A医院此时还应该采集哪些标本开展哪些检查？

【参考答案】　在尚未明确具体病因的情况下,应根据病例有发热、肺炎、腹痛、胸腰椎体破坏等临床表现,考虑其他的呼吸道病原体感染、肠道病原体感染,所以可以采集鼻咽拭子、痰液、肺泡灌洗液、粪便、全血等标本开展全面的检查。

问题 6: 此时实验室应该开展哪些项目检测?

【参考答案】 采集的鼻咽拭子、痰液、肺泡灌洗液等呼吸道标本在排除了流感、SARS‐CoV 和 MERS‐CoV 的情况下,还可以开展呼吸道合胞病毒、腺病毒、鼻病毒、副流感病毒、冠状病毒、偏肺病毒、博卡病毒等常见呼吸道病毒和结核杆菌、肺炎克雷伯杆菌、金黄色葡萄球菌、军团菌、肺炎链球菌、溶血性链球菌、流感嗜血杆菌、铜绿假单胞菌、肺炎支原体、肺炎衣原体等病原体检测。

采集病例粪便送区疾控中心开展霍乱弧菌、伤寒/副伤寒沙门菌、其他沙门菌、志贺菌、副溶血性弧菌、空肠弯曲菌、致病性大肠杆菌等肠道致病菌和肠道腺病毒、诺如、轮状、札如、星状病毒的检测。

血标本在院内开展血培养和肥达实验检测、血沉、特异性血清抗体和免疫指标的检测。

问题 7: 此时能否对本例病例进行明确诊断?

【参考答案】 根据病例发病早期有发热、恶心、呕吐、腹泻等临床表现,粪便和血标本均培养出伤寒沙门菌,肥达实验阳性,可以明确病例感染了伤寒沙门菌肠炎伴沙门菌骨髓炎。

问题 8: 伤寒沙门菌感染的主要症状?

【参考答案】 病菌由消化道侵入机体,进入血液繁殖造成菌血症,释放内毒素,从而产生临床症状。典型临床症状包括持续性高热、玫瑰疹、相对缓脉、肝脾肿大及表情淡漠等特征。近年来,临床症状表现呈不典型和轻症化,伤寒面容和玫瑰疹已属少见。病例的临床症状因感染菌量、疫苗接种史、个体差异等因素的影响而表现的严重程度和预后不一。

除了典型症状外,根据病程又可分为轻型、暴发型、迁延型和逍遥型 4 种。

(1) 轻型:多见于接受预防接种后、病程早期接受有效抗生素的治疗者和年幼儿童。体温一般在 38℃ 左右,全身症状轻,病程短,1~2 周即可恢复,易漏诊和误诊。

(2) 暴发型:起病急,毒血症状重,有畏寒、高热、休克、昏迷等表现。常有中毒性心肌炎、中毒性脑病、中毒性肝炎、弥漫性血管内凝血能并发症。

(3) 迁延型:起病早期表现同普通型、但由于人体免疫功能低下,发热持续不退,热程在 5 周以上甚至数月,热型呈弛张型或间歇型,肝脾肿大较为显著。

(4) 逍遥型:病初症状轻,多数病例正常工作或生活,常因突然发生肠出血或肠穿孔才获诊断。

伤寒沙门菌感染的典型临床表现包括:

(1) 发热。感染沙门菌后,病例会经历 1~2 周的潜伏期,发病时会出现高热症状,常常伴有畏寒。病例体温可超过 40℃。

(2) 腹痛。病例会出现弥漫性腹痛,有时疼痛局限于右下腹,伴有腹泻或便秘。如果是暴发性,病例会出现剧烈腹痛,严重时发生脱水、电解质紊乱、尿闭等症状。

(3) 皮疹。超过一半的病例会出现皮疹,皮疹主要出现在胸腹部和肩背部,表现为淡红色,用手按压会褪色,可在 2~4 天内自行消失。

(4) 咳嗽。病例在发病初期会出现咳嗽症状,通常是干咳,伴有咽痛。

(5) 神经症状。如果没有及时进行治疗,病例还会出现神经症状,表现为反应迟钝、表情淡漠等。

(6) 并发症。这种病的危害性不小,部分病例会出现严重的并发症,比如肠穿孔、中毒性肝炎、肠出血等,具体表现为便血、剧烈腹痛、心悸、心律失常等。

问题 9: 伤寒沙门菌感染的诊断标准?

【参考答案】 诊断标准:

(1) 流行病学史:①发病前 30 天内曾到过或生活在伤寒流行区;②有伤寒病例或带菌者密切接触史;③有不洁饮食史。

(2) 临床表现:不明原因肺炎持续发热:特殊中毒面容(表情淡漠、呆滞),相对缓脉,皮肤玫瑰疹,肝脾肿大。

(3) 实验室检测:①外周血白细胞总数低下、嗜酸性粒细胞减少或消失;②肥达反应阳性,O抗体凝集≥1:80,H抗体凝集效价≥1:160;③恢复期血清中特异性抗体效价急性期血清特异性抗体效价增高4倍以上;④从血、骨髓、粪便中任一标本分离到伤寒沙门菌。

病例分类:

(1) 疑似病例:在伤寒、副伤寒流行地区,不明原因持续发热或反复发热3天或以上,体温≥30℃,伴头痛、乏力、腹部不适等症状,但实验室检验结果尚未明确的病例。

(2) 临床诊断病例:符合以下临床症状和实验室检查的病例作为临床诊断病例:不明原因发热或反复发热5天及以上,体温≥39℃,头痛、全身乏力、表情淡漠、相对缓脉,伴消化道症状或皮肤充血或多系统受累表现,白细胞总数低或正常。

(3) 确诊病例:临床诊断病例如有以下项目之一者,即为确诊病例:①从血、粪便、骨髓、尿等任一标本分离到伤寒沙门菌;②肥达反应阳性,O抗体凝集效价≥1:80,H抗体凝集效价≥1:160,恢复期血清效价4倍以上增高。

问题10:调查报告分哪几种类型? 初步调查报告有哪些要求?

【参考答案】 初次报告、进程报告、阶段报告、结案报告等。初步调查报告要求快速、简明,内容上主要阐明:"发生了什么?""目前情况如何?""初步怀疑的病因及来源""疫情是否会进一步扩散""已采取的措施及下一步安排"等。

问题11:伤寒沙门菌感染的治疗?

【参考答案】 (1) 一般治疗。主要方法是让病例卧床休息,而且一定要做好相关的隔离工作。在病例发病的早期要注意给予病例一些容易消化的流质食物或者是半流质食物,要等到病例的病情逐渐好转恢复之后才能给予正常的饮食,因此相关的护理措施必不可少。

(2) 对症治疗。有些病例在感染伤寒沙门菌之后会出现明显的腹部疼痛以及恶心呕吐的症状。面对这种症状的发生,我们可以通过皮下注射给予阿托品或者是口服适量普鲁辛的方式缓解这种不适症状。对于那种呕吐剧烈无法正常进行或者是腹泻异常频繁的病例,我们应该使用静脉滴注一定浓度的葡萄糖生理盐水的方式进行治疗。

(3) 病原治疗。病原治疗主要是应用抗生素进行相关的治疗,常用的药物有喹诺酮类药物、阿奇霉素、头孢菌素、氨苄青霉素等,必须按照疗程全程(3周)用药,要定时进行粪便培养,连续两次呈阴性后才能解除隔离。

问题12:针对伤寒沙门菌感染有哪些防控措施?

【参考答案】 伤寒沙门菌感染作为一种肠道传染病,属于我国法定乙类传染病。实施以隔离传染源和切断传播途径为主的综合措施。首先应对病例、病原携带者进行隔离治疗,调离涉及食品、饮水生产的重点工作岗位。在发病率较高或近期尚缺乏安全供水的地区,应采取以切断传播途径为主导的措施,发病率低的地区或安全供水已得到保证的地区,应采取以控制传染源为主导的措施。

(1) 开展健康教育,使居民知晓、掌握肠道传染病和食源性疾病的危害和预防措施,养成良好的卫生习惯,制作食物时应生熟分开,对肉类和海鲜要做到烧熟煮透,正确加工和储存制作好的熟食。

(2) 对到医疗机构就诊的可疑病例,开展病原学检测,做到早发现、早诊断、早隔离、早治疗,并要求确诊病例全程规范地完成治疗疗程,防止病情的恶化和迁延不愈。

(3) 开展食品和外环境的监测,对检测到沙门菌污染的食品及时通报相关部门,进行查封和销毁。

案例 16

一起幼儿园
手足口病暴发疫情的调查与处置

· 学习目的 ·

通过本案例的学习,学员应能够:
☐ 以手足口病暴发疫情为例,了解现场调查计划制订的内容。
☐ 熟悉现场调查的重点内容。
☐ 熟悉描述性流行病学在现场调查中的应用。
☐ 熟悉集体单位传染病暴发疫情的调查过程。
培训时长 4 学时
培训方法 讲解、讨论

第一部分 事件发现及报告

2014 年 3 月 18 日,S 市 J 区疾病预防控制中心(以下简称"疾控中心")接辖区中心医院电话报告,该院儿科门诊收治入院的 1 名疑似手足口病患儿发生死亡。

❓ 问题

❶ 区疾控中心疫情接报过程中应注重询问、记录哪些问题?

区疾控中心值班人员接报、登记后立即向当天应急值班分管领导、传染病防制科科长报告,并通知当天应急值班人员做好相关准备工作。

❓ 问题

❷ 区疾控中心疫情接报后如何处置?

8 时 30 分,J 区疾控中心应急队员做好应急物资和人员准备后,立即赶赴现场,开展流行病学调查和处置工作。

> **？问题**
>
> ❸ 区疾控中心到达现场前应该做哪些准备工作？

第二部分　病例调查核实

> **？问题**
>
> ❹ 区疾控中心到达医院后，你认为首先应该做什么工作？
> ❺ 病例核实诊断包括哪些内容？

病例核实：患儿刘某某，男，2011 年 7 月 13 日出生，J 区 M 幼儿园小班幼儿。2014 年 3 月 16 日上午，患儿出现乏力等不适症状；17 日 16 时 45 分，因"发热 2 天"至区中心医院急诊室就诊，诊断为"上呼吸道感染"，予以头孢呋辛抗感染治疗，经输液治疗后回家。18 日 9 时 13 分，患儿因体温反复，呕吐 2～3 次，再次至区中心医院复诊，诊断为"上呼吸道感染、呕吐"，腹部 B 超未见明显异常包块，予以头孢呋辛抗感染输液治疗；当日 13 时 58 分，患儿补液复诊，仍有发热，腋温 39.2℃，双下肢乏力，予以托恩口服退热；14 时 12 分，患儿气促明显，伴面色青紫，无抽搐，诉不能站立，再次到门诊，无明显手、足、口部疱疹，考虑"支气管炎、肺炎？"，予以吸氧、吸痰；14 时 40 分，患儿出现呕吐，呕吐物含鲜红色血液，腋温 38.4℃，即入抢救室；14 时 45 分，患儿出现抽搐 1 次，予以地西泮 5mg 静推止痉；14 时 50 分，患儿即刻出现心脏骤停、呼吸停止，予以肾上腺素静推；15 时 15 分患儿仍无自主心率；15 时 54 分，宣告临床死亡。3 月 21 日经市级专家会诊为"手足口病重症病例"。

> **？问题**
>
> ❻ 根据上述病例核实情况，手足口病重症病例调查需调查哪些方面的信息？

第三部分　疫情监测

针对患儿所在的 M 幼儿园开展手足口病疫情应急监测，要求 M 幼儿园所在的 J 镇社区卫生服务中心（以下简称"J 社区"）对该幼儿园开展每日健康监测。患儿赵某，4 岁，小班幼儿，3 月 17 日发病，无明显手、足、口部疱疹，3 月 20 日 20 时 10 分宣告临床死亡，3 月 21 日经市级专家会诊为"手足口病重症病例"。

该幼儿园自 2014 年 3 月 16 日至 3 月 21 日累计报告 4 例手足口病病例，其中 2 例死亡，J 区疾控中心再次组织流行病学调查人员会同 J 社区人员赶赴现场开展调查处置。

? 问题

⑦ 阐述手足口病聚集性疫情和暴发疫情的标准?

⑧ 现场应该开展哪些调查工作?

J 区疾控中心对所有疫情相关病例开展个案调查,并对疫情涉及幼儿园开展调查。

? 问题

⑨ 病例个案调查表一般包括哪些内容?

第四部分　调查与处置

该幼儿园共有 4 个班级,其中小班 1 个、中班 2 个、大班 1 个;共有幼儿 158 名,其中男性 83 名、女性 75 名;教职员工 9 名,保健老师由院长兼任,幼儿园招收 2～5 岁外来务工人员子女。该幼儿园为两层楼建筑,一楼为小班(40 人)、中(1)班(36 人),二楼为中(2)班(38 人)、大班(44 人),每层楼设一个卫生间,为该楼层两个班级共用。各班级有独立教室及午睡室,午睡室面积较小,人员密度较大。午餐统一供应,班级内用餐。饮水为烧开的自来水,饮水杯均为混用;幼儿园为幼儿提供毛巾,但幼儿毛巾混用。该幼儿园无住宿生、无校车接送,近期未举办集体活动。M 幼儿园平时开展晨检、全日健康观察和缺勤缺课追踪工作,日常预防性消毒工作按要求开展,消毒剂浓度符合要求。但晨检和健康观察工作存在漏洞,存在幼儿出现可疑症状后仍入园上课的情况。4 例患儿散在分布在 3 个班,其中小班发病 2 例,中(1)班 1 例,中(2)班 1 例。

第五部分　疫情进展及处置分析

截至 3 月 31 日,该幼儿园累计报告手足口病病例 18 例。男性 11 例,女性 7 例;所有班级均有病例报告,其中小班发病 13 例,中(1)班 1 例,中(2)班 3 例,大班 1 例。发病时间分布为:3 月 16 日 1 例,3 月 17 日 1 例,3 月 20 日 1 例,3 月 21 日 1 例,3 月 22 日 3 例,3 月 23 日 2 例,3 月 24 日 2 例,3 月 25 日 4 例,3 月 26 日 2 例及 28 日 1 例。18 例患儿中 12 例出现手部疱疹症状,占 66.67%;足部有疱疹 8 例,出现口腔溃疡 8 例,手、足、口部均出现疱疹 4 例,2 例重症患儿无明显手、足、口部疱疹,均出现高热(体温>38.0℃)、呕吐伴抽搐等症状。

? 问题

⑩ 以上关于病例分布的描述是否有不完整的地方? 如有,请指出,并说出理由。

⑪ 根据发病时间,对病例时间分布开展分析,并绘制发病时间的流行曲线。

通过病例发病时间分布分析发现,该疫情呈典型的点源暴露特征。

❓ 问题

⑫ 根据病例班级分布情况,如何开展班级分布描述性分析?

⑬ 根据病例人群分布特征,如何开展人群分布描述性分析?

经统计,截至 3 月 31 日,18 例患儿中轻症 16 例,重症 2 例。16 例轻症患儿中,12 例出现手部疱疹症状,占 75.00%;足部有疱疹 8 例,占 50.00%;8 例出现口腔溃疡,占 50.00%;手、足、口部均出现疱疹 4 例,占 25.00%。2 例重症患儿均无明显手、足、口部疱疹,均出现高烧(体温>38.0℃)、呕吐伴抽搐等症状(表 16-1)。

表 16-1 幼儿园手足口病症状分布

临床症状	轻症		重症	
	例数($n = 16$)	百分比(%)	例数($n = 2$)	百分比(%)
手部疱疹	12	75.0	0	0.0
足部疱疹	8	50.0	0	0.0
口腔疱疹	8	50.0	0	0.0
手足口疱疹	4	25.0	0	0.0
发热(体温>38℃)	0	0.0	2	100.0
呕吐	0	0.0	2	100.0
抽搐	0	0.0	2	100.0

所有病例中,16 例轻症病例主要表现为手、足和口腔疱疹;2 例重症病例无四肢及口腔黏膜疱疹,伴有高热和惊厥症状。

❓ 问题

⑭ 从以上信息是否可以判断该起疫情的性质?为什么?

第六部分　采样采集及实验室检测

❓ 问题

⑮ 针对本起手足口病暴发疫情,现场应采集何种样本?具体开展哪些病原体检测?

J 区疾控中心共采集相关样本 79 份,其中死亡患儿肛拭子 1 份、10 例患儿咽拭子和粪便样本各 10 份、9 名教职工肛拭子样本 9 份,班级内玩具等环境样本 25 份,其他未发病儿童咽拭子和粪便样本各 12 份。实验室检测结果:死亡患儿肛拭子、7 例患儿咽拭子和肛拭子混合样本及 6 份发病班级内环境样本,EV71 核酸检测结果均为阳性。

> **❓ 问题**
>
> ⓰ 请结合流行病学调查结果和实验室检测结果给出调查结论,并分析其发生的原因。

第七部分　突发公共卫生事件报告

3 月 26 日经 J 区卫计委专家组风险评估认为本起手足口病暴发疫情为一起突发公共卫生事件(未定级),进行网络直报。

> **❓ 问题**
>
> ⓱ 该起事件为什么要报告突发公共卫生事件? 报告突发公共卫生事件应注意哪些?

J 区卫计委组织专家开展研判和风险评估,判定该事件为突发公共卫生事件,级别为未分级,由区疾控中心在规定时限内进行网络直报。

针对本起疫情,区疾控中心现场流调人员采取边调查、边控制的疫情处置策略,采取了如下控制措施。

(1) 关班关园停课:建议发病班级实施停课两周的控制措施;3 月 26 日该园 1 周累计发病 10 例,按照《手足口病聚集性和暴发疫情处置工作规范(2012 版)》中暴发疫情处置的规定,建议该园 3 月 26 日至 4 月 8 日关园。

(2) 加强医学观察:要求该园及其所在辖区内社区卫生服务中心落实居家儿童为期两周的医学观察,一旦出现发热、手足皮疹等手足口病疑似症状及时就诊。

(3) 加强医疗机构疾病监测:各医疗机构加强看护点前来就诊儿童临床诊断与治疗,对疑似、临床诊断的手足口病病例及时报告区疾控中心。

(4) 规范开展终末消毒和预防性消毒:对该幼儿园内、外环境开展终末消毒,使用浓度为 2 000 mg/L 的含氯消毒剂,疫点随时消毒,并指导开展预防性消毒。

(5) 加强督导检查:区卫计委和教育局组织人员加强对辖区内所有幼儿园开展手足口病防控措施落实情况检查与督导。

(6) 加强健康教育和科普宣传:对教师和家长开展手足口病预防知识的健康教育和宣传,充分利用电视、微博、网站、张贴海报、发放宣传单等各种形式,普及手足口病预防知识。

> **❓ 问题**
>
> ⓲ 本次疫情调查处置局限性有哪些?

在采取上述措施后,经过1个最长潜伏期,既往病例均已康复,且该幼儿园未报告新发病例,辖区内其他学校及幼托机构未报告聚集性手足口病疫情,顺利结案。

📖 参考文献

[1] 卫生健康委办公厅.手足口病诊疗指南(2018年版)[EB/OL].[2018-5-15].http://www.gov.cn/zhengce/zhengceku/2018-12/31/content_5435156.html.

[2] 卫生部办公厅.国家突发公共卫生事件相关信息报告管理工作规范(试行)[EB/OL].[2005-12-27].http://cdcp.gd.gov.cn/zwgk/jsbzywj/content/post_3437493.html.

(宋灿磊、潘浩)

案例16 参考答案

问题1:区疾控中心疫情接报过程中应注重询问、记录哪些问题?

【参考答案】 主要包括:患儿姓名、性别、年龄、家庭住址、发病时间、就诊时间、死亡时间、临床症状及特征、实验室检查结果、是否为幼托儿童以及患儿就读学校或幼儿园、可能发生的原因、目前已采取的控制措施、监护人姓名及联系方式、报告人及联系方式等。

问题2:区疾控中心疫情接报后如何处置?

【参考答案】 (1)疫情值班人员接报后,应按中心相关报告流程报告给相关科室负责人、中心应急科室负责人(应急办主任或分管主任),相关负责人向区卫计委及市疾控中心报告。

(2)然后由应急相关负责人通知应急队员和实验室检测人员做好人员及物资准备。

(3)准备必要的调查资料供应急队员参考。

(4)做好网络直报的准备工作。

问题3:区疾控中心到达现场前应该做哪些准备工作?

【参考答案】 (1)组成现场调查组(人员包括流行病、检验、消毒、健康教育等),调查组明确调查目的、具体的调查任务及各自分工。

(2)准备必需的资料和物品,一般包括:①个案调查表、采样登记表、现场情况调查表;②样品采集、保存、运输用品;③个人防护用品;④消杀物资及药品;⑤参考资料;⑥其他:物品(笔记本电脑、通信设备)、车辆等。

(3)查询近期全区手足口的发病情况,集体机构有无手足口病聚集性疫情或暴发疫情发生等。

问题4:区疾控中心到达医院后,你认为首先应该做什么工作?

【参考答案】 核实诊断。

问题5:病例核实诊断包括哪些内容?

【参考答案】 (1)核实发病、就诊及死亡情况:患儿姓名、性别、年龄、发病时间、就诊时间、死亡时间、临床症状及特征、就诊情况,查阅病历记录和临床检验报告等,摘录和复制相关资料。

(2)开展关键人物访谈:访谈对象首选患儿家属、接诊医务人员及所在幼托机构老师及保育员等。

问题6:根据上述病例核实情况,手足口病重症病例调查需调查哪些方面的信息?

【参考答案】 (1)基本信息:姓名、性别、年龄、出生日期、人群分类、现住址、户籍地址、单位、单位电话、联系电话、联系家属。

(2)发病、就诊和治疗情况:发病日期、初次就诊日期、初次就诊医院、初次诊断、诊断重症日期、治疗方案、死亡日期。

(3)手足口病疫苗接种情况。

（4）临床症状与体征。

（5）流行病学史：既往史、饮食饮水接触史、密切接触者调查。

（6）实验室诊断：采集粪便、血清等样本开展肠道病毒核酸和抗体检测。

问题7：阐述手足口病聚集性疫情和暴发疫情的标准？

【参考答案】　（1）聚集性疫情：一周内，同一班级（或宿舍）发生2例及以上手足口病病例或同一托幼机构或学校等集体单位发生5例以上，但不足10例手足口病病例；或同一个自然村/居委会发生3例及以上，但不足5例手足口病病例；或同一家庭发生2例及以上手足口病病例。

（2）暴发疫情：一周内，同一托幼机构或学校等集体单位发生10例及以上手足口病病例；或同一个自然村/居委会发生5例及以上手足口病病例。

问题8：现场应该开展哪些调查工作？

【参考答案】　基本情况：疫情发生机构名称、类型、详细地址等；疫情波及人数；学校内部平面图，重点关注如教学楼、宿舍、食堂、卫生间的卫生环境状况；园内洗手设施分布等；供餐和饮用水情况；群体性活动开展情况；首发病例或指示病例个案调查；其他情况调查：近两周的考勤情况、因病缺勤情况、接触者的健康情况、公共场所、晨检及消毒制度执行情况。

问题9：病例个案调查表一般包括哪些内容？

【参考答案】　个案编号、人口学信息、发病、就诊及治疗情况、临床症状及体征、实验室检测结果、危险因素调查（发病前3日饮食、饮水、外出外来史及类似病例接触史等）、卫生习惯、调查者及调查时间等。

问题10：以上关于病例分布的描述是否有不完整的地方？如有，请指出，并说出理由。

【参考答案】　（1）病例人群分布描述不完整：年龄分布未提及、发病时间未提及、发病时间未分班级描述、首发病例或指示病例信息未提及。无病例信息一览表。

（2）症状分布描述不完整：除重症病例外，其余病例发热情况未提及，除疱疹症状外其他症状未提及。病例转归情况未提及，死亡病例未提及。

问题11：根据发病时间，对病例时间分布开展分析，并绘制发病时间的流行曲线。

【参考答案】　本次疫情自3月16日起至3月28日止，历时13天，共发病18例，轻症16例、重症死亡2例，罹患率为11.39%（18/158）。本次疫情自首发病例3月16日出现起陆续有幼儿发病，3月25日达到发病高峰，具有明显的时间聚集性（图16－1）。

问题12：根据病例班级分布情况，如何开展班级分布描述性分析？

【参考答案】　各班级均有病例出现，其中小班13例、中（1）班1例、中（2）班3例、大班1例，班级罹患率分别为32.50%、2.78%、7.89%、2.27%；小班罹患率最高，提示手足口发病以低年龄组为主。

问题13：根据病例人群分布特征，如何开展人群分布描述性分析？

【参考答案】　18例患儿年龄处于2～5周岁，其中男童11名、女童7名，男女患儿比例1.57∶1。

问题14：从以上信息是否可以判断该起疫情的性质？为什么？

【参考答案】　根据以上信息可以判定该起疫情性质，本起疫情为手足口病暴发疫情。

根据上海市手足口病监测方案，暴发疫情定义为：一周内，同一托幼机构或学校等集体单位发生10例及以上手足口病病例；或同一个自然村/居委会发生5例及以上手足口病病例。3月20日至3月28日，在M幼儿园共发现18例手足口病病例，符合手足口病暴发疫情定义，且流行病学调查显示各病例间存在一定的流行病学关联。

问题15：针对本起手足口病暴发疫情，现场应采集何种样本？具体开展哪些病原体检测？

【参考答案】　（1）现场应采集如下样本：①患儿的咽拭子、肛拭子、粪便及血液样本；②发病班级及园内公共活动区环境样本；③教职员工咽拭子、肛拭子、粪便样本；④未发病的其他密接儿童咽拭子、肛拭子、粪便样本。

（2）针对所采集的咽拭子、肛拭子、粪便及环境样本开展肠道病例 EV71、CA16、CA10、CA6 及

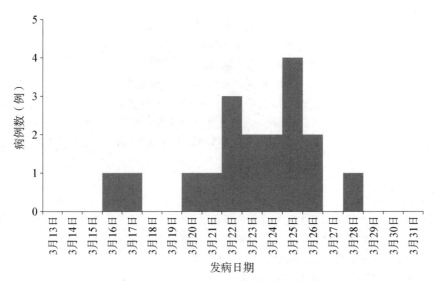

图 16 - 1　2014 年 S 市 J 区某民办幼儿园手足口病暴发疫情时间分布

其他肠道病毒核酸检测；针对血液样本开展 EV71、CA16 和 CA6 开展抗体检测。

问题 16： 请结合流行病学调查结果和实验室检测结果给出调查结论，并分析其发生的原因。

【参考答案】　结合流行病学调查、临床表现和实验室检查，综合判定此次事件是由 EV71 肠道病毒感染引起手足口病暴发疫情，经密切接触传播。经现场调查核实，初步判断此次事件可能是由于首发病例初始症状为轻症，未被及时发现隔离，感染了其他幼儿，而且该看护点教室空间较小，儿童相互间接触概率高。另外由于该看护点幼儿大多为外来人员子女，居住地较为聚集，且卫生条件和防病意识较差，停课期间存在居住地交叉接触的情况，通过接触传播发生二代病例可能性大。综上，造成了本起手足口病暴发疫情的发生。

问题 17： 该起事件为什么要报告突发公共卫生事件？报告突发公共卫生事件应注意哪些？

【参考答案】　（1）手足口病暴发疫情符合突发公共卫生事件报告要求。

（2）突发公共卫生事件报告要注意以下几个方面：①接到突发公共卫生事件相关信息后，向区卫生行政部门报告和市疾病预防控制中心报告；②突发公共卫生事件的确认、分级由卫生行政部门组织实施，判定为突发公共卫生事件后 2 小时内进行网络直报，2 小时内进行审核；未分级、一般和较大级别事件由各区县疾控中心自行审核，较大级别以上事件需联系市疾控中心；③事件信息报告内容：事件名称、事件类别、发生时间、地点、涉及的地域范围、人数、主要症状与体征、可能的原因、已经采取的措施、事件的发展趋势、下一步工作计划等，根据事件发生、发展、控制过程信息分为初次报告、进程报告、结案报告；④保证一人一账号，定期更换密码。

问题 18： 本次疫情调查处置局限性有哪些？

【参考答案】　（1）本起疫情未在病例就诊医疗机构及病例幼儿园周围的其他幼托机构开展可疑病例搜索工作。

（2）未明确首发病例感染来源及可能的危险因素。

（3）未开展基于肠道病毒基因层面的溯源工作。

第3章
虫媒及自然疫源性传染病

一起人感染 Q 热立克次体疫情的调查与处置

第一部分　病例发现与报告

2017 年 5 月 9 日 9 时,J 区疾病预防控制中心(以下简称"疾控中心")接到 ZX 医院电话报告"J 区 ZX 医院一周前收治一例发热待查病例。病例男性,60 岁,入院时发热 39.5℃,伴有畏寒、全身乏力、肌肉酸痛感等症状,胸部 CT 检查示慢性支气管炎、肺气肿,有既往肺结核史。生化检查结果显示:白细胞 $5.58 \times 10^9/L$,中性粒细胞 57.64%,淋巴细胞 26.20%,肝功能有轻度升高,病例发热不退、盗汗,精神萎靡,病情持续进展。医院予以抗感染对症治疗。医院接诊医生询问获知"该病例近期无外出旅居史,未饲养宠物,未与野生动物、禽类接触,未与类似病例接触,曾有羊、犬屠宰史和野外环境工作史"。

❓ 问题

❶ 此时,J 区 ZX 医院需要采取哪些措施?

J 区疾控中心接到报告后,立即将情况报告 J 区卫计委和 S 市疾病预防控制中心(以下简称"S 市疾控中心")。J 区卫计委立即组织区级临床专家组进行会诊,并组织区疾控中心开展流行病学调查和标本采集工作。经区临床专家组会诊讨论后,专家组一致认为,应诊断为"发热待查病例",考虑既往肺结核史,有肺结核可能,尽快排查肺结核病原体,同时有羊、犬屠宰和野外环境工作等流行病学史,也需考虑常见的人畜共患的自然疫源性疾病。

> **？问题**
>
> ❷ 何为自然疫源性疾病？结合病例情况，可以考虑哪些自然疫源性疾病？

10 日，ZX 医院痰涂片镜检未查见结核杆菌，痰标本结核杆菌核酸检测阴性，T－SPOT 检测结果阴性；虎红平板凝集试验检测结果阴性，肺炎支原体 IgM 抗体为阴性。同日晚，J 区疾控中心实验室检测该病例血液样本为 Q 热立克次体 IgM 抗体阳性，遂于 11 日上午将该病例标本送到 S 市疾控中心实验室进一步复核检测。

5 月 11 日 17 时许，经 S 市疾控中心复核，结果为 Q 热立克次体 IgM 阳性，Q 热立克次体核酸检测阴性。当日 17 时 30 分，S 市疾控中心将检测结果反馈给 J 区疾控中心并指导其开展流行病学调查和疫情处置。J 区疾控中心接到报告后，立即指导 ZX 医院将病例转移单间隔离病房隔离治疗。

5 月 12 日 9 时 30 分，J 区卫计委组织区级专家研判，判定该起疫情为突发公共卫生事件。

5 月 12 日 11 时，J 区疾控中心工作人员在中国疾病预防控制信息系统对该病例进行突发公共卫生事件报告。

> **？问题**
>
> ❸ Q 热的基本知识，包括病原体、传播途径、临床表现等是否掌握？
>
> ❹ 此时 ZX 医院如何进行网络报告？突发公共卫生事件报告的依据是什么？

第二部分　现场调查

J 区疾控中心成立 2 个调查小组，1 组赶赴病例所住的 ZX 医院隔离病房开展现场流行病学调查与采样等工作，另 1 组前往病例的居住地和工作地开展现场环境卫生调查等工作。

> **？问题**
>
> ❺ 针对此次现场调查，应事先做好哪些准备？
>
> ❻ 本次调查应该主要了解哪些内容？

一、初步调查结果

（一）发病和就诊情况

病例薛某某，男，60 岁，工人，家住 J 区 YX 镇某小区。梳理发病和就诊经过如图 17－1 所示。

病例于 2017 年 4 月 15 日无明显诱因下出现发热，最高体温 40℃，伴有咳嗽咳痰（黄浓

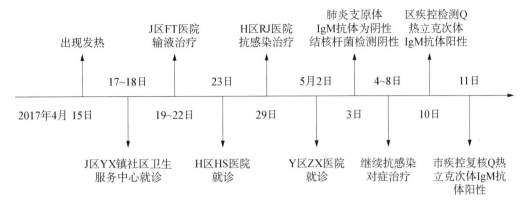

图 17 - 1　J 区人感染 Q 热立克次体病例发病和就诊经过

痰），有畏寒、寒战、夜间盗汗，全身酸痛，胸闷胸痛，无活动后气促，大便为果酱样便，自述尿液为红色。

4 月 17 日至 18 日，病例在 J 区 YX 镇社区卫生服务中心门诊就诊，血常规示，白细胞：5.75×10^9/L、中性粒细胞：53.65%、淋巴细胞：25.26%；胸部 CT：慢性支气管炎、肺气肿；肝功能有轻度升高，医院给予头孢曲松和左氧氟沙星抗感染治疗，还原性谷胱甘肽护肝。治疗无明显好转。

4 月 19 日至 22 日，病例至 J 区 FT 医院内科、血液科就诊，诊断为"支气管炎？ 发热（待查），肝肾功能不全"，予以美洛西林钠、左氧氟沙星等静脉补液，无明显好转。期间测体温波动在 39.0～39.4℃。

4 月 23 日，病例至 H 区 HS 医院内科急诊、感染科就诊，诊断为"感染性发热"，调整抗感染治疗方案为罗氏芬，左氧氟沙星静脉滴注，予以阿莫兰支持治疗。经治疗后，体温热峰下降至 38.0～38.9℃，病例自述每天晨间体温正常，中午开始发热，至夜间入睡后体温下降。

4 月 29 日，病例前往 H 区 RJ 医院急诊内科就诊，诊断为"发热、肝损、低蛋白血症"，继续予以抗感染治疗。

5 月 2 日 11 时，病例转往 Y 区 ZX 医院就诊。ZX 医院以"发热待查"收治入院，病例入院时神志清楚、精神萎靡、食欲欠佳；病例最高体温达到 39.5℃，伴有咳嗽咳痰、皮肤无皮疹、无淤点瘀斑、未见肝掌蜘蛛痣；体格检查：病例双肺呼吸音清，中上腹有压痛，肝区叩痛阴性。病例既往有肺结核史，考虑肺结核复发可能，但胸部 CT 未见明显新发炎症病灶，T - SPOT 检查阴性。院内予以美洛西林舒巴坦和莫西沙星抗感染治疗。

5 月 3 日，病例仍有盗汗，体温 37.0℃，症状未好转；血常规：白细胞：5.90×10^9/L、中性粒细胞：79.11%、C 反应蛋白 64.46 mg/L；肺炎支原体 IgM 抗体为阴性，结核杆菌检测结果阴性，院内继续予以抗感染对症治疗。

5 月 4 日至 8 日，病例仍发热，体温 37.9～38.9℃，精神萎靡，食欲欠佳，盗汗，尿量少，继续住院予以抗感染对症治疗。病情仍未见明显好转。

❓ 问题

❼ 了解病例发病和就诊经过的目的是什么？调查方式有哪些？

（二）可疑暴露情况调查

1. **家畜暴露情况** 病例家中未饲养宠物，工厂厂房饲养了 2 只狗，平时关在笼子里。病例否认平时接触猫狗牛羊等家畜，但 2017 年以来曾先后宰杀过羊、狗各一只。具体情况如下：2017 年春节期间，和弟弟薛某某和堂弟薛某某前往 JS 区（具体场所不详）采购一只活羊带回，三人共同宰杀后分给自家亲友过年食用；2017 年 3 月底，病例与弟弟薛某某两人宰杀一只狗（狗为病例亲属的家养狗），二人宰杀后分给亲友多人食用。

2. **野外暴露** 病例 3 月底前后曾前往某绿地帮工 1 日，现场查看该树林，现场未见牛羊狗等动物，绿化林区里及周边有不少低矮灌木和杂草，适合蜱虫的野外孳生。

3. **类似病例接触史** 病例否认最近半年有外出史，否认最近半年有接触类似症状的病例。

> **❓ 问题**
>
> ⑧ 对于病例的可疑暴露情况，应注重调查哪些内容？

（三）密切接触者和共同暴露者排查情况

依据 Q 热可以经过蜱粪气溶胶经呼吸道传播，呼吸道是主要传播途径；通过职业接触、对家畜接触传播等传播途径，初步判定与病例共同生活、工作，共同发生禽畜暴露的人员为密切接触者和共同暴露者。

经流行病学调查，截至 5 月 12 日 14 时，共排查出密切接触者和共同暴露者 4 人，均为病例家属及亲属。判定依据为：病例妻子、儿子与病例共同居住，与病例有密切的日常接触史，病例弟弟薛某某和堂弟薛某某与病例共同宰杀活羊、狗，有共同暴露史。

> **❓ 问题**
>
> ⑨ 对密切接触者/共同暴露者应如何管理？
>
> ⑩ 针对本次疫情，你认为应该对哪些标本进行采集？

5 月 10 日 18 时，J 区疾控中心对当前收集到的资料进行整理分析后，撰写了初步调查报告，发送给 J 区卫计委及 S 市疾控中心，进行书面报告。

5 月 11 日 19 时，J 区疾控中心根据 S 市疾控中心实验室结果反馈，更新完善初步调查报告，再次发送给 J 区卫计委及 S 市疾控中心，进行书面报告。

> **❓ 问题**
>
> ⑪ 调查报告分哪几种类型？初步调查报告有哪些要求？
>
> ⑫ 根据目前调查结果，你能得出什么结论？

5 月 12 日上午，S 市和 J 区联合调查组前往病例居住地、工作地及野外工作环境等地继续深入调查。

二、深入调查结果

(一) 病例居住地调查情况

病例居住在 J 区 YX 镇某小区 5 号楼 101 室。该小区环境卫生较好,绿化面积不多且不茂盛。病例平时和妻子分房居住,家中卫生条件尚可,但可见有杂物堆放。家中无饲养宠物,但居住小区常有无主流浪狗出没,据病例妻子回忆,病例平时不与小区流浪狗接触。

(二) 病例工作地调查情况

病例在 YX 镇某个金属加工厂工作,工厂为病例弟弟薛某某开办。工厂位于镇上城乡接合部,以加工金属磨具为主业,近期已停工。工厂内无绿化,工厂内饲养了两只狗,白天狗关在狗笼中,平时狗不出厂门外,只在厂内夜间活动。据病例弟弟介绍,病例平时不与厂内的两只狗接触。

(三) 病例工作的绿化林调查情况

3 月 20～25 日中的某一天,病例曾在 J 区 ZS 街道附近的一处绿化林工作过一天,此绿化林面积约 10 000 m²,树木主要以香樟树为主,地面以草皮和低矮灌木杂草丛结合为主,为蜱虫较易生存的环境。

(四) 蜱虫调查情况

1. 居住小区外环境蜱虫调查情况

5 月 16—18 日连续 3 天清晨,在病例居住小区开展外环境蜱虫调查。对病例居住楼前绿化、屋后两个小花园均用拖旗法进行蜱虫调查,共拖旗 3 890 米,未发现蜱虫。

2. 工作场所蜱虫调查情况

对病例工作的工厂里两只饲养狗的体表进行了寄生蜱调查,对犬舍内外及周边缝隙进行了蜱虫调查,均未发现蜱虫。

3. 绿化林外环境蜱虫调查情况

5 月 16～18 日连续 3 天清晨,到病例曾工作的绿化林进行拖旗调查,共拖旗 4 500 m,捕获蜱虫 4 只。

4. 鼠体表蜱虫调查情况

5 月 16 日晚布放在病例小区、厂房的鼠夹共 100 只,捕获雄性小家鼠 1 只,密度为 1.04 只/百夹。对该小家鼠体表进行蜱虫检查,未发现蜱虫孳生。

> ❓ 问题
>
> ⑬ 为什么要针对上述地方开展深入调查?

(五) 病例搜索

J 区疾控中心调查组对病例家周围的各级医院发热门诊、急诊内科、感染科等进行了现场走访,了解近期这些科室的高热和发热待查、头痛或全身酸痛病例就诊情况;同时调查询问检验科、影像科肝功能异常或肺炎病变且有发热病例数,搜索可能的病例。

搜索结果显示上述单位近期未发现类似病例就诊,发热病例无明显上升,未发现高热、头痛(肌肉酸痛)伴肺炎病例。

? 问题

⑭ 开展类似病例筛查的目的是什么？

（六）标本采集及实验室检测

调查组共采集各类样品 15 份，其中人的痰液标本 1 份、血标本 8 份，动物（狗）血标本 2 份，蜱虫标本 4 份。送往 S 市疾控中心实验室进行 Q 热立克次体检测，1 份病例血标本 Q 热立克次体 IgM 抗体阳性，其余均为阴性结果。具体情况见表 17 - 1。

表 17 - 1　标本采样检测结果

标本来源	采样数	检测数	Q 热抗体阳性数	Q 热核酸阳性数
病例	5	5	1	0
密接	2	2	0	0
可疑暴露者	2	2	0	0
厂房狗	2	2	0	0
蜱虫	4	4	0	0

? 问题

⑮ 根据深入调查结果，可以得出哪些结论？

第三部分　防控措施

一、疫情性质与风险研判

根据病例临床症状、实验室检测结果、病原学鉴定结果、野外工作史、环境蜱虫监测结果综合判定：此次疫情可能由野外作业环境与蜱虫接触或被叮咬感染导致。

Q 热是一种人兽共患病，其病原体为 Q 热立克次体，从事牛、羊、狗、马、猪等家畜饲养、放牧和屠宰的人群，以及在野外环境作业，可能接触蜱虫的人群具有较高风险。重点做好相关防护和预防工作，高风险人群有症状应及时就医。

二、防控措施

疫情发生后，J 区卫计委高度重视此次疫情，成立领导小组和工作组，明确职责分工，严格落实 24 小时值班制度；召开区专家会，按照有关规定开展突发公共卫生事件判定，并启动应急预案，科学有序应对，迅速落实各项防控措施。

（1）及时按照规定程序进行信息报告和网络直报。

（2）在定点医院集中最强的技术力量，全力做好病例救治，同时加强医院感染防控工作；院内开展消毒和蜱虫消杀工作。

（3）进一步完善流行病学调查，追溯传染源，追踪、排摸病例相关接触人员，确定共同暴露者，实施 39 天医学观察；排摸接触病例的相关医务人员，实施医学观察，登记每日健康状况，如有异常，及时报告和就诊。

（4）强化发热门诊高热不退或伴其他症状的病例监测，扩大监测面、增加样本量。

（5）实行日报制度，每日分别向 S 市卫计委和 S 市疾控中心报送病例救治、疫情处置以及防控措施落实情况。

（6）加强应急物资储备，备足相关药品和器械；加强监督检查，要求各级医疗机构严格落实预检分诊制度。

（7）开展疫情处理和蜱虫监测和现场消杀工作。指导专业除害队伍对病例居住地、野外工作绿化林及工作厂房周边开展蜱虫杀灭工作。

（8）加强健康教育。在病例居住地、病例所在工厂开展 Q 热等传染病的健康教育宣传，普及 Q 热防控知识，做好风险沟通，避免造成恐慌。

❓ **问题**

⓰ 针对 Q 热病例所在地，如何开展强化监测？

第四部分　结语

Q 热是由 Q 热立克次体引起全身性感染的一种自然疫源性传染病。牛、羊、狗、马、骡和猪等家畜为主要传染源。临床特征为发热、头痛、全身肌肉疼痛；但无皮疹，有时伴间质性肺炎，少数病例出现慢性肝炎或致命的心内膜炎。

急性型 Q 热应与流行性感冒、伤寒、钩端螺旋体病和支原体肺炎等疾病相鉴别。慢性型 Q 热应与布鲁氏菌病、慢性病毒性肝炎、风湿性心脏病等疾病相鉴别。

本起疫情调查显示，病例发病后曾前往多家医院就诊，医生普遍对该病缺乏认识，只是对症治疗，未能将症状结合流行病学史，考虑自然疫源性传染病，导致病例病情进行性加重。病例有发热伴有畏寒、全身乏力、夜间盗汗，肌肉酸痛感，并且有羊狗屠宰史和野外工作史，ZX 医院未及时组织院内专家会诊，仅因病例有既往肺结核病史采取对症治疗，并对其进行结核杆菌抗体检测。未考虑其他相关症状疾病。

在规定时间内无新发病例，且蜱虫密度达到结案标准以下，对此次疫情进行结案。

建议：①加强宣教，做好预防 Q 热关键信息的大众宣教工作，提高公众自我防护意识。出现发热、头痛等症状应及时前往医疗机构就诊。②开展培训，从而提高医务人员对 Q 热疾病的认识，提高发现有流行病学史的可疑 Q 热病例的敏感性，及时进行排查和诊治，并及时组织院内专家会诊。③相关部门加强个人和家庭屠宰羊、狗等家畜的管理。④加强对本地蜱虫孳生和侵害情况的监测与调查。

📖 参考文献

[1] 俞树荣.中国Q热研究进展[J].中华流行病学杂志,2000,(6):56-59.

[2] 冯晓妍,吴敏,罗敏.我国Q热流行病学研究进展[J].医学动物防制,2010,26(3):219-220.

[3] 张培培,王毓秀,孙翔翔.Q热病原学和流行病学特点及其防控[J].中国动物检疫,2021,332(1):81-86.

[4] 刘思彤,尹家祥.Q热立克次体主要宿主动物、媒介及其疾病影响因素[J].重庆医学,2019,48(24):4261-4264.

[5] 孙翔翔,朱琳,陈伟.Q热诊断技术研究进展[J].中国动物检疫,2019,312(5):57-60.

(孔园园、高桂玲、陶骏捷、王超、吕锡宏)

案例 17 参考答案

问题 1: 此时,J 区 ZX 医院需要采取哪些措施?

【参考答案】 ZX 医院的医务人员发现发热待查病例后,进行院内专家组会诊,在做好病例救治的同时,应询问病例的流行病学史,做好病例隔离治疗,病房终末消毒,医务人员防护,配合疾控部门现场调查,并向区卫生行政部门建议组织区级专家组会诊。

问题 2: 何为自然疫源性疾病? 结合病例情况,可以考虑哪些自然疫源性疾病?

【参考答案】 这些疾病经常存在于某地区,是由于该地区具有该病的动物传染源、传播媒介及病原体在动物间传播的自然条件,当人类进入这种地区时可以被感染得病,这些地区称为自然疫源地,这些疾病称为自然疫源性疾病。这类疾病的病原体能在自然界动物中生存繁殖,在一定条件下,可传播给人。常见的自然疫源性疾病有:鼠疫、森林脑炎、兔热病、Q 热、蜱传回归热、钩端螺旋体病、恙虫病、肾综合征出血热、乙型脑炎、炭疽、莱姆病、布鲁氏菌病等。

结合病例情况,病例近期有羊、犬屠宰史和野外环境工作史,可以考虑布鲁氏菌病、Q 热等自然疫源性疾病。

问题 3: Q 热的基本知识,包括病原体、传播途径、临床表现等是否掌握?

【参考答案】 Q 热是由立克次体感染机体而引起的一种急性自然疫源性传染病,可感染家畜也能感染人类。分为急性 Q 热和慢性 Q 热。急性 Q 热,多急骤起病,高热,温度可达 39~40℃,呈弛张热,热程 10~14 天,临床一般表现为畏寒、发热、剧烈头痛、肌肉疼痛,可发生肺炎及胸膜炎。慢性 Q 热是少数急性 Q 热病程持续 1 年以上,表现为长期不规则发热、贫血、杵状指、心脏杂音和呼吸困难等,此外,还可有间质性肾炎、动脉瘤、心包炎、心肌炎、心肺梗死、脑膜脑炎和脊髓炎等少见表现。

此病可通过呼吸道、接触、消化道等多种途径传播。

问题 4: 此时 ZX 医院如何进行网络报告? 突发公共卫生事件报告的依据是什么?

【参考答案】 ZX 医院:在疾控中心的指导下,根据临床表现、实验室结果,及时网络报告。

根据《国家突发公共卫生事件相关信息报告管理工作规范(试行)》规定,发现本县(区)从未发生过的传染病或发生本县近 5 年从未报告的或国家宣布已消灭的新发或再发传染病,需要报告突发公共卫生事件。因 5 年内 J 区未曾报告过 Q 热病例,故由卫健委组织专家研判,对该病例进行突发公共卫生事件报告,报告时限是专家判定后 2 小时内,级别为未分级。

问题 5: 针对此次现场调查,应事先做好哪些准备?

【参考答案】 调查表;采样及标本转运工具;个人防护用品;消杀药械;照相机、车辆及通信工具、媒介调查工作等。

问题6：本次调查应该主要了解哪些内容？

【参考答案】 调查内容主要包括：病例基本情况、既往病史、发病经过和就诊情况、临床表现、实验室检查、诊断和转归情况、病例家庭及家居环境情况，特别是流行病学史，是否有家畜的接触史和野外工作史等，可疑暴露者和密切接触者情况等。

问题7：了解病例发病和就诊经过的目的是什么？调查方式有哪些？

【参考答案】 目的：了解Q热疾病的自然史；排查、判定和追踪密切接触者和共同暴露者；根据发病与就诊经过确定调查的时间与范围。

调查方式：通过查阅病历及检验记录，询问病例本人及/或家属，询问诊治医生或其他了解情况的人等。

问题8：对于病例的可疑暴露情况，应注重调查哪些内容？

【参考答案】 （1）发病前39天有无野外工作史等，有无直接接触家畜类及其排泄物、分泌物等，尤其是若存在上述可疑暴露，要了解其防护情况。

（2）重点调查其发病前39天内的活动情况，以了解其可能的环境暴露情况，如是否到过疫区或曾出现病、死禽畜的地区旅行，是否到过农贸市场及动物养殖场所等。

问题9：对密切接触者/共同暴露者应如何管理？

【参考答案】 对密切接触者和共同暴露者，由卫生行政部门组织进行追踪、医学观察，医学观察期限为自最后一次暴露或与病例发生无有效防护的接触后的最长潜伏期。一旦密切接触者和共同暴露者出现发热、头痛、全身肌肉疼痛等症状，则立即转送至医疗机构就诊，并采集相关样本进行检测。

问题10：针对本次疫情，你认为应该对哪些标本进行采集？

【参考答案】 （1）人的标本：除病例外，还应该采集密切接触者和共同暴露者（病例妻子及其胞弟等4人）的血样标本。

（2）狗的标本：采集厂房2只狗的血液标本。

（3）媒介标本：可疑暴露场所捕获到的蜱虫标本。

问题11：调查报告分哪几种类型？初步调查报告有哪些要求？

【参考答案】 初次报告、进程报告、阶段报告、结案报告等。初步调查报告要求快速、简明，内容上主要阐明："发生了什么？""目前情况如何？""已采取的措施及下一步安排"等。

问题12：根据目前调查结果，你能得出什么结论？

【参考答案】 综合病例的临床表现、流行病学调查以及实验室检测结果，该病例为Q热立克次体确诊病例。怀疑该病例的感染来源可能为家畜接触或者是与环境中蜱虫有关，但最终确定仍需进一步的流行病学调查及实验室检测结果综合判断。

问题13：为什么要针对上述地方开展深入调查？

【参考答案】 依据Q热可以通过职业接触、对家畜接触、媒介等传播途径，根据初步调查结果，怀疑该病例的感染来源可能为家畜接触或者是与环境中蜱虫有关，故需要对病例居住地、工作地及野外作业环境进行狗等家畜情况和蜱虫孳生情况的深入调查。

问题14：开展类似病例筛查的目的是什么？

【参考答案】 尽可能早地发现病例，做到早发现、早诊断、早报告、早隔离、早治疗，为有效治疗病例，防止疫情扩散赢得时间。

问题15：根据深入调查结果，可以得出哪些结论？

【参考答案】 病例发病前1个月内分别有家犬屠宰、食用史和野外作业史，共同屠宰狗和食用狗肉的共同暴露者检测Q热抗体均阴性，无发病症状；另一方面，病例野外作业环境存在蜱虫，虽然检测Q热抗体也为阴性，可能与捕获蜱虫数量较少有关。相对地，倾向于病例的感染来源为野外作业环境，与蜱虫接触或被叮咬感染可能性较大，但仍需要更多的调查和采集标本进一步开展实验室确证。

问题 16：针对 Q 热病例所在地，如何开展强化监测？

【参考答案】 在发生 Q 热确诊病例的 YX 镇社区卫生服务中心和区医疗机构内，在病例确诊后开展为期 4 周的症状强化监测。二级及以上医疗机构对符合高热（体温＞39℃）或伴肌肉痛的门急诊病例，以及住院严重急性呼吸道感染病例，应当及时采集呼吸道标本，询问可疑暴露史，并按照相关规定开展相关检测工作。各医疗机构每周汇总并上报可疑病例总数、住院严重急性呼吸道感染病例总数、采样人数、送疾控中心检测人数、阳性数及阳性结果等。

案例 18

一起布鲁氏菌病疫情的调查与处置

◆ 学习目的 ◆

通过本案例的学习,学员应能够:

☐ 掌握布鲁氏菌病的疫情报告。

☐ 掌握布鲁氏菌病疫情现场调查内容。

☐ 掌握布鲁氏菌病疫区处理原则及内容。

培训时长　4 学时

培训方法　讲解、讨论

第一部分　疫情发现与报告

一、疫情发现

2007 年 8 月 3 日,A 区疾病预防控制中心(以下简称"疾控中心")接 B 区疾控中心电话,称 B 区 CH 医院确诊一例布鲁氏菌病(以下简称"布病")病例,现住 A 区,并告知了病例 C 的基本信息。接到电话报告后,A 区疾控中心立即组织流行病学调查等相关人员赶赴现场开展调查处理工作。

❓ 问题

❶ 什么是布鲁氏菌病?

❷ A 区疾控中心接到电话报告后,首先应该采取哪些措施?

❸ 赴现场调查前,需做哪些方面的准备?

❹ 现场调查的基本步骤是什么?

二、疫情查询

A 区疾控中心疫情管理人员登录直报系统,明确病例 C 被确诊为布病。经查询历史疫情,布病在 A 区已无发病记载 30 余年,最后一例布病发生于 1976 年 8 月,病例男性,农业工作者,发生地点为 A 区的另一镇。

❓ 问题

⑤ A 区疾控中心应如何进行疫情报告?

三、病例发病就诊经过

病例 C,男,于 2007 年 5 月 3 日出现不明原因高热,5 月 5 日前往当地中心医院就诊,治疗 3 天后体温下降;5 月 23 日又出现高热,复诊于当地医院,未查明病因;5 月 25 日赴 ZS 医院就诊,由 ZS 医院风湿内科收治入院,其间住院 11 天,症状消失后出院;1 周后(6 月初)又发高热,复诊于 ZS 医院,医院要求病例转诊至 HS 医院,HS 医院发热门诊开药后嘱其返当地中心医院治疗,3 日后退热。于 HS 医院复诊,HS 医院发热门诊要求继续进行 6 天巩固治疗,共计治疗 9 天。热退后 20 余日又发高热,病例遂于 7 月 19 日赴 CH 医院就诊,8 月 1 日初步诊断为布病,收治入院。

查阅病例病史(CH 医院记录):间断发热 2 个月余,发病初期有轻度畏寒,体温最高达 39℃,大汗后体温下降。查体未见明显异常,但 ZS 医院检查全身浅表淋巴结轻度肿大。

入院检查:腹部超声显示脾大,肝脏、胆囊、胰腺、肾脏及肾上腺示异常。骨髓检查粒、红、巨三系增生性骨髓象。入院后行骨髓和血培养可见 G⁻菌生长,考虑感染性疾病的诊断。随后 CH 医院 3 次对病例进行骨髓和血培养,均提示马耳他布鲁菌感染,明确诊断为布病,之后转入该院传染科接受进一步治疗。

❓ 问题

⑥ 布鲁氏菌病的诊断标准是什么? 应与哪些疾病进行鉴别诊断?

第二部分 现场流行病学调查

❓ 问题

⑦ 针对此次疫情,现场调查的重点内容有哪些?

病例 C 现住址 A 区某镇 JN 村 43 号,与其父母、妻子、孩子共计 5 口人居住于上下两层的小楼房内,居所周围环境良好。据病例家属口述,病例系某轧钢厂(工厂所在地江苏昆山)工人,职业为电工、机修工。否认有可疑动物接触史,但病例平时喜欢食用羊肉,发病前两月内食用过羊肉和羊胎盘,且未煮熟煮透。

调查中发现 JN 村内无规模养殖牛、羊、猪的场所,但距病例住所东 15 m 处有另一住家,为羊肉屠宰加工户(户主 GHX),病例 C 食用的羊肉正来自该屠宰加工户。户主 GHX 自 2004 年 9 月从事羊肉屠宰加工工作,每年有 4 个月的屠宰期,日均宰杀两只羊,今年 4 月 15 日结束屠宰工作,今年共屠宰 150 余只羊左右。进羊途径:江苏昆山千灯镇大塘村,每次收购 7～8 只左右。据 GHX 介绍,羊可能来自安徽、苏州等地,有检疫证明但现场未能提供。在自家门前进行羊肉屠宰加工,靠河,洗涤屠宰用井水(但不能排除使用河水加工)。加工环境地面均为砖和水泥铺成,但靠河部分为自然泥地;羊毛在屠宰环境晒干后装袋出售,今年宰羊后的羊毛尚未出售;所有的羊肉制品(含羊的内脏、头、蹄)均带至该镇店面加工出售;羊的临时饲养期产生的粪便均投入稻田,作为肥料使用。屠宰户 GHX 屠宰羊期间居住在 JN 村,其余时间住在该镇上(图 18-1)。

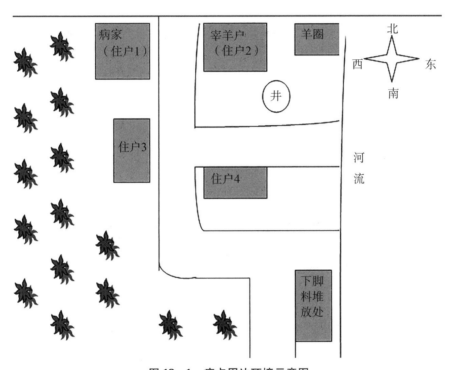

图 18-1 疫点周边环境示意图

病例 C 居住在离村民委员会较远的地方,有 4 户人家(含屠宰户 GHX)共计 17 人。周围都为农田、河流,环境较为孤立,4 户人家养狗 3 只,据病例家属介绍清洗羊内脏下脚料的堆放处距病例住处 70 m 左右,是病例上下班必经之路。

调查时发现,屠宰加工户 GHX 今年 4 月中旬也出现过冷热交替症状,四肢疼痛,有乏力感,体重不明原因减轻。曾去当地中心医院就诊,未能明确诊断。

调查中还发现 JN 村 1984 年～1993 年曾办过皮革厂,病例及其妻子、GHX 等都在皮革厂工作过,从事皮革加工、机器维修、收购等工作,加工的皮革为屠宰后的生牛皮。牛皮来自河南、安徽等地。

经进一步调查,确定密接者有 16 名。

> **?** 问题
>
> ⑧ 根据以上信息，你认为病例 C 可疑的流行病学史有哪些？
>
> ⑨ 如何划定疫点？
>
> ⑩ A 区疾控中心应对疫点采取哪些措施？
>
> ⑪ 布病的传染源、传播途径有哪些？

第三部分　实验室检测

　　A 区疾控中心采集 16 名密接者血标本送上级疾控部门进行布氏杆菌抗体检测，检测结果见表 18-1。同时采集了今年屠宰加工户杀羊后尚未出售的羊毛进行检测，检出布鲁氏菌阳性。

> **?** 问题
>
> ⑫ 根据表 18-1 密接者血标本检测结果可得出什么信息？

表 18-1　16 位密切接触者中 13 名密接者血标本布鲁氏菌抗体检测结果

编号	姓名	性别	年龄	职业	检验结果
1	MQ	女	45 岁	缝纫工	＜1：25
2	GDH	男	75 岁	农民	＜1：25
3	GYN	女	74 岁	农民	＜1：25
4	GJY	男	82 岁	农民	1：50
5	TMF	女	55 岁	农民	＜1：25
6	GHM	男	54 岁	农民	＜1：25
7	GWX（羊肉屠宰加工户母亲）	女	83 岁	农民	1：200
8	GMY	女	64 岁	农民	＜1：25
9	ZSG	男	59 岁	农民	＜1：25
10	GHX（羊肉屠宰加工户）	男	51 岁	杀羊	1：200
11	LSF	女	49 岁	杀羊	＜1：25
12	GJZ	男	40 岁	农民	＜1：25
13	ZXJ	女	38 岁	农民	＜1：25

（备注：另 3 名检测结果显示为阴性）

第四部分　病因推断

经过详细流行病学调查，结合临床症状和实验室检测，A 区疾控中心做出了病因推断。

❓ 问题

⓭ 根据给出的相关信息，请做出病因推断？

第五部分　疫情控制

为控制疫情，A 区疾控中心采取了以下措施。

8 月 3 日 A 区疾控中心要求对病例住所室内外环境用有效氯进行喷洒消毒；要求病家对衣被、环境进行消毒；羊圈、周围 3 家住户的场地以及堆放羊内脏下脚料处用有效氯进行喷洒消毒，对非硬化的自然土壤采取了生石灰覆水的消毒方法，土壤翻耕后进行第二次消毒。总计消毒面积达 $2\,000\,\mathrm{m}^2$ 左右。

对调查确定的 16 位密切接触者，要求村卫生室医生负责每日上门医学观察，观察期限为两周，观察结果每日上午 9 时报 A 区疾控中心。通知两名阳性密接者及时前往有条件的医院接受进一步诊断和规范性治疗。

要求 A 区二级医疗机构在近期加强诊断，发现类似病例及时报告 A 区疾控中心。

8 月 6 日 A 区疾控中心要求对病例及密接者居住环境再次进行严格消毒，同时要求对该疫点饲养的 3 只狗进行处置（由该镇事业科与有关部门协调进行落实）。

8 月 9 日应 A 区疾控中心要求，疫点土壤进行了第二次翻耕后的消毒。

8 月 10 日由该镇派出所对疫点饲养的 3 只狗进行宰杀及焚烧处理。

两名阳性密接者相继至 CH 医院就诊，接受规范性治疗。8 月 17 日 GHX 被确诊为布病，并由 CH 医院按要求进行疫情网络直报，A 区疾控中心进行了突发公共卫生事件网络进程报告。

❓ 问题

⓮ 除以上措施外，你认为还有需要补充的吗？
⓯ 除疾控部门外，相关部门需要采取其他相应措施吗？

经过为期两周的密切接触者医学观察，期间完成了对疫源地的二次消毒，同时对疫点内饲养的 3 只狗也予以处理。病例 C 与密接者 GHX 经在 CH 医院接受规范治疗，症状消失。疫区两周内其他密切接触者未出现任何疑似症状的报告，区属各医疗机构也无类似病例的报告发生，其他控制措施得到落实。A 区疾控中心判断此起疫情已得到控制，予以结案。

> **❓ 问题**
>
> ⑯ 如何撰写调查报告？

第六部分　小结

> **❓ 问题**
>
> ⑰ 你认为 A 区疾控中心对该疫情的调查处理过程中还有哪些方面需要进一步完善？

此次疫情结案以后，至 9 月 20 日，A 区疾控中心经查询网络疫情，发现另一阳性密切接触者 GWX 由 CH 医院确诊为布病。

> **❓ 问题**
>
> ⑱ 布病暴发的定义是什么？至 9 月 20 日该疫点共确诊 3 例病例，该疫情能否重新定义为暴发？

考虑到布病在 A 区，自 1976 年出现最后一例病例后，至今已连续 30 多年没有发病的报告，由此提示今后是否应加强 A 区布病的监测。

> **❓ 问题**
>
> ⑲ 如何选定监测点？监测年限？
> ⑳ 监测内容有哪些？
> ㉑ 鉴于病例 C 辗转多次的就诊经历，作为 A 区卫生行政部门，应得到何种启示？

📖 参考文献

［1］冯子健.传染病突发事件处置［M］.北京：人民卫生出版社，2013.

［2］康来仪，董柏青，陈直平.实用传染病防治［M］.第 3 版.北京：学苑出版社，2010.

［3］中华人民共和国国家卫生计生委办公厅.全国布鲁氏菌病监测工作方案［EB/OL］.（2018 - 02 - 23）.http://www.nhc.gov.cn/ewebeditor/uploadfile/2018/03/20180320201706402
05.doc.

［4］中华人民共和国国家卫生健康委员会.布鲁氏菌病诊断（WS 269—2019）［EB/OL］.（2019 - 01 - 02）.http://www.nhc.gov.cn/fzs/s7852d/201901/9493bdd1549b4908be18beb6007b00/d/files/bfoea83b6aa54e4b879e803ef28af547.pdf.

（戴燕丽、林长坡）

案例18 参考答案

问题1：什么是布鲁氏菌病？

【参考答案】 布鲁氏菌病，简称布病，是由布鲁氏菌引起的人畜共患传染病，临床主要表现为长期发热、关节痛，且易成慢性。我国通过多年防制，已取得显著成效。目前，许多省（市、自治区）已控制本病流行。

问题2：A区疾控中心接到电话报告后，首先应该采取哪些措施？

【参考答案】 （1）传染病疫情查询：登录直报系统确定疫情的存在；了解A区以往该病发病情况，考虑是否应进行突发公共卫生事件网络直报。

（2）疫情初步核实：与病例家属取得联系，初步了解病例的情况，并做记录。

（3）事件报告：向中心领导汇报，向当地卫生行政部门报告，向市疾控中心报告。

问题3：赴现场调查前，需做哪些方面的准备？

【参考答案】 人员准备：选派当天流行病学调查值班人员和相关条线人员。

物资准备：准备流行病学个案调查表、技术资料、个人防护用品、常用采样器械、消毒药械、通信工具和交通工具等。

其他：与社区卫生服务中心防保科工作人员取得联系，告知事件概况，通知其派员前往；通知病例所在镇事业发展科派员前往；通知当地动物疫病预防控制中心派员前往。

问题4：现场调查的基本步骤是什么？

【参考答案】 控制措施并不是一定要等到原因查明后才开始实施，应是贯穿于整个调查过程中，并根据调查进展及时调整。

步骤：准备工作；确定暴发或流行的存在；核实诊断；制定病例定义、病例搜索和个案调查；描述性分析；形成假设；检验假设；现场卫生学调查；采取控制措施；结果交流和反馈。

问题5：A区疾控中心应如何进行疫情报告？

【参考答案】 可能构成突发公共卫生事件相关信息的报告范围，包含如下三类情况：

（1）暴发。在布病持续流行的县（区），3周内，同一自然村（屯）、社区、饲养场、牲畜集散地、屠宰加工厂等场所发生3例及以上急性期布病病例。

（2）新发。既往5年内无本地布病病例报告的县（区），出现1例及以上本地急性期布病病例。

（3）当地卫生计生行政部门认为其他可能造成公共卫生威胁，或按照《国家突发公共卫生事件应急预案》的判定标准，达到一般及以上级别的布病疫情相关事件。

本案例中，根据历史疫情资料，布病在A区已无发病记载30余年，符合第2种情形，故应进行突发公共卫生事件的网络直报，同时做好后续的进程及结案报告。

问题6：布病的诊断标准是什么？ 应与哪些疾病进行鉴别诊断？

【参考答案】 ● 诊断依据

（1）流行病学史：发病前病例与疑似布鲁氏菌感染的家畜、畜产品有密切接触史，或生食过牛、羊乳及肉制品，或生活在布病疫区；或从事布鲁氏菌培养、检测或布鲁氏菌疫苗生产、使用等工作。

（2）临床表现：①出现持续数日乃至数周发热（包括低热）、多汗、乏力、肌肉和关节疼痛等。②部分病例淋巴结、肝、脾和睾丸肿大，少数病例可出现各种各样的皮疹和黄疸；急慢性期病例可以表现为骨关节系统损害。

（3）实验室检查

1）实验室初筛：①虎红平板凝集试验（RBT）结果为阳性。②胶体金免疫层析试验（GICA）结果为阳性。③酶联免疫吸附试验（ELISA）结果为阳性。④布鲁氏菌培养物涂片革兰染色检出疑似布鲁氏菌。

2) 实验室确诊:①从病例血液、骨髓、其他体液及排泄物等任一种病理材料培养物中分离到布鲁氏菌。②试管凝集试验(SAT)滴度为 1∶100＋＋及以上,或者病例病程持续 1 年以上且仍有临床症状者滴度为 1∶50＋＋及以上。③补体结合试验(CFT)滴度为 1∶10＋＋及以上。④抗人免疫球蛋白试验(Coomb's)滴度为 1∶400＋＋及以上。

● 诊断原则:布病的发生、发展和转归比较复杂,其临床表现多种多样,很难以某一种症状来确定诊断。对布病的诊断,应结合病例流行病学接触史、临床表现和实验室检查等情况综合判断。

● 诊断

(1) 疑似病例:符合流行病学史,并同时符合临床表现。

(2) 临床诊断病例:符合疑似病例并同时符合实验室初筛中任一项。

(3) 确诊病例:符合疑似或临床诊断病例并同时符合实验室确诊中任一项。

(4) 隐性感染:符合流行病学史,并同时符合实验室确诊中任一项,且不符合临床表现。

● 鉴别诊断:主要应与风湿热、伤寒、副伤寒、结核病、风湿性关节炎、脊柱炎、脑膜炎、睾丸炎等疾病鉴别诊断。

问题 7:针对此次疫情,现场调查的重点内容有哪些?

【参考答案】 病例的基本信息、发病就诊经过、实验室检测情况、可疑暴露因素调查、居住地调查、密切接触者调查等。

问题 8:根据以上信息,你认为病例 C 可疑的流行病学史有哪些?

【参考答案】 发病前两月内食用过加工成熟度不是很高的羊肉和羊胎盘;病例 C 住所东 15 m 处为羊肉屠宰户,住所 70 m 处为堆放羊内脏下脚料的地方,此处为病例上下班必经之路。

问题 9:如何划定疫点?

【参考答案】 病家在内的 4 户人家,羊只饲养、屠宰处,下脚料堆放处为本案例的疫点。

问题 10:A 区疾控中心应对疫点采取哪些措施?

【参考答案】 对病例住处室内外环境及其衣物、用品进行消毒,羊肉屠宰加工户居家环境及羊圈进行消毒,下脚料堆放处进行消毒处理,周边住户的环境消毒,加强健康宣教。

问题 11:布病的传染源、传播途径有哪些?

【参考答案】 疫畜是布病的主要传染源,我国大部分地区羊是主要传染源,有些地方牛是传染源,南方个别省份的猪可作为传染源。鹿和犬等经济动物也可成为传染源。

病原体可以通过体表皮肤黏膜、消化道、呼吸道侵入机体。人的感染途径与职业、饮食、生活习惯有关。含有布鲁氏菌的各种污染物及食物均可成为传播媒介,主要有病畜流产物、病畜的乳、肉、内脏,被布鲁氏菌污染的皮毛、水、土壤、尘埃等。

问题 12:根据表 18-1 密接者血标本检测结果可得出什么信息?

【参考答案】 提示 GHX、GWX 血清抗体检测阳性,需进一步就诊明确诊断。

问题 13:根据给出的相关信息,请做出病因推断?

【参考答案】 病因推断:①病例 C 发病前两月内食用了未煮熟煮透的羊肉和羊胎盘;②病例 C 食用的羊肉来自羊屠宰加工户;③屠宰加工户提供羊毛检测布鲁氏菌,显示阳性。

总结以上 3 点,病例发病不排除是由于食用了未煮熟的而且带有布鲁氏菌的羊肉和羊胎盘而感染发病的可能。

问题 14:除以上措施外,你认为还有需要补充的吗?

【参考答案】 (1) 加强疫点及 JN 村周边地区,尤其是职业暴露人群的健康宣教:①加强个人防护,穿戴工作服、胶鞋、口罩、手套、围裙等,并配有脸盆、肥皂、消毒药品、毛巾等;②禁止将工作服等保护物品穿出工作场所,可用煮沸、蒸汽或 3％来苏尔浸泡消毒;③工作中禁止吸烟、喝水、饮食;④应建产羔室,接羔时做好防护,禁止赤手助产、抓羊羔、胎盘等,对污染地区和用具应及时进行严格消毒处理。

(2) 对疫点进行消毒处理时,工作人员应加强个人防护。

问题15:除疾控部门外,相关部门需要采取其他相应措施吗?

【参考答案】 医院对病例C接触物品及其分泌物、排泄物要进行消毒处理;动物疫病预防控制中心应对3只狗进行布病的相关检测。

问题16:如何撰写调查报告?

【参考答案】 调查报告的基本要求:规范性、时效性、科学性、真实性、针对性、实用性。

现场调查不同阶段的调查报告:初次报告、进程报告、阶段小结、结案报告。

调查报告的基本格式:标题、摘要、前言、正文、结语/结论、书署名和日期、参考文献。

问题17:你认为A区疾控中心对该疫情的调查处理过程中还有哪些方面需要进一步完善?

【参考答案】 需进一步完善的工作:①调查屠宰加工户羊只的确切来源,并与羊只来源地所在省市疾控中心取得联系,请求协助查明现有羊只的检疫情况;②采集疫点环境标本进行检测(如屠宰加工户附近河水、井水等),了解经水传播的可能,以便采取相应措施;③了解JN村周边乃至A区的牲畜饲养、屠宰加工户情况,对重点人群加强防病宣教。

问题18:布病暴发的定义是什么?至9月20日该疫点共确诊3例病例,该疫情能否重新定义为暴发?

【参考答案】 布病暴发的定义:在布病持续流行的县(区),3周内,同一自然村(屯)、社区、饲养场、牲畜集散地、屠宰加工厂等场所发生3例及以上急性期布病病例。该疫情虽出现3名病例,但至最后一名病例发病已超过了首发病例发病后的最长潜伏期,故可不定义为暴发。

问题19:如何选定监测点? 监测年限?

【参考答案】 监测点的选定原则。根据全国布病疫情形势,在近年来有疫情暴发和流行的地区设立监测点。一类地区(包括北京、天津、河北、山西、内蒙古、辽宁、吉林、黑龙江、山东、河南、陕西、甘肃、青海、宁夏、新疆等15个省份和新疆生产建设兵团)的每个省份选定4个县(区)为监测点,二类地区(上海、江苏、浙江、安徽、福建、江西、湖北、湖南、广东、广西、重庆、四川、贵州、云南及西藏等15个省份)及三类地区(海南省)的每个省份选定2个县(区)为监测点。监测点要保持相对稳定,至少连续监测3~5年之后,各省份可根据疫情等情况对辖区内的监测点进行调整。

问题20:监测内容有哪些?

【参考答案】 监测点除按上述工作要求开展疫情监测工作外,应当每年开展针对重点职业人群的血清学监测和布病筛查,同时收集畜间疫情资料,开展病原学监测。

问题21:鉴于病例C辗转多次的就诊经历,作为A区卫生行政部门,应得到何种启示?

【参考答案】 不可轻视罕见传染病的防治,应加强辖区内医疗机构罕见传染病的诊治培训,以及疾控部门的防病培训。

一起本地登革热聚集性疫情的调查与处置

• 学习目的 •

通过本案例的学习,学员应能够:

□ 熟悉登革热等虫媒传染病现场调查重点内容。

□ 熟悉蚊媒监测方法与相关监测指标。

□ 熟悉媒介控制相关方法。

培训时长　2 学时

培训方法　讲解、讨论

第一部分　背景

2018 年 8 月 3 日,B 区疾病预防控制中心(以下简称"疾控中心")接到辖区 R 医院电话报告,医院发热门诊收治了一例现住于 B 区 F 镇疑似登革热病例。为进一步查明可能的感染来源,并有效控制疫情蔓延,B 区疾控中心人员组成联合调查组开展现场流行病学调查与处置。

❓ 问题

❶ 登革热的基本知识,包括病原体、传播途径、临床表现、潜伏期是否掌握?

❷ 登革热疑似病例、临床诊断病例和确诊病例的定义是什么?

病例 A,男,29 岁,家住 B 区 F 镇 S 村某号某室。2018 年 8 月 1 日在无明显诱因下出现发热,自测体温(腋下):38.7℃,伴有全身肌肉酸痛。自认为是"普通感冒",当日去小区旁边一家药店购买口服退热药物。8 月 2 日,病情未见好转,自测体温达 39℃。8 月 2 日 9 时到 R 医院发热门诊就诊,测量体温(腋下)39℃。血常规:白细胞 $4.1 \times 10^9/L$;血小板 $209 \times 10^9/L$。尿常规未见明显异常。院方初步诊断为"发热待查 & 呼吸道感染",予以口服复方氨林巴比妥退热,以及头孢丙烯、清热灵颗粒和裸花紫珠胶囊等药物对症治疗。

8 月 3 日,病例 A 眼结膜充血,四肢皮疹,并伴有头痛、全身肌肉酸痛,当日 9 时再次到 R 医院发热门诊复诊,测量体温(腋下)38.7℃。血常规:白细胞 $2.1 \times 10^9/L$;血小板 $82 \times$

$10^9/L$。接诊医生考虑有蚊虫叮咬史,结合临床症状和血常规不能排除登革热感染,开展登革热 NS1 抗原快诊检测,结果为阳性。遂报告院内医务科,并组织院内专家会诊。经院内专家会诊,诊断为"登革热疑似病例"。

> ❓ 问题
>
> ❸ 作为公共卫生工作人员,你指导 R 医院下一步应该开展哪些工作?

医院启动应急流程,将病例安置在单独隔离病房,并将病例情况报告给区疾控中心,采集病例血液标本送区疾控中心开展相关检测。8 月 3 日 10 时 30 分 R 医院以"登革热疑似病例"对该病例进行网络直报。

第二部分　调查核实

8 月 3 日 10 时,区疾控中心将相关情况报告给区卫健委和市疾控中心,并协调落实防病值班车辆等后勤保障,派遣流调、病媒组人员赶赴 R 医院开展流行病学调查和处置。调查组流行病学专家查阅了病历资料和访谈接诊医生,拟组织深入的现场流行病学调查。

> ❓ 问题
>
> ❹ 与登革热临床症状相似,你还能说出哪些虫媒传染病?

第三部分　现场流行病学调查

> ❓ 问题
>
> ❺ 请问开展登革热病例现场流行病学调查和处置工作,需要准备哪几大类物资?
> ❻ 列举几种蚊媒监测的器械?
> ❼ 前往医院开展登革热流行病学调查,流行病学调查人员需采取什么个人防护?
> ❽ 登革热病例个案流行病学调查主要包括哪些内容?

区疾控中心流调人员抵达医院,在做好个人防护下,访谈接诊医生,然后进入病房开展流行病学调查。初步流调结果如下:

一、基本情况

病例 A,男,29 岁,现住址和户籍地址均为 B 区 F 镇 S 村某号某室。家里共有 3 口人,分别为病例、妻子和女儿。病例为 BH 汽车 4S 店销售员。BH 汽车 4S 店位于 B 区 G 镇某公路某号。

二、发病就诊经过

2018 年 8 月 1 日在无明显诱因下出现发热,自测体温(腋下):38.7℃,伴有全身肌肉酸痛。自认为是"普通感冒",当日去小区旁边一家药店购买口服退热药物。

8 月 2 日,病情未见好转,自测体温达 39℃。8 月 2 日 9 时到 R 医院发热门诊就诊,测量体温(腋下)39℃。血常规:白细胞 4.1×10^9/L;血小板 209×10^9/L。尿常规未见明显异常。院方初步诊断为"发热待查或呼吸道感染",予以口服复方氨林巴比妥退热,以及头孢丙烯、清热灵颗粒和裸花紫珠胶囊等药物对症治疗。

8 月 3 日,病例眼结膜充血,四肢皮疹,并伴有头痛、全身肌肉酸痛,当日上午 9 时再次到 R 医院发热门诊复诊,测量体温(腋下)38.7℃。血常规:白细胞 2.1×10^9/L;血小板 82×10^9/L。接诊医生开展登革热 NS1 抗原快诊检测,结果为阳性。经院内专家会诊,诊断为"登革热疑似病例"并收治入院。

三、流行病学调查情况

病例大学毕业后从事汽车销售工作 5 余年。发病前 15 天无外出史,也否认接触过流感样病例或类似病例,自述在家中多次被蚊子叮咬。流调组详细询问发病前 15 天及病后具体情况,7 月 17 日至 7 月 19 日,病例驾驶私家车正常上班,下班后吃完晚饭在小区附近散步;7 月 20 日,白天在家休息,晚上约公司同事(5 个人)在 BG 酒店聚餐;7 月 21 日,在家休息;7 月 22 日至 26 日,驾驶私家车正常上班,下班后吃完晚饭在小区附近散步;7 月 27 日,陪同妻子和女儿到 M 影城看电影;7 月 28 日,白天在家休息,晚上接待南京来沪同学(张某)在某湘菜馆聚餐;7 月 29 日至 7 月 31 日,驾驶私家车正常上班,下班后吃完晚饭在小区附近散步;8 月 1 日,驾驶私家车正常上班,发热后,至小区旁边一家药店买药;8 月 2 日,驾驶私家车去 R 医院就诊,就诊结束后,居家休息;8 月 3 日,驾驶私家车去 R 医院就诊。

初步流行病学调查后,调查组与区专家组讨论并出具流行病学调查意见,电话报告区疾控中心应急办,并逐级汇报给区卫健委和市疾控中心。

❓ 问题

❾ 现场流行病学调查中,可以采取哪些方法和技巧使流行病学调查资料更加精准和可靠?

❿ 根据现场流行病学调查情况,此次登革热病例的疫点有哪几处?

四、实验室检测

8 月 3 日 13 时,区疾控中心微生物检验科反馈该病例实验室检测结果:登革病毒 NS1 抗原阳性,I 型登革病毒核酸阳性。IgM 和 IgG 抗体阴性。考虑该病例为本年度 B 区首例登革病毒检测阳性病例,区疾控中心将标本送市疾控中心复核。

第四部分　疫点处置

　　区疾控中心流调人员联系 F 镇和 G 镇社区卫生服务中心,做好分组后,分别派员到病例居住地和工作地开展疫点处置工作。

❓ **问题**

⑪ 如何划分核心区和警戒区,需要在这两个区域内开展哪些工作?

---

　　8 月 3 日 14 时,区疾控中心流行病学调查人员抵达病例居住地(S 村),与 F 镇社区卫生服务中心、当地居委会等相关人员一起开展调查与处置工作。

❓ **问题**

⑫ 流行病学调查人员对病例居住地开展调查,主要调查哪几方面内容?

一、病例居住地基本情况

　　病例居住在 6 层老式公房的 102 室,两室一厅,面积约 70 m^2,与妻子、女儿同住。室内环境卫生良好,但无纱窗、无蚊帐等防蚊设施。

　　区疾控中心以病例居住地为中心,200 m 半径范围的区域为核心区,向外延伸 200 m 半径的区域为警戒区,涉及多个小区和公园、派出所等单位。区疾控中心、F 镇社区卫生服务中心对居委会工作人员进行动员和培训,发动志愿者、楼组长对病例住处周围居民开展入户调查和传染病宣教工作。落实社区卫生服务中心对病例居住地的共同暴露者开展医学观察。区疾控中心对 F 镇 S 村开展蚊媒监测,在居住地核心区采集 50 只伊蚊标本送市疾控中心开展带毒检测,并指导 F 镇除害站对居住地及周围开展灭蚊工作。

二、病例工作地基本情况

　　8 月 3 日 14 时 20 分,区疾控中心另一组流行病学调查人员抵达病例工作地(G 镇某公路某号),与 G 镇社区卫生服务中心、当地居委会等相关人员一起开展调查与处置工作。BH 汽车 4S 店位于 G 镇某公路某号。该公司法人:徐某,联系电话:略,公司共有 30 名工作人员,办公面积 7 000 m^2。区疾控中心以工作单位为中心,200 m 半径范围的区域为核心区,向外延伸 200 m 半径的区域为警戒区,涉及多个小区(Y 镇)及工业园区。区疾控中心、G 镇及 Y 镇社区卫生服务中心对居委会工作人员和园区内相关企业卫生负责人进行动员和培训,发动志愿者、楼组长对病例工作地附近居民开展入户调查和传染病宣教工作。落实 G 镇社区卫生服务中心对病例工作地的共同暴露者开展医学观察。区疾控中心开展蚊媒监测,在工作地核心区采集 50 只白纹伊蚊标本送市疾控中心开展登革病毒等病原体检测,并指导除害站对工作地及其周围开展灭蚊工作。

? 问题

⑬ 共同暴露者的定义是什么？病例 A 的共同暴露者有哪些？医学观察期限是多久？

⑭ 社区病例主动搜索的时间期限是多长？对发现的可疑症状人员怎么管理？

三、蚊媒监测

8月3日，区疾控中心联合辖区社区卫生服务中心工作人员分别对病例 A 居住地和工作地及其他地点核心区和警戒区开展了蚊虫监测，结果见表19-1。

表19-1　蚊虫监测开展结果

居住地(F镇S村)				工作地			
BI 指数		叮咬指数		BI 指数		叮咬指数	
核心区	警戒区	核心区	警戒区	核心区	警戒区	核心区	警戒区
11.23	10.22	5.67	6.67	12.21	9.11	5.21	7.32
R 医院				BG 酒店			
BI 指数		叮咬指数		BI 指数		叮咬指数	
核心区	警戒区	核心区	警戒区	核心区	警戒区	核心区	警戒区
0	0	0	0	1.33	0	0	0.67
M 影城				某湘菜馆			
BI 指数		叮咬指数		BI 指数		叮咬指数	
核心区	警戒区	核心区	警戒区	核心区	警戒区	核心区	警戒区
0	0	0	0	1.33	0.67	0	0.67

? 问题

⑮ 登革热蚊媒应急监测常用的监测方法、工作要求与频次规定？

⑯ 发生登革热本地感染病例后，应开展伊蚊带毒率监测。伊蚊带毒率监测工作要点有哪些？

⑰ 媒介伊蚊孳生地主要的处理方法有哪些？

⑱ 成蚊杀灭的原则是什么？

四、样品复核与报告订正

8月3日18时20分，病例血液样品经市疾控中心复核，结果与区疾控中心一致。区疾控中心将实验室结果反馈给 R 医院。8月3日18时26分，R 医院网络订正为"登革热确诊病例"。

8 月 4 日 8 时 30 分,市疾控中心向市卫健委报告该病例情况,并组织市级专家组进行研判,最终判定该病例为本地感染病例,并将研判结果报告市卫健委,反馈给 B 区。

8 月 4 日 9 时 30 分,R 医院将传染病信息的备注栏改为"本地感染"。

8 月 4 日 9 时 40 分,区卫健委将此例登革热疫情信息报区政府和市卫健委。

8 月 4 日 10 时,区政府组织公共卫生联席会议成员单位召开登革热联防联控工作专项会议,成立本次疫情处置工作小组,进一步部署落实病例治疗、疫情和蚊媒监测、环境整治等防控措施。

8 月 4 日 13 时,区卫健委召开紧急会议,设立 B 区登革热组织网络和责任分工,成立了防控领导小组、医疗救治组、流调组、蚊媒监测组、蚊媒处置组、疫情监测组、健康教育组和检验检测组,制订《B 区登革热疫情控制处置工作方案》,各单位明确工作职责和责任,落实工作节点。区卫健委定期组织例会,部署跟进各项登革热防控工作。

第五部分　病例搜索

一、病例主动搜索

涉及各镇社区卫生服务中心将共同暴露者医学观察情况和社区主动搜索情况汇报给区疾控中心。

经核实,共同暴露者共 34 人,其中包括病例 A 家属 4 人和同事 30 人,目前均无异常。

S 镇社区会同相关居委对病例居住地核心区开展入户调查,截至 8 月 5 日 9 时,应调查户数 2834 户,单位数 16 家,共 8116 人;已调查户数 2023 户,单位数 16 家,共 5296 人,发现 4 人有异常症状,情况如下。

万某,男,32 岁,S 村某号某室。8 月 2 日出现发热伴有咽痛、流涕等症状,8 月 3 日至江湾医院就诊,诊断为"上呼吸道感染"。

杨某,女,45 岁,S 村某号某室,8 月 4 日出现发热伴肌肉酸痛。未去医院就诊,在家休息。

范某,男,63 岁,S 村某号某室,8 月 4 日出现发热伴肌肉酸痛,眼结膜充血。未去医院就诊,在家休息。

郭某,女,45 岁,S 村某号某室,8 月 5 日出现发热伴肌肉酸痛,躯干皮疹。未去医院就诊,在家休息。

G 镇和 Y 镇社区会同相关居委对病例工作地核心区开展入户调查,截至 8 月 5 日 9 时,应调查户数 3233 户,单位数 36 家,共 9876 人;已调查户数 3200 户,单位数 36 家,共 9715 人,发现 2 人有异常症状,情况如下。

王某,女,12 岁,G 镇大家园某区某号某室。8 月 1 日出现发热伴有咽痛、流涕等症状,8 月 2 日至宝山中西医结合医院就诊,诊断为"流行性感冒"。

梁某,男,75 岁,Y 镇 JX 苑某区某号某室,8 月 4 日出现发热伴肌肉酸痛。未去医院就诊,在家休息。

> **?** 问题
>
> ⑲ 社区病例主动搜索中发现的可疑病例应该如何处置？

二、病例就诊与报告

8月5日10时，相关社区督促上述可疑病例在做好个人防护下，分别去H医院发热门诊就诊，杨某、范某和郭某经医院诊断为"登革热疑似病例"。H医院立即将相关情况报告给区疾控中心。8月5日13时02分，H医院对3例病例进行网络直报。其余3例均诊断为"上呼吸道感染"。H医院采集6名病例血清标本送区疾控中心开展病原学检测。

三、可疑病例的流行病学调查

8月5日13时，B区疾控中心接报后即组织流行病学调查人员再次赶赴现场，开展调查和处置工作。8月5日14时抵达现场后，区疾控中心对3名疑似病例进行流行病学调查，初步流调情况如下。

病例B，杨某，女，45岁，无业，S村某号某室，8月4日出现发热伴肌肉酸痛。认为是普通感冒，自行服用复方对乙酰氨基酚片，未去医院就诊。8月5日，症状未缓解，在社区卫生服务中心医生指导下去H医院就诊，诊断为"登革热疑似病例"。杨某与其丈夫和女儿共同生活，发病前15天无外出史，也否认接触过类似病例，家住二楼，两室一厅，约75 m²，安装有纱门纱窗，经常带女儿在小区和附近的淞南公园玩耍，曾多次被蚊子叮咬。

病例C，范某，男，63岁，退休工人，S村某号某室，8月4日出现发热伴肌肉酸痛，眼结膜充血，未去医院就诊。8月5日，症状未缓解，在社区卫生服务中心医生指导下去H医院就诊，诊断为"登革热疑似病例"。范某与其妻子居住，发病前15天无外出史，也否认接触过类似病例，家住一楼，一室一厅，约50 m²，安装有纱门纱窗，家中有水生植物。自述喜好在天井吸烟，期间经常被蚊子叮咬。

病例D，郭某，女，45岁，干部职员，S村某号某室，8月5日出现发热伴肌肉酸痛，躯干皮疹，未去医院就诊。8月5日，症状未缓解，在社区卫生服务中心医生指导下去H医院就诊，诊断为"登革热疑似病例"。郭某与其丈夫、儿子居住，发病前15天无外出史，也否认接触过类似病例，家住二楼，三室一厅，约120 m²，安装有纱门纱窗，家中有水生植物。经常在小区内被蚊子叮咬。

8月5日17时，病例B、C、D样品经区疾控中心实验室检测，结果均为登革病毒核酸阳性、登革病毒Ⅰ型。区疾控中心疫情组人员将实验室结果反馈给H医院，并指导网络直报订正。其余诊断为"上呼吸道感染"的3例病例结果为登革热病毒核酸阴性。

> **?** 问题
>
> ⑳ 获得病例B、C、D实验室检测结果后，医疗机构应该怎么订正网报信息？
>
> ㉑ 截至8月5日17时，B区共发生4例登革热实验室确诊病例。请简述登革热暴发疫情的定义。根据现有流行病学调查资料，请判断本次疫情是否为一起登革热暴发疫情？

第六部分 疫情控制

一、疫情性质与风险研判

(一) 疫情分析

根据现场流行学调查和实验室检测结果,2018年8月1日至8月5日,B区F镇相继发生了4例登革热本地感染病例(均为登革热I型),病例居住地相聚不超过200 m且发病前15天内均无外出史,居住地蚊媒密度高,传播速度快,达到暴发疫情标准,根据《登革热疫情分级防控技术指导方案》分级标准,为IV级响应标准。区疾控中心将流行病学调查报告报给区卫健委和市疾控中心。区卫健委将疫情信息上报区人民政府和市卫健委。并定期向市疾控中心报送伊蚊监测结果,逐级反馈至国家疾控中心。

(二) 风险评估

8月10日,区卫健委组织相关领域专家,开展了B区登革热疫情专题公共卫生风险评估工作。根据本起疫情的调查结果,B区政府成立以疾控中心和医疗机构为技术核心,多部门联防联控的应急响应小组,及时采取了病例隔离治疗、病例主动搜索、共同暴露者医学观察、蚊媒监测与媒介控制、环境整治与健康宣教等综合性防控措施。疫情从8月1日出现首发病例以来,直至8月6日后未再发现病例,病例仅局限在F镇,未在其他街镇出现相关病例,综合分析判断本起疫情的严重性为中,后续发生的可能性为中,综合判定风险等级为中风险。

> ❓ **问题**
>
> ㉒ 开展登革热疫情专题风险评估,你认为需要收集哪些资料进行综合研判?

二、疫情控制措施

疫情发生后,市卫健委第一时间派出市级专家组赶赴现场,指导疫情调查与处置。B区政府高度重视,及时启动应急预案,成立以区疾控中心和医疗机构为技术核心,多部门联防联控的应急响应小组,部署落实病例治疗、疫情监测、蚊媒监测与控制、环境整治、健康教育等综合性防控措施。主要防控措施如下。

(一) 成立疫情防控领导小组,建立联防联控工作机制

B区成立了由区政府主要领导任组长,区卫健委、绿化与市容管理局、广播电视台等多个单位负责人为防控领导小组成员,下设办公室,并成立了综合协调、医疗救治、流行病学调查、病媒监测与控制、环境整治、宣传报道、后勤保障等7个工作组,明确各工作组的职责,建立了相关职能部门联防联控每日工作例会制度。

(二) 加强病例救治,严格病例出院标准

加强病例防蚊隔离治疗,病房使用纱门纱窗和蚊帐,病例单人单间。

R 医院和 H 医院对 4 例登革热病例开展对症治疗,病例 A、B、C、D 分别于 8 月 17 日、8 月 30 日、8 月 21 日和 8 月 25 相继痊愈出院。

(三)积极开展流行病学调查,查找可能暴露因素

对发现的病例,开展流行病学调查,详细询问发病前 15 天活动情况和发病后活动轨迹。本次疫情的 4 例病例发病前 15 天内均无外出史。在病例居住地周围采集 400 只伊蚊标本,送市疾控中心开展蚊虫携带病毒情况,但检测结果为阴性。

(四)开展社区病例和医疗机构主动搜索

在登革热病例发病前 40 天至解除防蚊隔离后 25 天内,区疾控中心指导辖区社区卫生服务中心在核心区内逐户、逐单位排查可疑病例。共入户调查 10 211 户,单位 129 家,共 58 157 人,发现 28 人有异常表现,除 3 例经实验室检测为登革病毒阳性,其余均排除。

在登革热病例发病前 40 天至解除防蚊隔离后 25 天内,区疾控中心对核心区和警戒区范围内所有医疗机构主动搜索可疑病例。未搜索到可疑登革热病例。

(五)开展蚊媒应急监测和控制,防止疫情扩散

区疾控中心与街道、镇蚊媒应急处置队伍以病例居住、工作和学习等场所为中心,分别在核心区、警戒区开展室内及外环境的布雷图指数调查和各 3 个点的双层叠帐法成蚊密度监测。核心区每 3 天监测 1 次,警戒区每 7 天监测 1 次,直至解除疫情。

蚊媒应急处置队伍应依序实施控制蚊虫措施,将布雷图指数控制在 5 以下、成蚊密度控制在 2(只/人·时)以下;对疫点及其核心区、警戒区实施超低容量喷雾或热烟雾喷雾快速杀灭成蚊;清除孳生蚊虫的积水,对不能清除的积水投放灭蚊幼剂;对核心区、警戒区范围内的灌木丛实施滞留喷洒。

截至 9 月 30 日,经监测评估,病例居住地及工作单位核心区和警戒区蚊媒密度指数符合疫点解除标准。

(六)强化业务培训,规范发热门诊

组织开展登革热防控业务培训,提高临床一线医务人员的登革热诊治水平。规范发热门诊,设置醒目标识,加强流行病学史询问(外来外出史、蚊虫叮咬史等)。区疾控中心统一购买登革 NS1 抗原快速诊断试剂,发放到辖区所有二三级医疗机构。进一步提高医疗机构监测发现登革热病例的敏感性和警惕性。

(七)爱国卫生运动

B 区爱国卫生运动委员会组织全区开展了爱国卫生运动大行动,动员人民群众,广泛参与,开展清洁环境,重点抓好清除积水、杀灭成蚊等工作,切断疾病传播源头。

(八)多渠道、全方位,开展防控宣传

开展多种形式的健康教育工作,广泛开展以"清除蚊媒孳生地""防蚊灭蚊""预防登革热"等为主要内容的健康教育和宣传。

当地政府和有关部门利用电视(包括户外电视墙)、传单、横幅、居民告知单、短信和微信公众号等多形式全方位高密度地进行多种形式的正面宣传,同时开展舆情监测和风险沟通,防止媒体不实报道对疫情处置造成不利影响。具体主要措施如下:①印发《登革热居民防范告知书》宣传单 50 万份;②印发登革热宣传折页 100 万份;③悬挂横幅 200 条;④用电视(包括户外电视墙、公交车站站台滚动屏幕)播发专家访谈和滚动字幕;⑤利用各微信公众号平台,开展登革热防控知识推介;⑥教育网开辟学习园地。

(九) 部门联动

区宣传部门在卫生健康部门支持下,开展登革热知识宣教、舆情跟踪与引导、风险沟通及群众动员等工作。区住建部门主要负责建筑工地、住宅小区、市政及绿化设施、管道及排污系统的环境卫生管理和灭蚊防蚊工作,加强环境清扫及垃圾清运,协助开展二次供水防蚊管理。区教育部门主要负责学校(托幼机构)内灭蚊(杀灭成蚊、清除积水)以及师生宣传教育工作,倡导家长、学生开展家庭防蚊、灭蚊工作。区城管部门主要积极配合爱卫、住建等部门,加强建筑工地环境卫生监督检查。

通过上述综合性防控措施,10 月 12 日,区级防控应急工作组组织专家,召开登革热防控专家评审会。专家组认为此次疫情达到登革热疫情终止标准,并报告市卫健委。市卫健委组织人员研判后,B 区人民政府宣布此次疫情结束。

❓ 问题

㉓ 登革热病例解除防蚊隔离的标准是什么?

㉔ 登革热疫情终止有哪些标准?

第七部分　结语

登革热是由登革病毒感染引起的急性传染病,主要通过埃及伊蚊和白纹伊蚊传播。登革热在世界上 100 多个国家和地区流行,是最重要的虫媒传染病。WHO 估计每年全球约 5 亿人感染登革热,有 50 万登革热住院病例,有 2 万以上死于登革热出血和登革热休克综合征。近年来,我国登革热疫情不断出现。2014 年广东省登革热广泛流行,报告病例达 4 万多例,疫情扩散至 20 个地级市。2016 年浙江省杭州市也出现大规模登革热本地暴发疫情。

上海市作为国际化大都市,人员流动贸易往来频繁。近年来,本市不少居民出国旅游,特别是东南亚地区往往成为最热门的旅游地,境外输入性登革热病例也时有发生。B 区作为上海北部典型城乡接合郊区,蚊虫孳生地较多,蚊虫监测资料显示传播登革热的白纹伊蚊也是常见蚊虫,再加上涉疫国家和地区人口来往频繁,同时存在输入性和本地感染登革热疫情风险,防控形势严峻。2017 年 B 区发生上海市首发登革热本地感染病例;2018 年 B 区 F 镇相继报告几例登革热本地感染病例。疫情发生后,各级政府和卫生、教育部门高度重视、积极应对、联防联控、依法科学应对,以加强病例救治、防止出现死亡病例,实行"清除积水、远离登革热"为主题的爱国卫生运动等措施控制疫情蔓延,疫情很快得到控制,为以后处置类似疫情积累了宝贵经验。从流行病学调查来说,尽管现场调查组开展了多轮次、多样本的采集与检测工作,但仍未能为感染来源提供实验室证据。本次调查存在以下局限性:一是未对病例核酸阳性标本进行基因测序,开展同源性分析,不能明确此次疫情感染来源,也不能明确判定这几例病例是否属于同一传播链。二是流行病学调查仅采用面对面访谈形式,存在回忆偏移或调查对象可能隐瞒信息等问题,未使用现代化科技手段,例如手机信号定位、调取监控录像,获取病例乘坐航班、列车及入住宾馆等信息。2019 年底,新冠肺炎疫情暴发,现代流行病学调查技术得到很大提升与广泛应用,这为以后登革热疫情调查奠定了坚实基础。三是开展病例社区主动搜索时,仅对有发热等症状进行搜索,但登革热病毒存在很大比例无症状感染者,还有部分病例可能未能搜索出来。

由于上海存在传播登革热的蚊虫,一旦有传染源引入,就会有发生本地传播风险。因此,需要加强对本地蚊虫密度的监测,及时杀蚊灭蚊,降低传播风险。另外,从 2018 年起,上海市修订了《上海市登革热防控方案》(2018 年版),为提高医疗机构发现登革热病例的灵敏性和警惕性,设置了全市登革热哨点监测医院(其中,B 区设置 H 医院为哨点监测医院),在本市蚊虫孳生季节(5~10 月),发热门诊、急诊、皮肤科、儿科、感染科、血液科等诊室设为监测门诊,有利于及时发现可疑病例。

📖 参考文献

［1］牟笛,崔金朝,殷文武,等.2015—2018 年我国登革热暴发流行病学特征分析[J].中华流行病学杂志,2020,41(5):685－689.

［2］马涛,张守刚,杜雪飞,等.2019 年南京市登革热输入和本地传播风险评估[J].现代预防医学,2020,47(9):158－163.

［3］周正斌,吕山,张仪,等.上海市蚊媒种类、分布及其病原[J].中国媒介生物学及控制杂志,2015,26(1):28－32.

［4］宋家慧,刘文斌,曹广文.登革热的流行病学特征和预防措施[J].上海预防医学,2017,29(1):17－22.

［5］张卫国.一起登革热暴发疫情的调查与处置[J].临床医药文献电子杂志,2018,5(89):184－185.

［6］孙昼,丁华,任晓宾,等.杭州市 2017 年Ⅱ型登革热暴发疫情流行情况及 E 基因序列分析[J].中国预防医学杂志,2019,20(9):77－81.

［7］林君芬,李傅冬,刘社兰,等.浙江省 2005—2013 年输入性登革热流行特征分析[J].浙江预防医学,2014,26(12):1233－1235.

(向伦辉)

案例 19　参考答案

问题 1:登革热的基本知识,包括病原体、传播途径、临床表现、潜伏期是否掌握?

【参考答案】　登革热是由登革病毒感染引起的急性虫媒传染病,主要通过蚊虫叮咬传播,白纹伊蚊和埃及伊蚊是主要传播媒介。感染登革病毒后,主要表现为发热、关节痛、肌肉痛、皮疹、淋巴结肿大和白细胞、血小板减少。潜伏期多为 5~8 天。

问题 2:登革热疑似病例、临床诊断病例和确诊病例的定义是什么?

【参考答案】　(1)疑似病例(符合下列一项可诊断为疑似病例)

1)发病前 14 天内,曾经到过登革热流行区,或居住场所或工作场所周围 1 个月内曾出现过登革热病例。急性起病,突发高热,明显疲乏、厌食、恶心等,常伴有较剧烈的头痛、眼眶痛、全身肌肉痛、骨关节痛等症状,可伴面部、颈部、胸部潮红,结膜充血。

2)急性起病,突发高热,明显疲乏、厌食、恶心等,常伴有较剧烈的头痛、眼眶痛、全身肌肉痛、骨关节痛等症状,可伴面部、颈部、胸部潮红,结膜充血等。白细胞计数减少和/或血小板减少。

(2)临床诊断病例(符合下列一项可诊断为临床诊断病例)

1)符合疑似病例 1),同时符合出现皮疹或者出血倾向之一,并出现白细胞计数减少和/或血小板减少。

2) 疑似病例,同时符合登革病毒 IgM 抗体阳性或者发病 5 天内的登革病毒 NS1 抗原检测阳性。

(3) 确诊病例:疑似病例或临床诊断病例,并同时符合登革病毒恢复期血清特异性 IgG 抗体滴度比急性期有 4 倍及以上增长或阳转、从急性期病人血液、脑脊液或组织等中分离到登革病毒、应用 RT - PCR 或实时荧光定量 RT - PCR 检出登革病毒核酸三者中任一项。

问题 3: 作为公共卫生工作人员,你指导 R 医院下一步应该开展哪些工作?

【参考答案】 (1) 将病例安置于感染科隔离病房(可单独隔离),做好防蚊隔离措施。设置纱门纱窗,搭建蚊帐。

(2) 医院医护人员做好必要的防蚊措施,如涂抹驱避剂,穿长衣长袖长裤工作服,医院进一步做好院内防控工作等。

(3) 对病例进行体格检查,并详细询问病例的流行病学史,完善相关实验室检测,积极救治。

(4) 采集病例血液标本送区疾控中心开展登革热病毒核酸、抗原、抗体 IgM 和 IgG 检测。

问题 4: 与登革热临床症状相似,你还能说出哪些虫媒传染病?

【参考答案】 黄热病、寨卡病毒病、基孔肯雅热等。

问题 5: 请问开展登革热病例现场流行病学调查和处置工作,需要准备哪几大类物资?

【参考答案】 需准备的物资:①个人防护用品;②登革热调查方案,调查表单;③采样工具;④媒介监测工具;⑤防蚊驱蚊药品;⑥宣传资料;⑦相机、电脑等。

备注:爱卫部门准备灭蚊药械。

问题 6: 列举几种蚊媒监测的器械?

【参考答案】 双层叠帐、诱蚊诱卵器、蚊幼采集勺、井盖钩、手电筒、吸蚊器等。

问题 7: 前往医院开展登革热流行病学调查,流行病学调查人员需采取什么个人防护?

【参考答案】 采取一级防护,穿长袖白大衣(或一次性隔离衣),戴帽子、口罩、手套。对于全身裸露部分要求涂抹驱避剂。

问题 8: 登革热病例个案流行病学调查主要包括哪些内容?

【参考答案】 (1) 基本情况:病例基本情况、发病就诊和治疗情况和居住地基本情况。

(2) 流行病学史:发病前 15 天至发病后至今的活动地点、时间、方式以及蚊虫叮咬史,其中发病前 15 天内流行病学史包括登革热流行地区工作、旅游、探亲访友史。

(3) 环境相关情况:病例活动区域的自然生态、气候条件、环境卫生、居住条件、行为习惯、蚊虫孳生地类型等,包括自然因素和社会因素。

(4) 排查和判定共同暴露者,填写《共同暴露者健康状况一览表》,确定核心区和警戒区范围等。

问题 9: 现场流行病学调查中,可以采取哪些方法和技巧使流行病学调查资料更加精准和可靠?

【参考答案】 现代现场流行病学调查可利用传统流行病学调查和现代科技手段相结合。在进行流行病学调查之前,可应用现代科技手段,通过核查手机信号轨迹、各种购物 App、打车软件的消费记录,确定病例的活动轨迹。在传统流行病学调查时,可以通过上班打卡记录、工作日记、微信朋友圈等,增加病例回忆。还可以通过询问家人、朋友等多方信息进行对比。为取得病例信任,可以先易后难,逐步询问活动细节。

问题 10: 根据现场流行病学调查情况,此次登革热病例的疫点有哪几处?

【参考答案】 主要疫点两处:病例的居住地(B 区 S 村某号)和工作单位(BH 汽车 4S 店,B 区 G 镇某公路某号),另外还可能的疫点为 R 医院、BG 酒店、M 影城、S 湘菜馆,需根据媒介监测结果和暴露情况综合判断。

问题 11: 如何划分核心区和警戒区,需要在这两个区域内开展哪些工作?

【参考答案】 以病例的居住地、工作单位为中心 200 m 半径范围的区域为核心区。以登革热病例居住、工作和学习等场所为中心400m范围内除去核心区的区域为警戒区。需要开展的工作如下。

（1）核心区内开展社区病例主动搜索。

（2）核心区和警戒区内的医疗机构开展可疑病例主动搜索。

（3）区疾控中心及时排查和判定登革热病例的共同暴露者,组织社区卫生服务中心对共同暴露者开展自暴露结束之日起为期15天的医学观察。

（4）区疾控中心组织开展核心区和警戒区范围内蚊虫应急监测。

（5）区疾控中心组织开展核心区伊蚊带毒率监测,必要时扩大范围至警戒区。

（6）区爱卫办组织相关人员在核心区和警戒区范围内开展媒介伊蚊控制,杀灭成蚊、开展环境整治清除蚊虫孳生地。

（7）结合社区病例主动搜索,多渠道、全方位开展健康宣教工作。

问题12：流行病学调查人员对病例居住地开展调查,主要调查哪几方面内容?

【参考答案】 住房类型、楼层、面积、住房内防蚊情况（如安装纱门纱窗、蚊帐、使用防蚊药剂等）、家中水生植物、小区环境、小区绿化、水文环境等。

问题13：共同暴露者的定义是什么? 病例A的共同暴露者有哪些? 医学观察期限是多久?

【参考答案】 共同暴露者是指在登革热病例发病前15天至住院或居家防蚊隔离治疗前,与病例有共同生活、居住、出行、学习、工作等情况的人员。

病例A的共同暴露者有,病例A的家人（妻子、女儿）和单位同事（30人）。

观察期限：自暴露结束之日起为期15天的医学观察。

问题14：社区病例主动搜索的时间期限是多长? 对发现的可疑症状人员怎么管理?

【参考答案】 时间期限：在登革热病例发病前40天至解除防蚊隔离后25天内,区疾控中心指导相关社区卫生服务中心、居委/村等单位在核心区内逐户、逐单位排查可疑病例,对病例进行登记,填写报表报送区疾控中心。

对搜索到的尚未就医的现症病例,应告知和督促其及时前往医疗机构就诊。病例搜索中发现的所有符合登革热诊断标准的病例（已明确诊断的登革热病例除外）,应按相关要求进行诊断报告、采集血清标本送区疾控中心检测以及开展流行病学调查和处置等。

问题15：登革热蚊媒应急监测常用的监测方法、工作要求与频次规定?

【参考答案】 布雷图指数法和双层叠帐法。

（1）布雷图指数法：核心区和警戒区范围内各调查不少于100户,检查记录室内外所有小型积水容器及其幼虫孳生情况,计算布雷图指数。

（2）双层叠帐法：核心区和警戒区范围内的外环境各设3顶蚊帐,在15:00—18:00之间进行,诱集者位于内部封闭蚊帐中暴露两条小腿,收集者利用电动吸蚊器收集停落在蚊帐上的伊蚊持续30分钟。个人防护：收集者需涂抹蚊虫驱避剂,诱集者工作结束时涂抹蚊虫驱避剂。

监测频次

（1）布雷图指数法：登革热疫情发生1～2天内,核心区进行1次全面覆盖调查,随后每3天调查一次,警戒区每周调查1次;监控区每2周调查1次。

（2）双层叠帐法：核心区每3天检查1次,警戒区每周检查1次,监控区每2周检查1次。

问题16：发生登革热本地感染病例后,应开展伊蚊带毒率监测。伊蚊带毒率监测工作要点有哪些?

【参考答案】 区疾控中心应在每个核心区采集50～100只伊蚊标本报送市疾控中心,必要时可在警戒区内也采集蚊虫标本;发生暴发疫情时,应在疫点采集100～200只伊蚊标本,把伊蚊收集到螺口采样管,最好置于液氮罐中或干冰环境中,送上海市疾病预防控制中心检测蚊虫携带病毒情况。

问题17：媒介伊蚊孳生地主要的处理方法有哪些?

【参考答案】　(1) 翻盆倒罐,清除闲置无用积水。清除废弃的容器,暂时闲置未用的容器应当逐一翻转倒放。

(2) 清除卫生死角和垃圾。清除绿化带和卫生死角的塑料薄膜、一次性塑料容器。

(3) 管理饮用水或功能性容器积水。饮用水容器或功能性容器积水要求严密加盖,每 5～7 天换水 1 次,不能定期换水的可放养食蚊鱼等。

(4) 种养水生植物的花瓶,每 5～7 天换水 1 次,冲洗植物根部,彻底洗刷容器内壁;大型莲花缸、池,可放养食蚊鱼等。

(5) 竹筒树洞的治理。公园、学校、园林景点的竹筒、树洞要用灰沙等堵塞,或对留根的竹筒,采用"十"字砍刀法,使其有裂缝不再积水。

(6) 治理轮胎。轮胎要求叠放整齐并存放在室内或避雨的场所,如要堆放室外,要用防雨布严密遮盖,不积雨水。如不能有效遮盖,须对废弃轮胎进行打孔处理,防止积水。对于不能清除积水的轮胎,可使用双硫磷等灭蚊幼剂处理。

(7) 对于其他不能清除的积水,例如密闭市政管网的管道井、地下室或地下车库的集水井、建筑工地积水等,采取投放长效灭蚊幼剂控制蚊虫孳生。在使用过程中,记录灭蚊幼剂的使用场所、使用剂量、处理前后的蚊幼密度,评价灭蚊效果。

问题 18: 成蚊杀灭的原则是什么?

【参考答案】　(1) 选择国家正式登记的卫生杀虫剂等快速杀灭成蚊。

(2) 室外成蚊杀灭以超低容量喷雾为主要措施,配合对蚊虫栖息地(牲畜棚、绿化带等)的滞留喷洒。

(3) 室内成蚊杀灭以滞留喷洒为主要措施,重点场所在滞留喷洒的同时还需要进行超低容量喷雾。

(4) 处理应从警戒区到核心区,由外到内按次序处理。

问题 19: 社区病例主动搜索中发现的可疑病例应该如何处置?

【参考答案】　(1) 对病例信息进行登记,并立即将病例情况报告给区疾控中心。

(2) 指导和督促其在采取有效防蚊措施(如涂抹驱避剂等)的前提下至医疗机构进行诊治。

(3) 病例搜索中发现的所有符合登革热诊断标准的病例(已明确诊断的登革热病例除外),应按照本方案及相关要求进行诊断报告、采集血清标本送区疾控中心检测以及开展流行病学调查和处置等。

问题 20: 获得病例 B、C、D 实验室检测结果后,医疗机构应该怎么订正网报信息?

【参考答案】　根据现场流行病学调查和实验检测记录,病例 B、C、D 均订正为登革热确诊病例,备注栏填"本地感染"。

问题 21: 截至 8 月 5 日 17 时,B 区共发生 4 例登革热实验室确诊病例。请简述登革热暴发疫情的定义。根据现有流行病学调查资料,请判断断本次疫情是否为一起登革热暴发疫情?

【参考答案】　登革热暴发疫情是指在一个最长潜伏期内,在人口相对集中的地点(如:一个社区、居委会、村庄、学校或其他集体单位等),发生 3 例及以上有流行病学关联的登革热本地感染病例。本次疫情 4 例病例均为本地感染病例,发病时间集中在 8 月 1 日至 8 月 5 日,且居住地相对集中,可以判定为一起本地登革热暴发疫情。

问题 22: 开展登革热疫情专题风险评估,你认为需要收集哪些资料进行综合研判?

【参考答案】　登革热疫情、蚊媒监测数据、气候、环境、风俗文化、发生风险等重要影响因素,开展风险评估。

问题 23: 登革热病例解除防蚊隔离的标准是什么?

【参考答案】　解除防蚊隔离标准:病例病程超过 5 天,并且热退 24 小时以上可解除。

问题 24: 登革热疫情终止有哪些标准?

【参考答案】 （1）最后一例本地感染病例治愈出院(或死亡)。

（2）核心区和警戒区范围内在病例治愈出院后 25 天内无新发病例。

（3）核心区和警戒区布雷图指数或诱蚊诱卵器指数连续两周小于 5,同时双层叠帐法成蚊密度不高于 2(只/人·时)。

案例 *20*
一起基孔肯雅热疫情的调查与处置

· 学习目的 ·

通过本案例的学习,学员应能够:
□掌握基孔肯雅热的临床症状、体征和流行病学特点。
□掌握基孔肯雅热疫情现场流行病学调查内容与方法。
□熟悉基孔肯雅热疫情采样、实验室检测及疫点处置方法。
□熟悉基孔肯雅热预防控制技术指南(2012 年版)。
培训时长　4 学时
培训方法　讲解、讨论、实际操作

第一部分　背景

2022 年 7 月 29 日上午 11 时 55 分,A 区中心医院发热门诊接诊病例李某某,女,36 岁,发热(最高 39.5℃)伴肌肉酸痛 1 天,血常规基本正常,血常规:白细胞 $8.2 \times 10^9/L$,中性粒细胞 47.6%,淋巴细胞 30.1%,血小板 $220 \times 10^9/L$;胸部 CT 提示两肺无异常。发热门诊对其进行新冠病毒核酸检测为阴性,IgM 阴性,IgG 阳性;流感病毒抗原检测,结果阴性。

7 月 30 日,病例下肢出现出血点,结膜充血,发热(体温 39.0℃),血常规:白细胞 $5.2 \times 10^9/L$;中性粒细胞 40.3%,淋巴细胞 21.2%,血小板 $94 \times 10^9/L$,新冠病毒核酸检测为阴性,医院进一步询问流行病学史,病例 3 天前从广东来沪,结合临床表现和流行病学史,医院会诊考虑登革热可能,7 月 30 日 16 时,A 区中心医院向区疾病预防控制中心(以下简称"疾控中心")进行电话报告,并于 24 小时内进行"登革热疑似病例"网络直报。

A 区疾控中心接报后,初步核实疫情,电话报告市疾控中心,并指导 A 区中心医院采集必要的标本种类和数量,送 A 区疾控中心进行检测。

❓ 问题

❶ 疾控中心应指导医院采集病例哪些样本,开展哪些检测项目?

A 区中心医院采集病例鼻咽拭子、口咽拭子标本、抗凝血标本和非抗凝血标本送区疾控中心检测。7 月 30 日,A 区疾控中心检测新冠病毒核酸阴性,IgM 阴性,IgG 阳性;登革病毒 NS1 抗原或病毒核酸均阴性,寨卡病毒核酸阴性,基孔肯雅病毒(chikungunya virus, CHIK‐V)核酸阳性。

❓ 问题

❷ 基孔肯雅热的流行病学特征有哪些?

❸ A 区中心医院根据已掌握的信息,下一步做哪些工作?

❹ 区疾控中心下一步应开展哪几项主要工作?

第二部分 现场调查

经初步调查,病例李某某,女,36 岁,7 月 26 日从广东来沪旅游,同行一共 9 人,居住在 A 区 C 街道 H 酒店。7 月 28 日中午出现发热症状,之后出现肌肉关节酸痛,7 月 29 日就诊于 A 区中心医院。目前病例李某某在 A 区中心医院隔离病房隔离,同行的其他 8 人目前在居住的酒店。

A 区疾控中心将标本送市疾控中心复核,并立即开展病例流行病学调查(简称"流调"),对病例居住的酒店进行环境调查。

❓ 问题

❺ 流调人员要出发开展流行病学调查,需要准备哪些流调物资?

❻ 流调人员前往现场开展流行病学调查,需要补充调查哪些信息?

一、发病和就诊情况调查

病例李某某,女,36 岁,2022 年 7 月 29 日上午 11 时 55 分,就诊于 A 区中心医院发热门诊,发热(最高 39.5℃)伴肌肉酸痛 1 天,血常规基本正常,血常规:白细胞 8.2×10^9/L,中性粒细胞 47.6%,淋巴细胞 30.1%,血小板 220×10^9/L;胸部 CT 提示两肺无异常。发热门诊对其进行新冠病毒核酸检测为阴性,IgM 阴性,IgG 阳性;流感病毒抗原检测,结果阴性。

7 月 30 日,病例下肢出现出血点,结膜充血,发热(体温 39.0℃),血常规:白细胞 5.2×10^9/L;中性粒细胞 40.3%,淋巴细胞 21.2%,血小板 94×10^9/L,新冠病毒核酸检测为阴性,医院进一步询问流行病学史,病例来自广东,结合临床表现和流行病学史,医院会诊考虑登革热可能。7 月 30 日 16 时,A 区中心医院向区疾控中心进行电话报告,并进行"疑似登革热病例"网络直报。

医院将病例安置于医院隔离病房(单独隔离),立即做好防蚊隔离措施;医护人员做好防蚊措施,并进一步完善相关实验室检测,积极救治。7 月 30 日 A 区中心医院采集病例鼻咽拭子、口咽拭子标本、抗凝血标本和非抗凝血标本送区疾控中心检测。22 时,A 区疾控中心检测新冠病毒核酸阴性,IgM 阴性,IgG 阳性;登革病毒 NS1 抗原或病毒核酸均阴性,寨卡病毒核酸阴性,基孔肯雅病毒核酸阳性。A 区中心医院将病例网络直报订正为"基孔肯雅热疑似病例"。

二、可疑暴露情况调查

病例李某某与家人朋友一同从广东来沪旅游,同行一共 9 人,居住在 A 区 C 街道 H 酒店 8315、8317、8319、8320 房间。

追溯之前行程,病例李某某与朋友共 4 人 7 月 15 日从斯里兰卡回国,于广东省入境。经过 10 天隔离后,于 7 月 25 日解除隔离,一行携家人共计 9 人,乘飞机前往上海旅游。7 月 26 日抵达上海虹桥机场,入住 A 区 C 街道 H 酒店。酒店为 1 栋楼,共 5 层,周边是百货商场和居民小区。蚊虫活动情况:流调期间,发现有成蚊活动。

> **?** 问题
>
> ⑦ 目前该基孔肯雅热病例的疫点可能有哪几处?
> ⑧ 如何判定基孔肯雅热的共同暴露者?
> ⑨ 如何划分核心区和警戒区?在核心区和警戒区需要开展的工作有哪些?

三、样本检测情况

7 月 31 日 16 时,市疾控中心实验室反馈核酸检测结果为:鼻咽拭子新冠病毒核酸阴性、血清标本中登革病毒(通用、Ⅰ 型、Ⅱ 型、Ⅲ 型、Ⅳ 型)核酸阴性、寨卡病毒核酸阴性、疟原虫(通用、恶性疟、间日疟、三日疟、卵性疟)核酸阴性、基孔肯雅病毒核酸阳性、登革病毒 IgM,IgG 和 NS1 抗原检验检测,检测结果均为阴性,市疾控中心实验室反馈结果与区疾控中心一致。

社区卫生服务中心采集李某某同行 8 人的血标本送 A 区疾控中心进行基孔肯雅病毒核酸检测,A 区疾控中心组织开展病例搜索和蚊虫应急监测等工作。经检测,发现 3 人基孔肯雅病毒核酸阳性,3 人均为和李某某从斯里兰卡一同回国人员。

四、疫点处置情况

A 区在区政府和区卫健委的指挥下,开展社区和医疗机构病例主动搜索。A 区疾控中心及时排查和判定基孔肯雅热病例的共同暴露者,组织开展核心区和警戒区范围内蚊虫应急监测,组织开展伊蚊带毒率监测并送市疾控中心检测。区爱卫办组织相关人员在核心区和警戒区范围内开展对媒介伊蚊控制等。

> **?** 问题
>
> ⑩ 基孔肯雅热疫情蚊媒应急监测必需物资。
> ⑪ 基孔肯雅热蚊媒应急监测常用的监测方法、工作要求与频次规定?
> ⑫ 根据目前疫情进展情况,判断本次疫情是否为一起基孔肯雅热暴发疫情?
> ⑬ 媒介伊蚊孳生地主要的处理方法有哪些(请至少说出 3 种并详细说明)?

第三部分 疫情控制

一、风险研判

基孔肯雅热在东非海岸、印度洋岛屿、印度及东南亚广泛流行,我国存在发生输入性病例及由输入性病例引起二代病例,甚至可能引起较大的暴发或流行的风险。基孔肯雅病的传播媒介在我国辽宁、河北、山西、四川以南地区广泛分布。在媒介伊蚊的自然分布区,当伊蚊密度达到一定水平而自然条件(如气温、雨量等)合适时,一旦有基孔肯雅病毒传入,就有可能引起局部暴发或流行。

本市目前处于蚊媒传染病高发季节(7~9月),需防范本地传播风险。

二、疫情进展和防控措施

8月1日,社区主动搜索发现2名发热病例,立即进行就地隔离。采集2名发热病例的鼻咽拭子标本和血标本进行新冠病毒检测和基孔肯雅病毒检测,结果均为阴性。

8月2日,病例李某某的女儿在H酒店出现发热伴肌肉疼痛症状,经血清基孔肯雅病毒核酸检测结果为阳性。病例李某某的女儿未去过斯里兰卡。

A区政府组织卫健委、市容管理局、文广局等多部门召开紧急会议,全区启动基孔肯雅热应急处置工作,建立多部门联防联控的应急响应工作组,加强病例救治工作,避免出现重症及死亡病例。全区开展爱国卫生防蚊灭蚊专项行动,组织各部门充分利用各类宣传阵地,加大宣传力度,加强媒体应对,做好风险沟通。

> **? 问题**
>
> ⑭ 根据上述调查情况,判断该病例的分类?
>
> ⑮ 基孔肯雅热健康宣教的核心内容有哪些? 可以通过哪些渠道开展健康宣教?

8月12日,在A区政府统一领导和指挥下,疫情得到有效控制情,5名病例均痊愈出院,病例的4名共同暴露者均无异常。社区主动搜索和医院主动搜索未再发现可疑病例。以病例居住酒店为中心的400 m范围内开展伊蚊应急监测,近2周蚊媒应急监测密度达到控制标准。在疫点采集400只伊蚊标本,送市疾控中心检测,结果均为阴性。媒介控制:区爱卫办、区疾控中心会同政府部门、社区卫生服务中心对疫点周围采取环境整治、清除孳生地和杀灭成蚊措施,并在全区持续开展爱国卫生专项活动,开展多种形式的健康教育,广泛开展以"清除蚊虫孳生地""防蚊灭蚊""预防蚊媒传染病"等为主要内容的健康宣教。

> **? 问题**
>
> ⑯ 基孔肯雅热疫情终止标准是什么?
>
> ⑰ 总结发生基孔肯雅疫情后的应对措施。

📖 参考文献

[1] 中华人民共和国卫生部.基孔肯雅热预防控制技术指南(2012年版)[S/OL].[2012-11-01]. http://www.nhc.gov.cn/zwgk/wtwj/201304/08837445e7f54f1ca46bce67 30b38582.shtml.

[2] 国家卫生和计划生育委员会.基孔肯雅热诊断标准(WST 590—2018)[S].北京:标准出版社,2018.

(崔燕、孔令娜、张黎)

▌案例20　参考答案 ▌

问题1：疾控中心应指导医院采集病例哪些样本,开展哪些检测项目?

【参考答案】 采集样本:鼻咽拭子、口咽拭子标本,抗凝血标本和非抗凝血标本。

需要开展的检测项目有:新冠病毒、疟疾、登革病毒、寨卡病毒、基孔肯雅病毒等。

问题2：基孔肯雅热的流行病学特征有哪些?

【参考答案】 (1)传染源:急性期病例、隐性感染者和感染病毒的非人灵长类动物。

(2)传播途径:埃及伊蚊和白纹伊蚊是本病的主要传播媒介。主要通过感染病毒的伊蚊叮咬而传播。

(3)人群易感性与免疫力:普遍易感。人感染病毒后可获得持久免疫力。

(4)传染期:病例在出现症状后1～5天内可产生高滴度病毒血症,可引起媒介伊蚊的感染从而传播该病。

(5)地理分布:基孔肯雅热的地理分布与媒介伊蚊地理分布相关,主要是非洲、美洲、南亚和东南亚地区。

(6)发病季节特点:发病季节与当地的媒介伊蚊季节消长有关。在热带和亚热带地区,基孔肯雅热一年四季均可发病。

问题3：A区中心医院根据已掌握的信息,下一步做哪些工作?

【参考答案】 (1)将病例安置于医院隔离病房(单独隔离),做好防蚊隔离措施,如安装纱门纱窗,搭建蚊帐等。

(2)医护人员做好必要的防蚊措施,如涂抹驱避剂,穿长衣长袖长裤工作服,进一步做好院内防控工作等。

(3)对病例进行体格检查,并详细询问病例的流行病学史,完善相关实验室检测,积极救治。

问题4：区疾控中心下一步应开展哪几项主要工作?

【参考答案】 (1)报告:将初步流行病学调查情况和实验室检测结果报告A区卫健委和市疾控中心。

(2)订正网络报告:将实验室检测情况反馈给医院,嘱其将原先“登革热疑似病例”的网络报告订正为“基孔肯雅热疑似病例”。

(3)标本送市疾控中心进行复核确认。

(4)开展流行病学调查:对病例进行流行病学调查,确定疫点并前往开展环境调查。

(5)做好蚊媒应急监测、控制和病例搜索的各项准备工作。

问题5：流调人员要出发开展流行病学调查,需要准备哪些流调物资?

【参考答案】 个人防护用品(一次性帽子、一次性靴套、医用外科手套、医用外科口罩、一次性隔离衣、蚊虫驱避剂等);基孔肯雅热防控方案,调查表单;采样工具;媒介监测工具;防蚊驱蚊药品;宣传资料;相机、电脑、录音笔等;车辆等。

问题6: 流调人员前往现场开展流行病学调查,需要补充调查哪些信息?

【参考答案】 (1)核实基本情况:核实病例基本信息,收集临床资料,包括就诊经过、临床症状、体征、实验室检查结果。

(2)流行病学史:调查病例发病前12天至发病后7天内的活动情况,重点关注活动轨迹时间、地点、方式以及蚊虫叮咬情况,确定可能的感染来源、传播范围。

(3)开展环境因素调查:详细收集活动区域的自然生态、人口与居住条件、流动人口特点、环境与卫生设施、地形地貌、气温、降雨量等与疾病发生和传播相关的信息,分析当地自然因素和社会因素对疾病传播的影响。

(4)开展共同暴露者调查:排查、判定、收集共同暴露者信息。

(5)划定核心区和预警区范围。

问题7: 目前该基孔肯雅热病例的疫点可能有哪几处?

【参考答案】 A区C街道H酒店;虹桥机场(根据风险评估结果来研判);A区中心医院(根据风险评估结果来研判);广东入境后隔离酒店(需协查)。

问题8: 如何判定基孔肯雅热的共同暴露者?

【参考答案】 基孔肯雅热共同暴露者:病例发病前12天至住院或居家防蚊隔离治疗前,与病例有共同生活、居住、出行、学习、工作等情况的人员。

病例李某某同行的其他8人均为共同暴露者。

问题9: 如何划分核心区和警戒区?在核心区和警戒区需要开展的工作有哪些?

【参考答案】 以病例居住地酒店为中心,划定半径200 m之内空间范围为核心区。在核心区外扩展半径200 m范围为警戒区(上海要求:参考《上海市登革热防控工作方案(试行)》)。

需要开展的工作:①社区病例主动搜索;②医疗机构主动搜索;③病例搜索中发现的病例应按相关要求进行诊断报告、采送样以及开展流调和处置等;④区疾控中心及时排查和判定基孔肯雅热病例的共同暴露者;⑤区疾控中心组织开展核心区和警戒区范围内蚊虫应急监测(蚊媒密度调查);⑥区疾控中心组织开展伊蚊带毒率监测;⑦区爱卫办组织相关人员在核心区和警戒区范围内开展媒介伊蚊控制;⑧根据疫情调查需要,必要时可在核心区等范围内开展人群血清学调查。

问题10: 基孔肯雅热疫情蚊媒应急监测必需物资。

【参考答案】 电动吸蚊器、双层叠帐、500 mL采样勺、手电筒、体视显微镜、采样箱(冷藏箱)、镊子、螺口采样瓶、采样用吸管、工作记录表、标签纸、记录笔、记号笔等。

问题11: 基孔肯雅热蚊媒应急监测常用的监测方法、工作要求与频次规定?

【参考答案】 ● 常用监测方法有布雷图指数法和双层叠帐法。

(1)布雷图指数法:核心区和警戒区范围内各调查不少于100户,计算布雷图指数。

(2)双层叠帐法:核心区和警戒区范围内的外环境各设3顶蚊帐,在15:30—18:30进行,诱集者位于内部封闭蚊帐中暴露两条小腿,收集者利用电动吸蚊器收集停落在蚊帐上的伊蚊持续30分钟。个人防护:收集者需涂抹蚊虫驱避剂,诱集者工作结束时涂抹蚊虫驱避剂。

● 监测频次要求

(1)布雷图指数法:自疫情接报当日或次日完成第1次监测,核心区每间隔2天(第3天)监测1次,预警区每周(第7天)监测1次,监控区每2周(第14天)监测1次。本地感染病例应3天内覆盖核心区、7天内覆盖警戒区所有的居民户和单位。

(2)双层叠帐法:核心区每3天监测1次,预警区每周监测1次,监控区每2周监测1次。

问题12: 根据目前疫情进展情况,判断本次疫情是否为一起基孔肯雅热暴发疫情?

【参考答案】 基孔肯雅热暴发疫情是指在一个最长内潜伏期内,在人口相对集中的地点,发生3

例及以上有流行病学关联的基孔肯雅热本地感染病例。

本次疫情涉及的 4 个病例有流行病学关联,但均为输入性病例,不符合基孔肯雅热暴发疫情的定义。

问题 13: 媒介伊蚊孳生地主要的处理方法有哪些(请至少说出 3 种并详细说明)?

【参考答案】 (1)开展清除蚊虫孳生地的群众性运动:清除绿化带和卫生死角的塑料薄膜、一次性塑料、废弃容器,暂时闲置未用容器应当逐一翻转倒放。

(2)管理饮用水或功能性容器积水:要求严密加盖。水生植物每 5～7 天换水 1 次,冲洗根部,彻底洗刷容器内壁;大型莲花缸、池,可放养食蚊鱼等。

(3)竹筒树洞的治理:用灰沙等堵塞,或对留根的竹筒,采用"十"字砍刀法,使其有裂缝不再积水。

(4)治理轮胎:要求叠放齐并存放在室内或避雨场所,堆放室外时要用防雨布严密遮盖,不积雨水。

(5)杀蚊幼剂处置:对于不能清除的积水,投放长效灭蚊幼剂。

问题 14: 根据上述调查情况,判断该病例的分类?

【参考答案】 由市疾控中心组织专家组对 5 例病例的感染来源进行研判,其中 4 例病例属于输入性病例,1 例新增病例为本地感染病例。

问题 15: 基孔肯雅热健康宣教的核心内容有哪些? 可以通过哪些渠道开展健康宣教?

【参考答案】 宣教的核心内容:①基孔肯雅热的常见临床症状,出现发热、皮疹、关节肌肉酸痛等症状时,及时到医院就诊;②使用纱门纱窗、蚊香、涂抹驱避剂等,防止蚊虫叮咬;③及时清除蚊虫孳生地等。

宣教渠道:①各级各类医疗卫生机构应通过网络、电视、报纸、广播等多种方式,广泛宣传和普及基孔肯雅热防病核心知识;②发生疫情时应在核心区和警戒区内对相关区域居民发放防病宣传资料。

问题 16: 基孔肯雅热疫情终止标准是什么?

【参考答案】 (1)解除防蚊隔离标准:从发病日起不少于 7 天,并且热退 24 小时以上可解除。

(2)病例出院标准:病例热退 24 小时以上同时临床症状缓解可予以出院。

(3)疫情终止标准(需同时满足以下 3 个条件):①最后一例本地感染病例治愈出院;②核心区和警戒区范围内在最后一例病例发生后 39 天(7 天病毒血症期 + 20 天蚊媒寿命 + 12 天内潜伏期)内无新发病例;③核心区和警戒区布雷图指数或诱蚊诱卵器指数连续两周小于 5,同时双层叠帐法成蚊密度不高于 2(只/人·时)。

问题 17: 总结发生基孔肯雅疫情后的应对措施。

【参考答案】 (1)隔离救治病例,根据基孔肯雅热的传染期,病例实施防蚊隔离措施,隔离期为病后 5 天,且发热症状消失。

(2)落实应急监测,及时处置疫点,在核心区和警戒区实施针对性的监测工作,及时分析和评估疫情控制效果。

(3)开展成蚊杀灭工作。

(4)开展以清除伊蚊孳生地为主要内容的爱国卫生运动。

(5)开展卫生防疫和医疗机构专业人员培训,提高疫情识别能力。

(6)广泛宣传,提高个人防护意识。

一起流行性乙型脑炎疫情的调查与处置

· 学习目的 ·

通过本案例的学习,学员应能够:

☐ 熟悉流行性乙型脑炎的临床症状、体征和流行病学特点。

☐ 熟悉流行性乙型脑炎疫情现场流行病学调查内容与方法。

☐ 掌握流行性乙型脑炎疫情采样、检测及处置方法。

☐ 掌握流行性乙型脑炎病毒的传播途径和虫媒调查方法。

培训时长　4学时

培训方法　讲解、讨论、实际操作

第一部分　背景

2014年7月12日15时,F区疾控中心接F区中心医院电话报告"该院发热门诊于昨日5时收治1例高热、头痛、恶心、抽搐、嗜睡待查患儿"。病例马某某,男性,6岁,入院查体:体温39.8℃,脉搏100次/分,呼吸25次/分,血压110/60 mmHg,重病容,神志不清,时有抽搐,有躁动,无皮疹,表浅淋巴结不肿大,颈部有抵抗感。心肺无异常,腹平软,肝脾未扪及,膝腱反射亢进,布鲁津斯基征阳性,肝肾功能有异常。血象检测结果显示:白细胞$17×10^9/$L,中性粒细胞80%,淋巴细胞20%,血红蛋白12 g/L,血小板$233×10^9/$L,病例病情持续进展。医院予以抗感染对症治疗。医院接诊医生曾询问获知"该病例无结核病史,近期无外出旅居史,未饲养宠物,未与野生动物、禽类接触,未与类似病例接触,无牛羊、犬屠宰史和野外环境居留史,无蜱虫叮咬史,家中未见老鼠,近一周有蚊虫叮咬史"。初步诊断为感染性疾病,怀疑是流行性乙型脑炎。

❓ 问题

❶ 引发发热伴神经系统症状的常见感染性疾病有哪些? 此时,F区中心医院需要采取哪些措施?

❷ 疾控中心流调人员如何核实病例诊断?

F 区疾病预防控制中心(以下简称"疾控中心")接到报告后,立即将情况报告 F 区卫计委和 S 市疾控中心。F 区中心医院立即组织临床专家组进行会诊,专家组一致认为"感染性疾病待查",考虑到近期有蚊虫叮咬史,结合临床表现,不排除流行性乙型脑炎等蚊媒病毒感染。医院采集相关样本送区疾控中心开展病原检测。区疾控中心立即开展现场流行病学调查。

> **❓ 问题**
>
> ❸ 何为蚊媒传染病? 常见蚊媒传染病有哪些? 结合病例情况,可以优先考虑哪些自然疫源性疾病?
>
> ❹ 应采集病例哪些类型标本开展检测?

7 月 12 日,中心医院痰涂片镜见未查见结核杆菌,痰标本结核杆菌核酸检测阴性,肺炎支原体 IgM 抗体为阴性;脑脊液外观无色透明,镜下无细菌。同日晚,F 区疾控中心实验室检测该病例血液样本为"流行性乙型脑炎"IgM 抗体阳性,遂于 13 日上午将该病例标本送到 S 市疾控中心实验室进一步复核检测。

7 月 13 日 16 时,经 S 市疾控中心复核,结果为流行性乙型脑炎 IgM 抗体阳性。当日 17 时 17 分,S 市疾控中心将检测结果反馈给 F 区疾控中心,并指导其开展流行病学调查和疫情处置。F 区疾控中心接到报告后,立即指导 F 区中心医院将病例转移单人单间隔离病房防蚊隔离治疗。

7 月 13 日 9 时 30 分,F 区疾控中心在中国疾病预防控制信息系统检索到 2012 年在 F 区报告过 1 例流行性脑炎病例。

7 月 13 日 18 时 31 分,F 区中心医院在国家传染病网络直报系统报告"流行性乙型脑炎确诊病例"。

> **❓ 问题**
>
> ❺ 流行性乙型脑炎的基本知识,包括病原体、传播途径、临床表现等是否掌握?
>
> ❻ 此时,是否需要进行突发公共卫生事件报告?

第二部分　现场调查

F 区疾控中心成立 3 个调查小组,第一组赶赴病例所住的中心医院隔离病房开展现场流调与采样等工作,第二组前往病例的居住地开展现场环境卫生调查等工作,第三组赴病例所在居住地进行蚊媒监测及带毒率调查。

一、初步调查结果

(一) 发病和就诊情况调查结果

病例马某某,男,汉族,6 岁,散居儿童。户籍地址:云南省临沧市云县。家住 F 区 H 镇某村 30 号,未接种乙型脑炎疫苗。

7 月 10 日,病例无明显诱因的出现发热,最高温度 40℃、伴头痛,在 H 社区医院就诊,血常规显示,白细胞:$10.75 \times 10^9 /L$、中性粒细胞:81%、淋巴细胞:21%;胸部 CT:无明显异常。医院给予左氧氟沙星抗感染治疗,无明显好转。

7 月 11 日,病例到 F 区中医医院就诊,给予能量合剂和头孢他啶抗感染治疗,未见明显好转。

7 月 12 日,病例因发热伴意识模糊就诊于 F 区中心医院感染科,急诊拟"中枢神经系统感染"收治入院。

(二) 可疑暴露情况调查

1. 外出情况　病例自年初至今,未离开过 F 区,多数时间在村里家中,有时会随父母到镇里购物、吃饭。

2. 家畜暴露情况　病例家中未饲养宠物,院内有 1 只护院土狗,未养家畜,后院养了 7 只鸡,平时由父母饲养,病例基本不接触。病例经常在院子中和土狗玩耍。近一个月,家中土狗和鸡未出现健康异常的情况。

3. 野外暴露情况　病例母亲自述,病例一直由她照顾,7 月份无野外露宿史。

4. 类似病例接触史情况　病例父母否认其近一个月内曾接触过类似症状的病例。

5. 蚊虫叮咬史　病例及父母说,近期有蚊子叮咬史,家中未见蜱虫、臭虫和老鼠。

(三) 密切接触者和共同暴露者排查情况

依据流行性乙型脑炎经蚊虫叮咬是主要传播途径,初步判定与病例共同生活、共同发生禽畜暴露的人员为密切接触者和共同暴露者。

经流行病学调查,截至 7 月 13 日,初步排查出密切接触者和共同暴露者 2 人,均为病例家属及亲属。判定依据为:病例母亲、父亲与病例共同居住,与病例有密切的日常接触史。

> **? 问题**
>
> ⑪ 对密切接触者/共同暴露者应如何管理?

(四) 标本采集情况

截至 7 月 13 日,共采集各类标本 20 份,送往 S 市疾控中心实验室进行检测。

> **? 问题**
>
> ⑫ 针对本次疫情,你认为应该对哪些标本进行采集?

7 月 12 日 18 时,F 区疾控中心对当前收集到的资料进行整理分析后,撰写了初步调查报告,发送给 F 区卫计委及 S 市疾控中心,进行书面报告。

7 月 13 日 15 时,F 区疾控中心根据 S 市疾控中心实验室结果反馈,更新完善初步调查报告,发送 F 区卫计委及 S 市疾控中心。

> **? 问题**
>
> ⑬ 根据目前调查结果,你能得出什么结论?

7 月 14 日上午,F 区疾控中心调查组前往病例居住地、病例父母工作地等继续深入调查。

二、深入调查结果

(一) 病例居住地调查情况

病例居住在 F 区 H 镇某村 30 号。该村环境卫生一般,绿化面积多且有很多水沟渠,病家居住地东侧 30 m 处是 50 m 左右宽的某港,西南侧约 20 m 处为一宽约 15 m 的活水河道,西侧约 10 m 处的居民庭院有一大水缸,水缸内发现孑孓,北侧为居民居住区域。居住地周围店面及租住房有较多外来人员集体租住。居住地周围 500 m 范围内有一大型 A 养猪场和水稻田。病例平时与父母同居一室,家中卫生条件尚可,无纱门及纱窗,夜晚使用蚊香驱蚊。

病例母亲无业,父亲为 A 养猪场员工,为饲养员,已从业 4 年。

(二) 养猪场调查情况

A 大型养猪场为一家民营企业,有员工 25 人,其中管理人员 5 人,屠宰人员 18 人,保洁人员 2 人。猪场共有生猪 450 头,其中成猪 350 头,3 月龄小猪 100 头。猪场卫生条件一般,苍蝇和蚊虫较多,近两个月无病死猪情况。

(三) 病例近两周活动轨迹调查

6 月 25 日至 7 月 10 日,病例多数时间和母亲在家,未外出。7 月 4 日、6 日两天,因其母亲有事外出,病例随父亲到猪场去了两次,每次停留整个白班时长,期间多次被蚊虫叮咬。

(四) 蚊媒调查情况

接到疫情报告后,F 区疾控中心联合病例居住地所在社区卫生服务中心病媒应急处置队伍,于 7 月 14 日 17 时分别奔赴病家及猪场,开展虫媒密度和种类应急监测。

1. 病家外环境蚊媒调查情况　7 月 14～16 日连续 3 天,于 18 时 30 分到 20 时 30 分,以病家为中心,划定 200 m 范围内为核心区,核心区外展 200 米为警戒区,分别在核心区和警戒区的 3 个片区各设置 1 顶蚊帐,捕获三带喙库蚊 10 只。

2. 猪场蚊媒调查情况　7 月 14～16 日连续 3 天,于 18 时 30 分到次日 6 时,分别在猪场的幼猪和成年猪舍采用诱捕蚊灯法连续捕蚊,结果捕到三带喙库蚊 150 只,成蚊收集到螺口采样管,置于液氮罐内环境保存,送 S 市疾控中心检测蚊虫携带病毒情况,结果在混合样中检出乙型脑炎病毒。

3. 猪场生猪带毒情况调查情况　采集猪场 50 头成年猪和 50 头幼猪的血清各 5 mL 送 S 市疾控中心开展乙型脑炎抗体检测,检测结果显示,其中 2 份幼猪的血清样本乙型脑炎 IgM 抗体阳性。

(五) 儿童乙型脑炎疫苗接种情况

调查组联合社区卫生服务中心对 F 区 H 镇某村的 10 岁以下的儿童乙型脑炎疫苗接种情况进行排摸,其中有 3 名近期外省来 F 区的儿童未接种乙型脑炎疫苗,其他儿童均按接种规程接种了乙型脑炎疫苗。

> **? 问题**
>
> ⑭ 为什么要针对上述地方开展深入调查?

(六) 病例主动搜索

F 区疾控中心调查组在病家周围的各级医院发热门诊、急诊内科、感染科、神经内科等进行疑似病例主动搜索,结果显示上述单位近 1 个月未发现类似病例就诊。

> **? 问题**
>
> ⑮ 开展类似病例主动筛查的目的是什么?

(七) 实验室检测

调查组共采集各类样品 281 份,其中病例血清标本 2 份,密接血清标本 4 份,可疑暴露者血清标本 25 份,猪血清标本 100 份,蚊媒标本 150 份。检测结果显示,1 份病例血清标本乙型脑炎 IgM 抗体阳性,2 份幼猪血清 IgM 抗体阳性,其他标本的检测结果均为阴性。具体情况见表 21 - 1。

表 21 – 1　标本采样及检测结果

标本类型	标本来源	采样数	检测数	乙脑 IgM 抗体阳性数	乙脑核酸阳性数
人标本	病例血清	2	2	2	0
	密接血清	4	4	0	0
	可疑暴露者血清	25	25	0	0
动物标本	猪场中猪血清	100	100	2	0
媒介标本	蚊虫标本	150	混合样	0	0

❓ **问题**

⓰ 根据深入调查结果,可以得出哪些结论?

第三部分　防控措施

一、疫情性质与风险研判

　　根据病例临床症状、实验室检测结果、病原学鉴定结果、流行病学暴露史、环境蚊媒检测结果综合判定:此次可能是由于病例在猪场被蚊媒叮咬感染导致的流行性乙型脑炎散发病例。

　　乙型脑炎是一种人兽共患病,其病原体为流行性乙型脑炎病毒,猪等家畜是主要传染源,人通过被感染乙型脑炎病毒的蚊虫叮咬而被感染。本例病例为散发病例,病家蚊虫中未检出病毒,猪场蚊媒检出病毒,个别幼猪近期曾被病毒感染。但 F 区内猪、羊等家畜实行集中饲养管理,远离居民区,96%的儿童均接种了乙脑疫苗,因此此次疫情进一步扩散的风险较低。

二、防控措施

　　疫情发生后,F 区科学有序应对,迅速落实各项防控措施。

　　(1)及时按照规定程序进行信息报告和网络直报。

　　(2)病例在 F 区中心医院感染病房防蚊隔离治疗。

　　(3)密切接触者和可疑暴露人员的医学观察。对病例的密切接触者进行医学观察,自 7 月 10 日至 23 日观察期结束,均未出现不适症状。对猪场 25 名可疑暴露的员工自 7 月 18 日最后一次无防护暴露起至 8 月 1 日观察期结束,均未出现不适症状。

　　(4)区疾控中心联合病例所在的社区卫生服务中心对 1 个月内到区中心医院及该社区卫生服务中心就诊的病例进行回顾性调查,未发现近 1 个月内来自病例所在社区,且符合急性起病,如发热、头痛、呕吐、嗜睡等症状的类似病例。

　　(5)区疾控中心对病例所在村适龄儿童乙型脑炎疫苗接种情况进行排查,所有本地儿童均按规范接种了乙型脑炎疫苗。对该村所有 25 名适龄流动儿童进行乙型脑炎疫苗应急接种。

（6）区疾控中心指导专业除害队伍开展防蚊灭蚊工作，对病家、住所外环境以及猪场的圈舍用 10% 氯菊酯 + 氯氟醚菊酯乳剂进行喷洒，杀虫灭蚊。

（7）健康宣教。在病例所在镇的中小学校及大型养猪场员工中开展流行性乙型脑炎科普宣传，清洁家园和工作环境，提高学生及家畜养殖从业人员识别乙型脑炎及防蚊灭蚊的意识和能力。

第四部分　结语

流行性乙型脑炎，又称日本脑炎，是由乙型脑炎病毒引起的，主要侵犯中枢神经系统并导致损伤的急性传染病，属自然疫源性疾病，牛、猪等家畜是主要宿主和传染源，库蚊是主要传播媒介，流行季节在每年的 5～10 月，发病高峰通常出现在 7～9 月，未接种乙型脑炎疫苗的儿童发病风险较高。常见的防控方案为《上海市流行性乙型脑炎监测方案（2016 版）》《流行性乙型脑炎诊断标准（WS214 - 2008）》《全国流行性乙型脑炎监测方案》《上海市病媒生物应急处置预案（2021 年版）》。

流行性乙型脑炎应主要与其他病毒性脑炎、细菌性脑膜炎、真菌性脑膜炎、中毒性痢疾等鉴别。

本起疫情调查显示，病例发病后曾分别在一级、二级、三级 3 家医院就诊，接诊医生对乙型脑炎诊断和鉴别诊断的意识较为缺乏，未能在第一时间询问病例流行病学暴露史，并结合临床表现和临检结果做出综合判断，仅做出感染性疾病诊断和对症诊疗。自 2008 年乙型脑炎疫苗纳入免疫规划以来，乙型脑炎发病率大幅下降，F 区每隔 2、3 年才报告 1 例散发病例，因此临床医师缺乏诊疗经验和实践，这也是近些年临床医师在一些少见病诊疗方面存在的普遍现象。

建议：①临床医生需加强有关乙型脑炎等少见病的学习和培训，提高对流行性乙型脑炎等自然疫源性疾病的诊断意识和水平；②加强猪等家畜乙型脑炎的监测，积极与动物疫控中心互通监测信息，提高监测的灵敏度和预警能力；③在夏秋季节，做好预防乙型脑炎大众宣教工作，提高公众防蚊、灭蚊的意识；④做好流动儿童乙型脑炎疫苗接种情况的调查，提高接种水平；⑤做好家庭及家畜饲养场所的杀蚊灭蚊工作。

📖 **参考文献**

［1］ World Health Organization. Japanese encephalitis ［EB/OL］. （2019 - 05 - 09）［2019 - 10 - 21］. https://www.who.int/en/news-room/falt-sheets/detail/japanese-encephalitis.

［2］ 吴丹,尹遵栋,李军宏,等.中国 2014—2018 年流行性乙型脑炎流行病学特征［J］.中国疫苗和免疫,2020,26(1):1 - 4.

［3］ 李羽敏.一起流行性乙型脑炎聚集性疫情调查［J］.浙江预防医学,2012,24(8):46.

［4］ 苑中芬,狄获,李宗杰,等.我国乙型脑炎病毒优势基因型转换及其风险和对策［J］.热带病与寄生虫学,2021,19(5):292 - 295.

［5］ 马淑娟,钟雪珊,李东亮,等.华南部分地区家猪流行性乙型脑炎病毒感染流行病学调查［J］.中国公共卫生,2020,36(3):375 - 377.

[6] 金虹,林效芳.上海市崇明县4例外来儿童乙型脑炎调查[J].上海预防医学,2004,16(11):523-523.

(刘清)

案例21 参考答案

问题1:引发发热伴神经系统症状的常见感染性疾病有哪些?此时,F区中心医院需要采取哪些措施?

【参考答案】 引发发热伴中枢神经系统症状的常见感染性疾病包括:①细菌性脑膜炎,如流行性脑膜脑炎、猪链球菌病脑炎、中毒性菌痢、隐球菌性脑膜炎、结核性脑膜炎等;②病毒性脑膜炎,如流行性乙型脑炎、重症手足口病、肠病毒性脑膜炎等;③真菌性脑膜炎;④寄生虫感染,如恶性疟疾、弓形虫性脑膜炎等。

接诊医生发现原因不明的发热伴头痛、意识不清待查病例后,在做好病例救治的同时,详细询问病例的流行病学史信息,落实病例隔离治疗,医务人员个人防护、诊疗器械、病例体液、排泄物以及诊疗场所的消毒等院感控制措施;采集病例血清、粪便、鼻咽拭子、脑脊液等样本开展血清学和病原学检测;根据诊疗情况,申请院内或区级专家会诊;配合疾控部门现场调查。

问题2:疾控中心流调人员如何核实病例诊断?

【参考答案】 为排除人为误判或实验室诊断错误,疾控中心流调人员需要对疫情的个案,特别是首发病例、指示病例等核实临床诊断。主要通过综合分析临床表现、实验室检测结果、流行病学调查信息做出临床诊断的真实性判断。

问题3:何为蚊媒传染病?常见蚊媒传染病有哪些?结合病例情况,可以优先考虑哪些自然疫源性疾病?

【参考答案】 蚊媒传染病是由蚊虫作为媒介生物传播的自然疫源性疾病。常见的有流行性乙型脑炎、疟疾、登革热、黄热病、基孔肯雅热、丝虫病、寨卡病毒病等危害性较强的传染病。

结合本病例情况,病例近期无外出史,无犬屠宰史和野外环境工作史,无类似病例接触史,可优先考虑在猪等家畜中流行,经三带喙库蚊叮咬传播的流行性乙型脑炎,登革热、疟疾、黄热病、基孔肯雅热、丝虫病、寨卡病毒病等已清除或输入性传染病可以先不考虑。但确诊还需实验室检测证据。

问题4:应采集病例哪些类型标本开展检测?

【参考答案】 当医务人员怀疑病例感染蚊媒传染病时,可根据病例临床不同发病时期,采集病例全血标本、血清标本、脑脊液标本等进行相关病原分离、特异性核酸检测以及血清特异性抗体检测。

应尽量采集病例发病早期的标本,发病7天内急性期血清以及间隔2～4周的恢复期血清。为保证标本检测质量,采集的每份标本分为2管备用。

问题5:流行性乙型脑炎的基本知识,包括病原体、传播途径、临床表现等是否掌握?

【参考答案】 流行性乙型脑炎是由乙型脑炎病毒引起,主要侵犯中枢神经系统的急性传染病,也称日本脑炎,属自然疫源性疾病,主要经蚊媒叮咬传播,猪等家畜是其主要传染源,流行于夏秋季。潜伏期一般为10～14天,可短至4天,长至21天,典型病例一般急性起病,发热、头痛、喷射性呕吐,发热2～3天后出现不同程度的意识障碍,重症病例可出现全身抽搐、强直性痉挛或瘫痪等中枢神经症状,严重病例出现中枢性呼吸衰竭。

问题6:此时,是否需要进行突发公共卫生事件报告?

【参考答案】 根据《国家突发公共卫生事件相关信息报告管理工作规范(试行)》规定,发现本县(区)从未发生过的传染病或发生本县近5年从未报告的或国家宣布已消灭的新发或再发传染病,需要报告突发公共卫生事件。因5年内F区曾报告过1例乙型脑炎病例,故本次不对该病例进行突发公共卫生事件报告。

问题7:开展现场调查前,需要做好哪些准备?

【参考答案】 (1)人员准备:通知流行病学调查队伍、消毒队伍、实验室检测人员、健康教育人员等。

(2)物资准备:整理核对应急处置包,检查流行病学个案调查表、技术资料、个人防护用品、常用采样器械、消毒药械、笔记本电脑和车辆等。

(3)组织准备:根据已有信息,需要确定配合调查的乡镇、政府机构、所在社区卫生服务中心防保科工作人员等。

问题8:本次主要调查哪些方面的信息?

【参考答案】 本次主要调查的内容包括:病例基本情况;疾病基本特征:发病及诊疗情况、临床表现、实验室检查;疫苗接种史;流行病学史:居家及环境情况、旅居史、接触史、暴露史、病媒叮咬史等;疫情可能波及范围和人群;可疑暴露者和密切接触者情况等。

问题9:为什么要了解病例发病和就诊经过? 调查方式有哪些?

【参考答案】 目的:了解乙型脑炎自然史,估计暴露时间,确认调查的时间范围。

调查方式:查阅医学记录、实验室检测记录、询问病例本人、家属或主治医生,或其他知情人士。

问题10:如何开展病例流行病学可疑暴露史的调查?

【参考答案】 开展流行病学史的调查旨在查找感染可能来源、评估可能的传播风险,同时也是传染病临床诊断的指标之一。对于自然疫源性疾病,其可疑暴露史的调查应注意以下几个方面。

(1)调查的时间范围以最长潜伏期为依据,本例乙型脑炎的最长潜伏期为14天,调查发病14天前的活动情况。

(2)调查内容应包括:境内外旅居史、野外暴露史、家畜和家禽及其排泄物和分泌物的接触史、农贸市场及动物养殖场所暴露史、类似传染病例接触史、疫区旅居史、蚊虫叮咬史等。

问题11:对密切接触者/共同暴露者应如何管理?

【参考答案】 对密切接触者和共同暴露者进行医学观察,医学观察期限为自最后一次暴露或与病例发生无有效防护接触后的最长潜伏期,本例为14天。一旦密切接触者和共同暴露者出现发热、头痛等症状,则立即转送至医疗机构就诊,并采集相关样本进行检测。

问题12:针对本次疫情,你认为应该对哪些标本进行采集?

【参考答案】 针对乙型脑炎疫情,主要采集以下生物学标本。

(1)病例标本:脑脊液:发病1周内采集1~2 mL脑脊液;全血和血清标本2~4 mL,进行抗体测定、病原培养分离、核酸检测,要求在发病1周内采集第一份血液标本,发病3~4周后采集第二份血液标本2 mL;若第一份血液标本/脑脊液标本实验室病原学检测阳性或乙脑特异性抗体IgM为阳性,可不采集第二份血液标本。

(2)密切接触者及共同暴露人员标本:全血及血清标本2~3 mL,进行抗体测定、病原培养分离、核酸检测。

(3)蚊虫标本:捕获病家及猪场的三带喙库蚊,成蚊收集到螺口采样管,置于液氮罐内或-20℃环境,检测蚊虫携带病毒情况。

问题13:根据目前调查结果,你能得出什么结论?

【参考答案】 综合病例的临床表现、流行病学调查以及实验室检测结果,该病例为乙型脑炎确诊病例。根据乙型脑炎的传播特点,怀疑该病例的感染来源可能为在家中或其他场所被携带乙脑病毒的蚊子叮咬而被感染,现有的初步调查结果还没有明确指向,仍需进一步现场调查和实验室检测,根据结果进行综合研判。

问题 14：为什么要针对上述地方开展深入调查？

【参考答案】　乙型脑炎通过蚊虫叮咬而传播，猪等家畜是其主要的传染来源和储存宿主。初步调查结果显示该病例在 14 天内无类似病例接触史、无外出史、无野外露宿史，有蚊虫叮咬史，并多次叮咬。根据初步调查结果，怀疑该病例的感染来源可能和家中、环境或其他场所的蚊虫有关，故需要对病例居住地、工作地及其他相关场所的生态环境及蚊虫带毒，中间宿主感染情况开展深入调查。

问题 15：开展类似病例主动筛查的目的是什么？

【参考答案】　尽可能早发现病例，做到早发现、早诊断、早报告、早隔离、早治疗，减少重症和死亡，防止疫情的扩散。

问题 16：根据深入调查结果，可以得出哪些结论？

【参考答案】　病例发病前两周内，病例有养猪场暴露史，有在猪场逗留期间蚊虫叮咬史。猪场幼猪血清中检出乙型脑炎 IgM 抗体，故猪间有传播，猪场蚊虫监测也捕获了大量乙型脑炎传播蚊媒——三带喙库蚊，捕获的三带喙库蚊混合标本中乙型脑炎核酸检测结果阳性，故推断本例病例是由于在猪场逗留期间，被携带病毒的蚊子叮咬而感染乙型脑炎病毒。

一起黑热病疫情的调查与处置

通过本案例的学习,学员应能够:

☐ 熟悉黑热病的临床症状、鉴别诊断和流行病学特点。

☐ 掌握黑热病疫情现场流行病学调查内容与方法。

☐ 熟悉黑热病疫情采样、实验室检测及疫点处置措施。

☐ 了解黑热病监测和防控要点。

培训时长　4学时

培训方法　讲解、讨论、实际操作

第一部分　背景

2020年6月16日,A市儿童医院感染科门诊收治一例高热病例。患儿男童,3岁1个月。主诉发热9天,热峰39.1℃,家长诉此前有受凉史,无咳嗽咳痰,无腹痛腹泻,无恶心呕吐,无嗜睡惊厥。体温38℃以下时在家自行物理降温,38℃以上自行口服美林,可降至37℃左右。门诊查血常规显示:白细胞总数 5.54×10^9/L,红细胞总数 3.89×10^{12}/L↓,血小板总数 83×10^9/L↓,中性粒细胞百分比38.7%↓,淋巴细胞百分比50.4%↑,嗜酸细胞百分比0.9%,C反应蛋白(POCT)13mg/L↑,血清淀粉样蛋白测定230.71 mg/L↑。胸部正位片:两肺少许渗出,考虑感染性病变。门诊给予头孢呋辛钠、维生素C静滴治疗。

❓ 问题

❶ 引起机体感染性发热的病原体通常包括哪几类? 各举例说明。

❷ 感染最常见的临床表现为发热,请问常见的热型包括哪些?

第二部分　明确诊断

患儿在门诊治疗 3 天(6 月 16～18 日),期间体温仍未控制,热峰 41.1℃。为了系统诊治,门诊拟以"肺炎"收治呼吸科病房住院治疗。

入院查体:体温 39.1℃,全身未见皮疹,颈部及腹股沟数个轻度肿大淋巴结。睑结膜无充血,咽无充血。双肺未闻及干湿啰音。腹软,肝脏右肋缘下可触及,质软,无触痛,脾脏左肋下 2.5cm 处可触及,质稍韧。

血常规示:白细胞总数 $4.44×10^9$/L,红细胞总数 $3.74×10^{12}$/L↓,血红蛋白 92 g/L↓,血小板总数 $97×10^9$/L↓,中性粒细胞百分比 31.8%↓,淋巴细胞百分比 58.3%↑,单核细胞百分比 9.2%↑,嗜酸细胞百分比 0.5%,C 反应蛋白(POCT)21 mg/L↑。

血生化检验显示:谷丙转氨酶 10 U/L,谷草转氨酶 40 U/L↑,γ-谷氨酰基转移酶 7 U/L↓,肌酸激酶-MB 同工酶 6 U/L,肌酸激酶 42 U/L,乳酸脱氢酶 373↑,尿素 3.3,肌酐 22↓,尿酸 143↓,钠 138,钾 4.1,氯 106,钙 2.26。

胸部 CT 平扫未见明显异常。

入院诊断:发热待查、贫血、血小板减少、脾大。

? 问题

❸ 临床医生在接诊过程中,除应详尽询问病史和进行细致检查外,还应了解病例的哪些信息用于辅助诊断?

患儿为散居儿童,尚未入托,平日由家中老人照顾。患儿及家属最近 1 年均居住在本市,否认近 1 个月内有外出史旅游史,否认有类似病例接触史,否认有家庭成员中有出现类似症状者,否认有人群聚集性场所访问史。按照计划免疫程序定期接种相应疫苗。2020 年 5 月患儿曾出现发热 2～3 天,自行服用美林后退热。

? 问题

❹ 根据目前信息,病例是否可以排除新型冠状病毒肺炎?

入院后经过抗感染治疗,患儿于 6 月 23～26 日未发热,6 月 27 日下午起发热反复 10 天,热峰 38.0～39.3℃,间隔时间不等。经补充询问,患儿曾于 2018 年 8 月和 2019 年 3 月随父母前往山西省阳泉市。

? 问题

❺ 结合上述情况,为明确诊断,实验室应该开展哪些项目检测?
❻ 请简述黑热病的基本特征,包括病原体、传播途径、临床表现等。
❼ 此时 A 市儿童医院还应做好哪些工作?

第三部分　现场调查

　　2020 年 7 月 7 日 16 时 50 分,区疾病预防控制中心(以下简称"疾控中心")接 A 市儿童医院报告,患儿骨髓片中查见杜氏利什曼原虫病原体。接到报告后,区疾控中心立即组织人员开展疫情核实和调查工作。

> **❓ 问题**
>
> ⑧ 针对此次现场调查,应事先做好哪些准备?
> ⑨ 本次调查应该主要了解哪些内容?

一、发病和就诊情况调查

　　患儿男童,3 岁 1 个月,散居儿童,家住本市 B 区。

　　患儿于 2020 年 5 月期间曾出现发热,持续 2～3 天,自行服用美林后退热。

　　6 月 9 日开始再次反复出现发热情况,最高体温 39.8℃,无咳嗽咳痰,无腹痛腹泻,无恶心呕吐,无嗜睡惊厥。

　　6 月 16 日前往 A 市儿童医院就诊,门诊治疗 3 天,期间体温仍未控制,最高体温 41.1℃。

　　6 月 19 日收治入儿童医院呼吸科住院治疗,检查情况如前述。

　　6 月 22 日骨髓细胞学检查提示骨髓增生活跃,粒系增生活跃伴核左移,红巨二系增生活跃。

　　入院先后予阿莫西林克拉维酸钾静滴(6 月 19～21 日)、罗氏芬静滴(6 月 21 日至 7 月 1 日)、舒普深静滴(7 月 1～3 日)、美平静滴(7 月 4～5 日),复方新诺明口服(7 月 5 日)抗感染治疗,仍反复发热至今,热峰 38.0～39.3℃,间隔时间不等。

　　7 月 7 日骨髓细胞学检查报告显示,骨髓增生活跃,髓片中可见杜氏利什曼原虫。

　　7 月 8 日骨髓涂片送 A 市疾控中心复核确认。

> **❓ 问题**
>
> ⑩ 了解病例发病和就诊经过的目的是什么? 调查方式有哪些?

二、可疑暴露情况调查

　　1. 外来外出情况调查　经流行病学调查,患儿于 2017 年 5 月出生于山西省阳泉市某村,同年 9 月随父母来到本市的现住址。2018 年 8 月曾随父母回山西省老家(阳泉市某村)及母亲老家(阳泉市某庄),于当年 9 月返回本市。2019 年 3 月上旬曾随父母返回山西省阳泉老家,停留 4～5 天返回本市。在本市停留数日后,同月曾前往 J 省 W 市风景区游玩

3～4 天后返回本市。游玩期间未曾露宿野外,均居住于宾馆房间内。游玩结束返回本市居住地后患儿再无其他外出史。

患儿母亲曾于 2019 年 9 月底至 10 月初随公司前往云南旅行一周左右,患儿未前往。

2020 年 5 月曾有山西老家的亲属到患儿在沪居住地做客,共进晚餐,历时 2～3 小时。

2. 居住地环境调查　患儿在本市居住地为 B 区某路一处居民小区,环境较好,小区中心有 900 m² 的绿地,小区外有河流。患儿家位于小区西侧,居住在 1 楼,家中有纱窗,无纱门,未使用蚊帐。家中未饲养宠物。

3. 患儿家庭成员情况　患儿平时与父母、祖父母共同居住,家庭成员均无相关症状。山西省老家的亲属也无相关症状。

4. 患儿山西省老家环境调查　患儿父母山西省老家位于阳泉市乡村地区,犬类和流浪犬比较普遍,但患儿家中无饲养犬类,否认与犬类有近距离接触。家属不清楚老家周围是否有白蛉,未留意患儿是否有被白蛉等蚊虫叮咬。

通过查阅近年疫情信息,该省为黑热病流行地区,近期阳泉市也出现病例增多、疾病流行的情况。当地正在加强宿主动物和传播媒介的监测和控制工作。

三、共同暴露人员排查

经流行病学调查,患儿的共同暴露人员判定如下:

患儿同住的 4 名家属:父母、祖父母,与病例一同在山西老家探亲游玩,共同居住生活。4 人均未出现发热等不适症状。

> **？ 问题**
>
> ⑪ 根据传染源不同,我国黑热病大致有几种流行类型?
> ⑫ 为排除本地感染,还应开展哪些调查?
> ⑬ 如何开展白蛉媒介监测?

经查阅历史疫情数据和流行病学资料,本市不属于黑热病自然疫源地和流行地区。开展病家环境调查和媒介监测未发现白蛉。

四、病例搜索

区疾控中心对 A 市儿童医院、居住地周边医院和社区卫生服务中心等单位的发热门诊、内科门诊和检验科室进行了现场走访和调查,了解近期发热伴有血细胞减少、血小板减少等类似病例就诊情况,搜索可能的病例。

搜索结果显示上述单位近期未发现类似病例就诊,发热病例无明显上升,未发现重症肺炎病例。

> **？ 问题**
>
> ⑭ 开展类似病例筛查的目的是什么?

第四部分　疫情控制

一、疫情性质与风险研判

本起疫情判断患儿感染来源为山西省阳泉市,推断患儿在当地探亲期间由村内感染的犬只通过媒介生物白蛉叮咬传播。由于本市非黑热病疫源地和流行地区,未监测到媒介生物白蛉,病例共同暴露人员未发病,周围人群未出现相关症状,判定传播风险较低。

确定本次发病的感染分类:本地人口外省感染。

二、防控措施

疫情发生后,A市卫生部门高度重视,迅速落实各项防控措施。

(1)按照规定程序进行信息报告和网络直报。

(2)组织专家会诊、协调调配病原治疗药物,全力做好患儿救治。

(3)区疾控中心已落实共同暴露人员的排查工作,并对排查到的在沪共同暴露人员落实健康观察等措施。

(4)区疾控中心和区爱卫办已于7月9日落实对患儿居住地的媒介监测,未发现白蛉。

(5)患儿居住地街道主动排摸近期出现相似症状的人群,同时,区疾控中心在该辖区内各级医疗机构开展病例监测,排摸之前有无相似症状的就诊病例,做好登记和报告,均未发现有不适症状的人员。

> ❓ 问题
>
> ⑮ 在黑热病的流行地区,应采取哪些防控措施?

第五部分　结语

黑热病(kala azar)又称内脏利什曼病(visceral leishmaniasis),是由杜氏利什曼原虫(*Leishmania donovani*)感染引起、经媒介白蛉传播的慢性地方性传染病。临床上以长期不规则发热、消瘦、肝脾肿大(尤以脾脏肿大更为显著)、全血细胞减少,以及血清球蛋白增多为特征。

黑热病呈全球性分布,亚、欧、非、拉丁美洲均有本病流行,主要流行于印度及地中海沿岸国家。我国曾将黑热病列为全国五大寄生虫病之一,曾广泛分布于长江以北各省市、自治区。经过国家多年大力防治,多已消除。目前在新疆、甘肃、四川、陕西、山西和内蒙古等6省(自治区)仍出现当地感染的黑热病。因起病缓慢,发病无明显季节性。男性较女性多见,农村较城市多发。人源型主要见于平原地区,以较大儿童及青壮年发病居多。犬源型主要见于丘陵山区,10岁以下的儿童多见。自然疫源型主要在我国新疆和内蒙古荒漠地区流行,以 2 岁以下的婴幼儿多见。

黑热病的防制应采取管理传染源、消灭传播媒介、加强个人防护的综合措施:在流行区白蛉繁殖季节前,应普查及根治病例,山丘地带应及时查出病犬;采用杀虫剂喷洒杀灭白蛉,防止孳生;采取防蛉、驱蛉措施;使用细孔纱门纱窗或蚊帐,减少或避免白蛉叮咬。

因本市非该病流行区,本市医疗机构在诊断上略显不足,开展针对性病原学检测时间滞后,无特效药物储备。经确诊后立即申请调配病原治疗药物后症状明显好转。建议加强培训,提高医务人员对该病的认识,要求医务人员加强对流行病学史的询问,提高敏感性。做好大众宣教工作,提高公众自我防护意识,宣传前往流行区尽量使用纱门纱窗及蚊帐,涂抹驱虫剂,防止白蛉叮咬。

📖 **参考文献**

［1］李兰娟,任红.传染病学[M].第 8 版.北京:人民卫生出版社,2017.
［2］康来仪,董柏青,陈直平,等.实用传染病防治[M].第 3 版.北京:学苑出版社,2010.
［3］中华人民共和国卫生部.中华人民共和国卫生行业标准.黑热病诊断标准(WS 258 - 2006)[S].2006.
［4］郑灿军,薛垂召,伍卫平,等.我国 2005—2015 年黑热病报告病例流行特征分析[J].中华流行病学杂志,2017,38(4):431 - 434.
［5］陈靖,魏志云,李虹,等.山西省黑热病流行病学特征及时空聚类分析[J].中国药物与临床,2021,21(11):1955 - 1956.

(孔令娜、崔燕)

案例 22　参考答案

问题 1：引起机体感染性发热的病原体通常包括哪几类？各举例说明。

【参考答案】　感染性发热是指感染性疾病所致体温调节中枢功能障碍引起的发热。引起感染性发热的病原体包括细菌(溶血性链球菌)、病毒(流感病毒)、衣原体(鹦鹉热衣原体)、立克次体(普氏立克次体)、支原体(肺炎支原体)、真菌(肺孢子菌)、螺旋体(钩端螺旋体)和寄生虫(疟原虫)。

问题 2：感染最常见的临床表现为发热,请问常见的热型包括哪些？

【参考答案】　(1)稽留热(continued fever):是指体温恒定地维持在 39～40℃ 以上的高水平,达数天或数周,24 小时内体温波动范围不超过 1℃。常见于大叶性肺炎、斑疹伤寒及伤寒高热期。

(2)弛张热(remittent fever):又称败血症热型。体温常在 39℃ 以上,波动幅度大,24 小时内波动范围超过 2℃,但都在正常水平以上。常见于败血症、风湿热、重症肺结核及化脓性炎症等。

(3)间歇热(intermittent fever):体温骤升达高峰后持续数小时,又迅速降至正常水平,无热期(间歇期)可持续 1 天至数天,如此高热期与无热期反复交替出现。常见于疟疾、急性肾盂肾炎等。

(4)波状热(undulant fever):体温逐渐上升达 39℃ 或以上,数天后又逐渐下降至正常水平,持续数天后又逐渐升高,如此反复多次。常见于布病。

(5)回归热(recurrent fever):体温急剧上升至 39℃ 或以上,持续数天后又骤然下降至正常水平。高热期与无热期各持续若干天后规律性交替一次。可见于回归热、霍奇金(Hodgkin)病等。

(6)不规则热(irregular fever):发热的体温曲线无一定规律,可见于结核病、风湿热、支气管肺炎、渗出性胸膜炎等。

问题 3：临床医生在接诊过程中,除应详尽询问病史和进行细致检查外,还应了解病例的哪些信息

用于辅助诊断?

【参考答案】 临床医生在诊疗过程中,除询问病史和检查外,还应尽可能了解病例的流行病学史。不同疾病的流行病学史询问要点可能有差异,但主要应包括外来外出史、旅居史、类似病例或有疑似症状人员接触史、聚集性发病情况、特殊职业(野外暴露)史、可疑动物接触史等。

问题4: 根据目前信息,病例是否可以排除新型冠状病毒肺炎?

【参考答案】 新型冠状病毒肺炎是一种由新型冠状病毒感染引起的急性呼吸道传染病,主要临床表现有发热、干咳、乏力、咽痛、嗅(味)觉减退、腹泻等症状,胸部影像学可有多发小斑片影及间质改变,或进展为双肺多发磨玻璃影、浸润影。

患儿虽有发热及肺部感染表现,但无咳嗽、咽痛等其他表现,家庭成员及周围接触人员也无相关症状,患儿及家庭成员近期无外出史,本市近期均未报告有本地病例,无可疑接触史,综合分析新型冠状病毒感染可能性较低,可通过新型冠状病毒核酸检测进一步排除。

问题5: 结合上述情况,为明确诊断,实验室应该开展哪些项目检测?

【参考答案】 结合患儿临床特征、血常规检测情况和外出史(山西省当地有黑热病疫情报告),为明确诊断,应尽早进行骨髓、淋巴结或脾、肝组织穿刺涂片,找到病原体是确诊的主要依据。采集血液标本,血清特异性抗原抗体检测阳性有助于诊断。检测利什曼原虫核酸可确诊并评估疗效。

问题6: 请简述黑热病的基本特征,包括病原体、传播途径、临床表现等。

【参考答案】 黑热病是由杜氏利什曼原虫感染的寄生虫病,通过媒介白蛉叮咬传播。潜伏期长短不一,10天至数年,平均3～5个月。起病缓慢,常有发冷、发热,热型可为稽留热或弛张热,但往往不规则,每天常可出现两个高峰;常有全身性淋巴结及肝脾肿大,全血细胞减少,血小板减少,血沉增快,病程长的病人红细胞数和血红蛋白量明显减少。

问题7: 此时A市儿童医院还应做好哪些工作?

【参考答案】 黑热病为丙类传染病,需在24小时内进行网络报告。

做好病例救治工作,标本送市疾控中心复核。

配合疾控部门开展现场调查,提供相关检查、治疗信息等。

问题8: 针对此次现场调查,应事先做好哪些准备?

【参考答案】 (1)人员准备:通知流行病学调查队伍、消毒队伍、实验室检测人员、健康教育人员等。

(2)物资准备:整理核对应急处置包,检查流行病学个案调查表、技术资料、个人防护用品、常用采样器械、消毒药械、笔记本电脑和车辆等。

(3)组织准备:根据已有信息,需要确定配合调查的乡镇、政府机构、所在社区卫生服务中心防保科工作人员等。

(4)知识储备:查阅此次疾病相关资料,了解流行概况,重点查询本市历史疫情数据。

问题9: 本次调查应该主要了解哪些内容?

【参考答案】 调查内容主要包括:病例基本情况、发病经过和就诊情况、临床表现、实验室检查、诊断和转归情况、病例家庭及家居环境情况、个人暴露史、可疑病例接触史、共同暴露者情况等。

问题10: 了解病例发病和就诊经过的目的是什么? 调查方式有哪些?

【参考答案】 目的:了解疾病的自然史;根据发病与就诊经过确定调查的时间与范围,排查可疑暴露史、判定共同暴露者。

调查方式:通过查阅病历及检验记录,询问病例本人及家属,询问诊治医生或其他了解情况的人等。

问题11: 根据传染源不同,我国黑热病大致有几种流行类型?

【参考答案】 黑热病曾广泛分布于长江以北多个省份。根据传染源不同,我国黑热病大致可分为3个流行类型。

（1）人源型：黑热病病例是此型的主要传染源，传播媒介为中华白蛉。主要见于新疆南部平原地区，以较大儿童及青壮年发病居多。

（2）犬源型：受感染犬只是此型的主要传染源，传播媒介为中华白蛉。主要见于丘陵山区如陕西省、甘肃省、山西省、四川省等地，10 岁以下的儿童多见。

（3）自然疫源型：野生动物储存宿主是此型的主要传染源，传播媒介为硕大白蛉、吴氏白蛉。主要在我国新疆和内蒙古荒漠地区流行，以 2 岁以下的婴幼儿多见。

问题 12：为排除本地感染，还应开展哪些调查？

【参考答案】 查阅历史疫情数据和媒介监测数据，是否有病例报告，是否存在媒介生物白蛉。开展病例搜索，检索是否近期出现类似病例。开展媒介生物监测，调查是否存在传播媒介。

问题 13：如何开展白蛉媒介监测？

【参考答案】 监测白蛉媒介的方法有以下几种。

（1）人工着陆率：现场工作人员两人一组在特定晚间进入村民住宅中，捕捉室内的白蛉，每次捕捉的时间和地点应相同，便于比较。以人工每小时捕集的白蛉数表示。

（2）标准主动捕集法：技术娴熟的工作人员搜查和捕捉停留在建筑物内的全部白蛉，应该每周同一天同一建筑物内进行，最好由同一工作人员完成。这种方法仅适用检查家栖性白蛉。以人工每天捕集的白蛉数表示。

（3）击落捕集法：在固定的周期间隔内，收集喷洒过杀虫剂的房间内的白蛉。房间内的地板和家具上均应覆盖纸张，在房间喷洒杀虫剂，收集掉落在纸上的全部白蛉。这种方法也仅适用检查家栖性白蛉。以房间内每晚白蛉掉落数表示。

（4）灯光捕蛉法：在夜晚来临前至拂晓的时间内，把小型灯光捕蛉器放置在固定的地方，最好在晚间捕集。适于野栖性或家栖性白蛉，以每晚每器捕集的白蛉数目表示。

（5）粘纸定量捕蛉法：将标准化的纸片或卡片浸泡在蓖麻油中，放置在白蛉停歇处过夜。纸片可固定在木架上，也可固定在墙上，每次取样时所用的纸片数固定，用小刷子将白蛉从油纸上刷下。以每晚每平方米粘纸上的白蛉数表示。

问题 14：开展类似病例筛查的目的是什么？

【参考答案】 尽可能早地发现病例，做到早发现、早诊断、早报告、早隔离、早治疗，为有效治疗病例，防止疫情扩散赢得时间。

问题 15：在黑热病的流行地区，应采取哪些防控措施？

【参考答案】 黑热病的流行环节是多方面的，因此其防治措施也应是综合性的，可包括以下几方面。

（1）病例的发现和管理：定期对流行区受威胁人群进行系统性筛查是最有效的流行病学监测和发现早期病例的措施。对流行区内的全部病例均应及时治疗。

（2）控制储存宿主：犬是我国大部分流行区的主要储存宿主，因此，加强犬只检查和管理对控制黑热病的流行具有十分重要的意义。有研究显示，单纯治疗病例不能控制黑热病的流行；单纯喷洒杀虫剂灭蛉，仅可使发病率缓慢下降，而只有加强犬只检查和管理，辅以治疗病例，才能使当地发病率大幅度下降，因此在以犬为主要储存宿主的地区，加强犬只检查和管理在控制黑热病流行中占有十分重要的地位。

（3）消灭媒介白蛉：白蛉对杀虫剂较敏感，因而喷洒杀虫剂以杀灭媒介白蛉是控制黑热病流行的一项重要措施。

此外，环境治理，消除白蛉的实际或者潜在孳生地，对控制媒介白蛉的密接及其传播也极有效。个人防护措施，如在皮肤或衣服上涂抹驱虫剂，可以减少人体与媒介白蛉的接触。

综上所述，结合普查普治、控制储存宿主和媒介白蛉、清理环境消除白蛉孳生地和个人防护等综合性措施，才会产生较好的防治效果。

一例黄热病病例疫情的调查与处置

通过本案例的学习，学员应能够：

☐ 了解黄热病疫情的发现和报告过程的特征。

☐ 掌握黄热病病例的临床症状、体征和流行病学特点。

☐ 掌握黄热病疫情的现场调查和处置要点。

培训时长　4学时

培训方法　讲解、讨论、实际操作

第一部分　背景

2016年3月14日，G医院网络直报一例"黄热病疑似病例"，病例中国籍，男性，46岁，入院时发热38.8℃，血常规：白细胞$1.60×10^9$/L↓、中性粒细胞绝对数$0.79×10^9$/L↓、淋巴细胞绝对数$0.66×10^9$/L↓、中性粒细胞百分比49.3%、淋巴细胞百分比41.3%，血红蛋白浓度362.00 g/L↑、血小板计数$54×10^9$/L↓；肝功能：谷丙转氨酶996.00 U/L、谷草转氨酶1877.00 U/L、总胆红素18.00 μmol/L、白蛋白正常、血肌酐72.4 μmol/L、血清肌酸酶884.00 U/L。

❓ 问题

❶ 黄热病分型与临床类型？

❷ 黄热病病例定义？

❸ 黄热病鉴别诊断？

❹ 区疾控中心下一步应开展哪几项主要工作？

第二部分　疫情调查

J区疾病预防控制中心（以下简称"疾控中心"）接报后，立刻向区卫计委和市疾控中心报告,并组织人员到医院开展流行病学调查和标本采样工作。

? 问题

❺ 请简述黄热病疫情开展流行病学调查,流调人员需要准备哪些流调物资?

❻ 如果你是疫情现场调查控制的组织者,针对目前的疫情情况,拟从哪些方面开展调查?

❼ 流调人员前往现场开展流行病学调查,需要补充调查哪些信息?

一、发病、就诊和报告情况

2016 年 3 月 5 日凌晨(当地时间),病例在安哥拉首都罗安达工作期间无明显诱因出现发热,体温为 38.8℃,并伴乏力、肌肉酸痛、恶心、呕吐等不适,无腹痛、腹泻,无咳嗽咳痰,无明显头痛,无牙龈出血。病例在当地某中资医院检查疟原虫抗原和登革热抗原抗体均为阴性,诊断为感冒,观察退热并输液治疗。给予头孢曲松、利巴韦林等输液抗感染治疗 1 天,发热较前好转。

3 月 6 日,病例乘坐阿联酋航空公司航班 EK794(座位号××)经迪拜转机,乘坐阿联酋航空公司航班 EK304(座位号××),于 3 月 7 日 21 时 45 分抵达上海浦东机场。病例入境后,由其女婿驾车,在妻子和女儿陪同下前往 R 医院就诊。

3 月 8 日凌晨 4 时左右,病例在 R 医院急诊挂号并等候就诊;9 时 20 分左右,病例于感染科就诊。R 医院未予治疗,建议其前往 G 医院就诊,当时 R 医院感染科该诊室内有 1 名医生和 1 名护士在场。病例女婿遂自行驾车送病例至 G 医院,同日 11 时左右到达 G 医院,并于感染科门诊就诊,进行临床体征和实验室检查,当时诊室内有 1 名医生、2 名护士和 1 名护工。以"病毒感染"被收治入院,单独居住,入院后有 2 名医生对其进行入院检查、询问病史;3 名护士对其进行护理。入院时病例精神可,胃纳略差,睡眠可,大便如常,小便如常,体力轻度下降,体重未见明显下降。

3 月 9 日~14 日,病例在 G 医院进行治疗。3 月 9 日:奥美拉唑钠针静推,还原型谷胱甘肽静滴。检测结果:谷丙转氨酶 882 U/L,谷草转氨酶 1 409 U/L,总胆红素 13.5 μmol/L,直接胆红素 7.4 μmol/L,总蛋白 57.5 g/L。3 月 14 日检测结果:谷丙转氨酶 341 U/L,谷草转氨酶 106 U/L,总胆红素 17.4 μmol/L,直接胆红素 10.9 μmol/L,总蛋白 71.4 g/L。入院后病例无发热,有恶心症状,偶有呕吐,目前病例情况稳定。

? 问题

❽ 黄热病、基孔肯雅热和登革热等蚊媒传染病,如何判定共同暴露者?

❾ 根据上述流行病学调查资料,如何判断该病例可能的共同暴露者?

---

3 月 9 日,G 医院采集病例血标本送市疾控中心和中国疾控中心开展检测,黄热病病毒核酸阳性;3 月 14 日,采集病例血液、唾液、尿液标本送市疾控中心和中国疾控中心开展检测,尿液黄热病病毒核酸阳性;3 月 31 日采集病例血液、唾液、尿液标本送市疾控中心开展检

测,尿液黄热病病毒核酸弱阳性。

3月14日15时,G医院检测结果黄热病毒核酸阳性,诊断为黄热病疑似病例,于3月14日17时8分进行"黄热病疑似病例"网络报告。

3月17日市卫计委组织临床专家组对此病例进行专家会诊,结合病例流行病学调查情况、病原学检测结果和临床表现,诊断为输入性黄热病病例。

❓ 问题

⑩ 各省发现首发黄热病的诊断原则?

⑪ 怀疑为黄热病应采集哪些类型标本开展检测、实验室应该开展哪些项目检测?

二、流行病学调查

(一) 境外工作地、居住地调查

2015年9月5日,病例由中介公司劳务输出至非洲安哥拉首都罗安达,自行前往,无同行人员。病例在安哥拉罗安达期间居住在工地附近的集装箱住房中,上下两层,病例居住在底层。至2016年3月5日发病期间,病例一直在建筑工地工作。3月6日,病例就诊后病情有所好转遂自行决定回国治疗,无同行人员回国。据病例述,安哥拉首都罗安达当地有黄热病疫情,但病例发病前未接触过类似病例,周围同住人员未发现类似病例。

(二) 病例蚊虫叮咬史

病例在安哥拉工作期间的居住地卫生情况良好,居住地设有公用卫生间,居所内安装有蚊帐。居住地周围有树木草丛。此次回国前安哥拉当地气温约30℃,气候炎热,有蚊虫活动。病例蚊虫叮咬史回忆不清。

(三) 既往病史及疫苗接种史

病例否认高血压病史、肝炎病史、糖尿病史、冠心病病史和哮喘史,否认结核病史、伤寒史、血吸虫病等传染病史,无输血史和过敏史。2007年,病例因风湿性心脏病二尖瓣关闭不全在J省人民医院进行二尖瓣置换术。术后长期口服法华林,无出血发生和胸闷心悸发作。

病例有吸烟史20年,平均7支/日。否认饮酒史,否认肝炎病例接触史,否认近期不洁饮食史。病例出国前未接种黄热病疫苗。其他疫苗接种史不详。

❓ 问题

⑫ 区疾控中心下一步还需要开展哪些工作?

⑬ 该疫情判定为突发公共卫生事件依据是什么?属于哪一级事件?

⑭ 截至目前,黄热病病例的疫点可能有哪几处?

⑮ 如何划分核心区和警戒区?

⑯ 在核心区和警戒区内需开展以下哪些工作?

第三部分　疫点处置

一、蚊媒监测与控制

J 区每年从 3～11 月份开展蚊媒密度监测(2016 年监测至 8 月),历年检测结果显示:3～4 月成蚊活动指数较低,6～8 月为活动高峰,全年呈单峰季节消长态势;蚊虫以淡色库蚊和骚扰阿蚊为主,未发现埃及伊蚊。以病例为中心划定核心区和警戒区,成蚊密度为 0.5 只/(人·时);病例就医所在辖区 3 月份蚊媒密度仅为 0.83 只/(人·时)。

❓ 问题

⑰ 进行黄热病疫情蚊媒应急监测需要哪些必需物资?

⑱ 蚊媒密度监测有几种方法,指标各有哪些?

⑲ 蚊媒应急监测数据风险评估内容是什么?

⑳ 如若开展伊蚊带毒率监测,工作要点有哪些?

㉑ 媒介伊蚊孳生地主要的处理方法有哪些(请至少说出 3 种并详细说明)?

㉒ 请说明成蚊杀灭的方法、器械、要求和频次?

二、病例搜索

市、区疾控中心调查组在疫点范围内对共同暴露者,如家人、朋友以及医疗机构内、同一病区内的医护人员和其他病例进行主动搜索,共搜索到 27 例共同暴露者,均未出现黄热病相关症状和体征。

❓ 问题

㉓ 根据当前现场调查和蚊媒评估结果,请对此次疫情的传播风险进行评估。

㉔ 在疫情处置中出现谣言,作为宣传和风险沟通工作组,应该怎样处理此类事件?

第四部分　疫情终止

一、疫情性质与风险研判

根据流行病学调查,本起疫情的感染来源基本判断为病例安哥拉工作时被蚊媒叮咬所致。发病后病例进行了及时规范的治疗,未发生二代病例,对病例开展防蚊隔离治疗和蚊媒应急监测处置有效防止黄热病扩散传播。

二、防控措施

市、区疾控中心指导 G 医院对病例进行抗菌药物的全程治疗,并根据病情开展对症治疗和支持治疗。3 月 31 日和 4 月 7 日,该病例的血液连续两次黄热病核酸检测结果均为阴性,4 月 8 日,经上海市级专家会诊后予以出院,本起疫情结束。

> **?** 问题
>
> ㉕ 黄热病的防控措施有哪些?

第五部分　结语

黄热病是我国《国境卫生检疫法》规定的国境卫生检疫传染病之一。鉴于我国黄热病疫情属于输入型,一旦黄热病病毒通过人或带毒伊蚊传入,自然条件适宜,即存在本地传播流行的风险。黄热病毒从机体中的排毒状况既与实验室诊断策略有关,也可用以评价临床救治效果。该病例病后 4 天血液核酸阳性,9 天血液样本则为阴性,表明黄热病病例的病毒血症期不长,可能接近于病后 5 天左右。但病后 4、9、26 天的尿液均为阳性,表明尿液是诊断黄热病比较理想的标本;病例病后 4 天的尿液即可排毒,直至病后 26 天仍能够从尿液中排毒。当下我国黄热病防控目标是加强国境检疫,及时发现黄热病疫情,预防控制黄热病续发病例,避免出现较大暴发或流行,减轻黄热病危害。

(王唐、宋灿磊)

案例 23　参考答案

问题 1:黄热病分型与临床类型?

【参考答案】 (1)按照传播方式,黄热病主要分为城市型和丛林型,非洲潮湿地区存在中间型。

1)城市型:主要传染源为病例及隐性感染者,以埃及伊蚊为主要传播媒介,以“人—蚊媒—人”的方式循环。

2)丛林型:主要传染源为猴及其他非人灵长类动物,媒介蚊种比较复杂,包括非洲伊蚊、趋血煞蚊、辛普森伊蚊、白纹伊蚊等,以“非人灵长类—蚊媒—非人灵长类”的方式循环。

3)中间型:主要传染源是人类和非人灵长类,媒介为非洲伊蚊,人与受感染蚊子之间的频繁接触导致病毒传播增加。

(2)按照临床症状的严重程度,黄热病可以分为极轻型、轻型、重型及恶型。

1)极轻型:持续数小时至 1~2 天的发热、头痛,随后退热、恢复健康。

2)轻型:急性发作,有明显的发热、头痛、恶心、鼻出血、相对缓脉,可伴有轻度蛋白尿和轻度黄疸。病程持续 2~3 天,病例迅速痊愈。

3)重型:临床症状典型,高热,颜面及颈部皮肤潮红,有剧烈头痛、恶心、呕吐、相对缓脉、黄疸明显、有肾功能损害伴尿少、蛋白尿、齿龈及鼻出血等。病程持续 5~7 天。

4）恶型：具备所有临床典型症状，病例发热可高达41℃。病程第3天即可发生黄疸、尿闭、大量出血，有黑便、黑色或咖啡渣样呕吐物、鼻出血、血尿、皮肤黏膜瘀点或瘀斑及黏膜弥漫性渗血。神经系统症状显著，表现为躁动、谵妄，甚至昏迷，脑脊液检查压力明显增高，蛋白质升高。

问题2：黄热病病例定义？

【参考答案】　（1）疑似病例：符合流行病学史且有相应临床表现。

1）流行病学史：发病前14天内有在黄热病流行地区居住或旅行史。

2）临床表现：难以用其他原因解释的发热、黄疸，肝、肾功能损害或出血等。

（2）临床诊断病例：疑似病例且黄热病病毒IgM抗体检测阳性。

（3）确诊病例：疑似病例或临床诊断病例经实验室检测符合下列情形之一者。

1）黄热病病毒核酸检测阳性。

2）分离出黄热病病毒。

3）恢复期血清黄热病病毒抗体滴度较急性期呈4倍及以上升高，同时排除登革热、寨卡病毒等其他常见黄病毒感染。

问题3：黄热病鉴别诊断？

【参考答案】　早起或轻型病例应与流行性感冒、伤寒、斑疹伤寒和拉沙热等鉴别；发热伴有黄疸者应与各种原因引起的肝损害、钩端螺旋体病等鉴别；发热伴出血应和肾综合征出血热及其他病毒性出血热、登革热、蜱传回归热、恶性疟等鉴别。

问题4：区疾控中心下一步应开展哪几项主要工作？

【参考答案】　（1）报告：将初步流调情况和实验室检测结果报告区卫计委和市疾控中心。

（2）对G医院网络报卡进行审核。

（3）开展流行病学调查：前往医院进行调查。

（4）通知医院先行开展防蚊灭蚊。

（5）做好蚊媒应急监测、控制和病例搜索的各项准备工作。

问题5：请简述黄热病疫情开展流行病学调查，流调人员需要准备哪些流调物资？

【参考答案】　（1）安排专门疫情处置值班车辆，在较短的时间集结出发到达现场。

（2）检查疫情处理箱常备物品准备情况，包括个案调查表、入户登记调查表、宣传折页、手电筒、纸和笔等。

（3）做好个人用品及防护物品准备，现场调查的人员要求尽量穿戴长袖衣服、带上蚊虫驱避剂、工作服及工作证等。

（4）电脑、录音笔。

问题6：如果你是疫情现场调查控制的组织者，针对目前的疫情情况，拟从哪些方面开展调查？

【参考答案】　（1）核实诊断，明确疫情。

（2）个案调查，追查传染源。

（3）划定疫点，搜索病例，判断疫情的实际规模及播散范围。

（4）蚊媒媒介调查，评估本地区黄热病疫情的传播风险。

（5）联合爱卫部门对疫点进行孳生地调查和清理以及成蚊消杀工作。

问题7：流调人员前往现场开展流行病学调查，需要补充调查哪些信息？

【参考答案】　（1）核实基本情况：核实病例基本信息，收集临床资料，包括临床症状、体征、实验室检查结果。

（2）流行病学史：重点关注活动轨迹时间、地点、方式以及蚊虫叮咬情况，确定可能的感染来源、传播范围。

（3）开展环境因素调查：详细收集活动区域的自然生态、人口与居住条件、流动人口特点、环境与卫生设施、地形地貌、气温、降雨量等与疾病发生和传播相关的信息,分析当地自然因素和社会因素对疾病传播的影响。

(4) 开展共同暴露者调查:排查、判定、收集共同暴露者(疟疾、登革热、黄热病等)信息。

问题 8：黄热病、基孔肯雅热和登革热等蚊媒传染病,如何判定共同暴露者?

【参考答案】 (1) 黄热病共同暴露者:病例发病前 6 天至住院或居家隔离治疗前,与病例有共同生活、居住、出行、学习、工作等情况的人员。

(2) 基孔肯雅热共同暴露者:病例发病前 12 天至住院或居家隔离治疗前,与病例有共同生活、居住、出行、学习、工作等情况的人员。

(3) 登革热共同暴露者:病例发病前 15 天至住院或居家隔离治疗前,与病例有共同生活、居住、出行、学习、工作等情况的人员。

问题 9：根据上述流行病学调查资料,如何判断该病例可能的共同暴露者?

【参考答案】 (1) 病例家属:病例家属接触者包括妻子、女儿及女婿,主要接触方式为陪护或探视。

(2) 医护人员:①公共卫生中心暴露于病例的医护人员 9 人,其中医生 3 人、护士 5 人及护工 1 人。②R 医院暴露于病例的医护人员目前已排摸到 2 人,分别为医生 1 人、护士 1 人。

其余可能的接触人员正在进一步排查中。

问题 10：各省发现首发黄热病的诊断原则?

【参考答案】 各省(自治区、直辖市)发现的首发黄热病病例,由省级卫生计生部门组织专家,结合中国疾控中心复核结果,进行诊断。重症病例、死亡病例以及聚集性疫情的指示病例和首发病例的标本均应送至中国疾控中心进行复核检测。

问题 11：怀疑为黄热病应采集哪些类型标本开展检测、实验室应该开展哪些项目检测?

【参考答案】 (1) 对怀疑感染黄热病毒的病例,要尽量采集血液、尿液和唾液标本。

(2) 实验室检测项目有如下几种。

1) 一般检查:①血常规:外周血白细胞减少、中性粒细胞比例降低,血小板下降。②尿常规:蛋白尿,并有颗粒管型及红细胞。③粪便检查:大便隐血试验可阳性。④生化检查:血清转氨酶升高早于胆红素,谷草转氨酶升高程度高于谷丙转氨酶,可达 20 000 U/L 以上。血清胆红素也可明显升高,可达 255～340 μmol/L。还可见血氨升高,血糖降低等。⑤凝血功能检查:凝血酶原时间延长、凝血酶原活动度下降、凝血因子(Ⅱ、Ⅴ、Ⅶ、Ⅸ和Ⅹ)下降。部分病例出现弥散性血管内凝血(DIC),相应凝血功能异常。⑥肾功能检查:血肌酐水平升高。⑦心肌损伤标志物检查:心肌损害时血肌钙蛋白明显升高。⑧其他生化检查:肌红蛋白、血淀粉酶、脂肪酶、尿淀粉酶也可明显升高。

2) 血清学检查:①血清特异性 IgM 抗体:发病 1 周内可检出病毒特异性 IgM 抗体,第 2 周抗体水平达到峰值,1～2 月后下降,IgM 抗体可在病体内持续数年。②血清特异性 IgG 抗体:发病 1 周后可检出病毒特异性 IgG 抗体,持续时间可达数年甚至终生。

3) 病原学检查:①核酸检测;②病毒分离;③抗原检测。

问题 12：区疾控中心下一步还需要开展哪些工作?

【参考答案】 (1) 指导医疗机构将疑似病例订正为确诊病例。

(2) 报告市疾控中心,对其他区县的 2 名共同暴露者开展协同调查与处置。

(3) 疫点处置工作。

(4) 对病例的共同暴露者开展为期 6 天的医学观察。

(5) 报告区卫计委,配合组织专家会诊,判定突发公共卫生事件。

(6) 建议区卫计委召开疫情处置工作部署协调会议。

问题 13：该疫情判定为突发公共卫生事件依据是什么? 属于哪一级事件?

【参考答案】　(1) 依据:报告本区从未发生过的传染病,未分级(依据《国家突发公共卫生事件相关信息报告管理工作规范(试行)》);

(2) 通过"突发公共卫生事件信息报告管理系统"上报疫情和处置信息。

问题 14: 截至目前,黄热病病例的疫点可能有哪几处?

【参考答案】　(1) G 医院 A4 楼。

(2) 浦东机场?(根据风险评估结果来研判)

(3) R 医院?(根据风险评估结果来研判)

问题 15: 如何划分核心区和警戒区?

【参考答案】　(1) 以病例居住地 G 医院 A4 楼为中心,划定半径 200 m 之内空间范围为核心区。

(2) 在核心区外扩展半径 200 m 范围为警戒区。

问题 16: 在核心区和警戒区内需开展以下哪些工作?

【参考答案】　(1) 社区病例主动搜索。

(2) 医疗机构主动搜索。

(3) 病例搜索中发现的病例应按相关要求进行诊断报告、采送样以及开展流调和处置等。

(4) 区疾控中心及时排查和判定黄热病病例的共同暴露者。

(5) 区疾控中心组织开展核心区和警戒区范围内蚊虫应急监测。

(6) 区疾控中心组织开展伊蚊带毒率监测。

(7) 区爱卫办组织相关人员在核心区和警戒区范围内开展媒介伊蚊控制。

(8) 根据疫情调查需要,必要时可在核心区等范围内开展人群血清学调查。

问题 17: 进行黄热病疫情蚊媒应急监测需要哪些必需物资?

【参考答案】　电动吸蚊器、双层叠帐、500 mL 采样勺、手电筒、体视显微镜、采样箱(冷藏箱)、镊子、螺口采样瓶、采样用吸管、工作记录表、标签纸、记录笔、记号笔等。

问题 18: 蚊媒密度监测有几种方法,指标各有哪些?

【参考答案】　布雷图指数法和双层叠帐法。

(1) 布雷图指数法:核心区和警戒区范围内各调查不少于 100 户,计算布雷图指数。

(2) 双层叠帐法:核心区和警戒区范围内的外环境各设 3 顶蚊帐,在 15:30～18:30 进行,诱集者位于内部封闭蚊帐中暴露两条小腿,收集者利用电动吸蚊器收集停落在蚊帐上的伊蚊持续 30 分钟。个人防护:收集者需涂抹蚊虫驱避剂,诱集者工作结束时涂抹蚊虫驱避剂。

问题 19: 蚊媒应急监测数据风险评估内容是什么?

【参考答案】　(1) 布雷图指数(BI)和诱蚊诱卵器指数(MOI)小于 5 为控制登革热传播的阈值,大于 5 有传播风险,大于 10 有暴发风险,大于 20 有区域流行风险,需要持续清除孳生地和杀灭成蚊。

(2) 在 25 天内无新发病例,且核心区内布雷图指数(BI)和诱蚊诱卵器指数(MOI)降至 5 以下,同时双层叠帐法成蚊密度不高于 2 只/(人・时)可以结束本次应急处理工作。

问题 20: 如若开展伊蚊带毒率监测,工作要点有哪些?

【参考答案】　(1) 区疾控中心应在每个核心区采集 50～100 只伊蚊标本报送市疾控中心,必要时可在警戒区内也采集蚊虫标本。

(2) 发生暴发疫情时,应在疫点采集 100～200 只伊蚊标本,把伊蚊收集到螺口采样管,最好置于液氮罐内或干冰环境,送市疾控中心检测蚊虫携带病毒情况。

问题 21: 媒介伊蚊孳生地主要的处理方法有哪些(请至少说出 3 种并详细说明)?

【参考答案】　(1) 开展清除蚊虫孳生地的群众性运动。

(2) 清除绿化带和卫生死角的塑料薄膜、一次性塑料、废弃容器,暂时闲置未用容器应当逐一翻转倒放。

（3）管理饮用水或功能性容器积水。

（4）要求严密加盖。水生植物每5～7天换水1次，冲洗根部，彻底洗刷容器内壁；大型莲花缸、池，可放养食蚊鱼等。

（5）竹筒树洞的治理。

（6）用灰沙等堵塞，对留根的竹筒，采用"十"字砍刀法，使其有裂缝不再积水。

（7）治理轮胎。

（8）要求叠放齐并存放在室内或避雨场所，堆放室外时要用防雨布严密遮，不积雨水。

（9）杀蚊幼剂处置。对于不能清除的积水，投放长效灭蚊幼剂。

问题22： 请说明成蚊杀灭的方法、器械、要求和频次？

【参考答案】 （1）快速杀灭成蚊

1）方法：超低容量喷雾或热烟雾喷雾。

2）喷雾器械：背负式、车载式超低容量喷雾器（机）、热烟雾器（机），雾滴容量中径（VMD5～30 μm）。

3）要求和频次：室外空间喷洒作业最佳时间，控制伊蚊在15:30～18:30时间段。核心区连续处理3天，每天1次；之后，每3天处理与评估一次，直至应急程序结束。警戒区连续处理3天后，根据蚊虫监测结果决定是否再进行处理。喷洒作业应在无雨、风速1～4 m/s（风速1～3级）气候条件下进行。

（2）持续杀灭成蚊

1）方法：室内滞留喷洒或室外绿植喷洒。

2）喷雾器械：常量喷雾器、扇形喷头（室内滞留喷洒）、低容量喷雾器（室外绿植喷洒）。

3）要求和频次：控制伊蚊重点处置绿化带、卫生死角等室外环境。首次喷洒后，间隔2～3周实施第2次喷洒，直至应急程序结束。

问题23： 根据当前现场调查和蚊媒评估结果，请对此次疫情的传播风险进行评估。

【参考答案】 疫点范围内病例主动搜索未发现疑似黄热病病例，医疗机构内、同一病区内也未发现发热或黄疸等症状异常增加现象，蚊媒密度快速评估结果提示本区的蚊媒密度处于正常水平，疫情进一步播散风险低，但仍应继续进行蚊媒控制和监测工作。

问题24： 在疫情处置中出现谣言，作为宣传和风险沟通工作组，应该怎样处理此类事件？

【参考答案】 （1）立刻汇报领导。

（2）马上编写官方疫情通告。

（3）领导审核后，通过微信公众号等对外公开宣传途径立即向公众发布。

（4）开展黄热病防治知识的宣传，提高居民防病意识，避免社会恐慌。

（5）协同公安部门，核查信息来源，对散布谣言者封锁账号，删除不良帖子，造成社会严重影响者，将追究散布谣言者刑事责任，对泄漏病例信息的人员依规处理。

问题25： 黄热病的防控措施有哪些？

【参考答案】 （1）国境检疫

1）检验检疫部门要加强对来自疫情流行国家/地区入境人员的卫生检疫，发现疑似病例后，应及时通报卫生计生部门，做好疫情调查和处置。

2）建立、并加强政府相关职能部门间传染病防控的联防联控机制，明确部门职责与分工，密切加强与口岸卫生检疫、商务和环境卫生管理等部门的合作，确保信息通畅，加强疫情应急应对处置的各项准备工作。

3）密切关注全球黄热病疫情动态，及时对输入病例及输入后发生本地传播的风险组织开展风险评估，提出防控策略。

（2）疫情报告和监测预警

1) 各级各类医疗机构应积极发挥传染病防控第一道防线作用,切实提高一线医务人员对黄热病的警惕性和敏感性,发现发热、恶心、呕吐、黄疸等症状病例,应认真询问病例的流行病学史(发病前2周内黄热病流行地区旅居、居住史),一旦发现疑似黄热病病例后应及时报告,并对病例采取必要的防控措施。

2) 在媒介伊蚊分布地区和活动季节,医疗机构应该做好病例的防蚊隔离,强化院内日常的防蚊灭蚊等工作。医务人员诊疗过程中应做好个人防护,避免接触病例的血液和体液,同时对病例的分泌物和排泄物应规范消毒处理。

(3) 媒介消除和消毒控制

1) 日常监测与控制:降低伊蚊密度是防控黄热病的关键措施。参考我国登革热防控策略并结合我国的实际情况,开展以社区为基础的伊蚊密度监测,包括伊蚊种类、密度、季节性消长等。若未出现黄热病病例但媒介伊蚊布雷图指数或诱蚊诱卵器指数超过20时,当地政府要组织开展爱国卫生运动,在重点区域(城郊、城郊接合部等)的重点地区(居民区、公共场所以及其他人群密集地点等)进行预防性灭蚊,清除室内外媒介伊蚊孳生地,将布雷图指数及诱蚊诱卵器指数控制在20以下,降低黄热病病例输入后的传播风险。

2) 应急监测与控制:在伊蚊活动季节发现输入或本地黄热病病例时,如核心区(病例住所或工作地点等活动场所为圆心半径200 m)布雷图指数或诱蚊诱卵器指数≥5,警戒区(核心区域外扩展200 m范围)≥10,其他区域布雷图指数或诱蚊诱卵器指数≥20时,应启动应急媒介伊蚊控制,尽快将布雷图指数或诱蚊诱卵器指数控制在5以下,双层叠帐法成蚊密度不高于2只/(人·小时)。

(4) 疫苗与药物预防:黄热病可接种疫苗进行预防。旅行者在10天内接种疫苗,90%以上的人可获得有效免疫力;30天内,99%的人可获得有效免疫力。对大多数旅行者来说,接种1剂足以提供持久免疫保护,甚至产生终身保护,无须加强免疫。

(5) 健康宣教

1) 存在流行风险的地区应采取多种形式加强防蚊灭蚊宣传,清除蚊虫孳生地;居家安装纱门、纱窗等防蚊设施;在发生疫情地区穿长袖衣裤;在身体裸露部分涂抹防蚊药水。

2) 教育前往疫情流行国家/地区的旅居者提高防范意识,接种黄热病疫苗;穿长袖衣物;采取物理或化学驱蚊措施,防止在境外传染并输入黄热病,一旦出现可疑症状,应主动就诊并将旅居史告知医生。

3) 宣教渠道:①各级各类医疗卫生机构应通过网络、电视、报纸、广播等多种方式,广泛宣传和普及黄热病防病核心知识;②发生疫情时应在核心区和警戒区内对相关区域居民发放防病宣传资料。

一例流行性出血热死亡病例疫情的调查与处置

通过本案例的学习,学员应能够:

☐ 掌握人感染流行性出血热病例的临床症状、体征和流行病学特点。

☐ 掌握人感染流行性出血热疫情现场流行病学调查内容与方法。

☐ 熟悉人感染流行性出血热疫情采样、检测及处置方法。

☐ 熟悉流行性出血热的传播途径和鼠类调查方法。

培训时长　4学时

培训方法　讲解、讨论、实际操作

第一部分　背景

2021年3月25日13时,P区疾病预防控制中心(以下简称"疾控中心")接到X区疾控中心信息:2021年3月25日8时30分,X区疾控中心接报其辖区内某人民医院送检的一例可疑肾综合征出血热病例检测结果:汉坦病毒IgM阳性IgG阴性,汉坦病毒核酸阳性,且病例已死亡。病例,男,52岁,工地工人,外省户籍,现住址为P区某桩基工程工地。

P区疾控中心接到报告,立即将情况报告P区卫健委和市疾控中心,并立即开展流行病学调查。区卫健委立即组织区级临床专家组对此病例进行会诊,结合病例流行病学调查、病原学检测结果和临床发现,诊断为流行性出血热病例。又5年内,P区未报告此类病例,遂将该事件作为一起一般突发公共事件进行网络直报。

P区基本情况:P区位于城市东部,西靠黄浦江,东临长江入海口,面积1 210平方公里,常住人口568.15万,现辖12个街道、24个镇。

❓ 问题

❶ 出血热的基本知识,包括病原体、传播途径、临床表现等。

❷ 何为自然疫源性疾病? 结合病例情况,可以考虑哪些自然疫源性疾病?

第二部分　现场调查

P 区疾控中心成立 2 个调查小组,1 组赶赴病例所住的 ZX 医院隔离病房开展现场流调与采样等工作,另 1 组前往病例的居住地和工作地开展现场环境卫生调查等工作。

? 问题

❸ 针对此次现场调查,应事先做好哪些准备?

❹ 本次调查应该主要了解哪些内容?

一、初步调查结果

(一) 发病和就诊情况调查结果

2021 年 3 月 17 日晨,病例早起无明显诱因下出现发热,体温最高达 40℃,乏力伴食欲减退、无恶心呕吐、无抽搐,无腹泻、胸闷胸痛、关节肿痛、外周皮肤出血点瘀斑等其他症状,未就诊。

3 月 21 日,病例出现腹泻症状,大便性状为水样便,伴咳嗽,未就诊。

3 月 22 日 10 时,病例由建筑工地老板驾车前往附近 A 社区卫生服务中心,但未挂号就诊,病例在医院逗留了半日后于 18 时由老板驾车接回工地。

3 月 23 日,病例由另一名工友驾车前往 B 社区卫生服务中心就诊,该发热哨点对病例筛查后通知"120"救护车将病例转诊至 LD 医院。LD 医院对病例完善各项检查后考虑存在多脏器功能衰竭将其隔离治疗。

3 月 24 日,LD 医院将病例由"120"救护车转院至 X 区某人民医院急诊就诊。入院体格检查:躯干四肢可见瘀点瘀斑,全身皮肤有花斑,口腔内有凝血。血常规检测:白细胞 26.8×10^9/L、淋巴细胞百分比 24.3%、血小板 11×10^9/L、血红蛋白 190 g/L;尿常规检测:尿蛋白 3+,尿隐血 3+,部分凝血活酶时间 99.2 s,C 反应蛋白 10.83 mg/L;胸腹部 CT 提示:双肺多发小结节,两肾周多发渗出,腹腔积液,双侧结肠旁沟积液。临床诊断为:脓毒血症、脓毒性休克、肾综合征出血热待排、代谢性酸中毒、多脏器功能损害、血小板减少、凝血功能障碍诊断;遂将病例隔离治疗。当日,医院采集病例血标本送 X 区疾控中心开展病原学检测。

3 月 24 日 19 时,因病例病情进展迅速,病例家属提出放弃抢救和治疗,要求出院回老家。院方告知病例转运途中风险,病例家属知情理解,坚持出院。随后,病例家属办理自动出院手续后自行联系外省"120"救护车将病例送回老家。

3 月 24 日 23 时,X 区疾控中心实验室检测结果为汉坦病毒 IgM 阳性、IgG 阴性。

3 月 25 日,病例家属述病例在当日凌晨回老家途中死亡。

3 月 25 日 8 时,X 区疾控中心实验室检测结果为汉坦病毒核酸阳性。

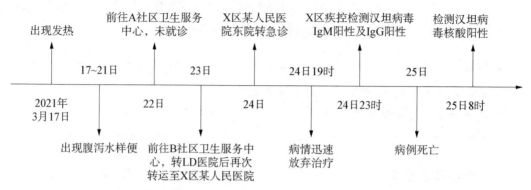

图 24-1 P 区流行性出血热病例发病和就诊经过

(二) 共同暴露者排查情况

经现场调查,病例的共同暴露人员判定如下。

病例同住的 4 名同乡:与病例一同工作、生活和居住。其中,3 名男性同乡已于 2021 年 3 月 25 日 1 时返回老家。4 名暴露人员均未出现发热等不适症状。

3 月 25 日 14 时,初步核实相关情况后,因该住址为正在开发中的建筑工地,具体地址不详,区疾控中心立即联系了社区前往踩点。15 时 30 分,市疾控中心、爱卫办、区疾控中心同时派出流调队员及病媒生物方面的专业人员组成调查处置工作组抵达现场。各方人员汇合后,立即与该工地负责人员及病例工友开展流行病学调查,详细调查了病例发病前的活动轨迹、发病及就诊情况、同住人及居住地情况等。同时区疾控中心和爱卫办协调当地政府除害保洁队根据病媒生物应急处置方案开展了鼠密度监测与灭鼠工作。

二、深入调查结果

(一) 病例居住地调查情况

1. 居住地基本情况 病例和同乡共 5 人共同居住在某桩基工程工地的一个集装箱改造的居所内,该集装箱为移动式(3 月 2 日由卡车从浙江南浔拖运至 S 市 P 区?),12 m×2 m,集装箱内有床、桌子、冰箱、空调等各类家具和生活物品。病例等 5 人平常在各个工地工作,集装箱跟随病例等人拖运至所在工地,除工作外,日常起居和饮食均在集装箱中。

该工地共有工人 23 人、管理人员 10 人。共同居住在集装箱的 5 人(含病例)中,1 人为女性,其余 4 人为男性。女性同乡主要负责每日买菜、烧菜做饭,4 名男性均为打桩工人。病例与其中 2 名男工友住在集装箱的一个隔间,病例住在上下铺床的下铺;另 1 名男工友住在另一个隔间;女性同乡住在集装箱另一侧。日常饮用水为自来水,暂存于水桶中,烧开后饮用;剩饭剩菜加盖暂存,当日食用后即丢弃,不会留夜。根据现场情况调查,工人时常去农田里逗留,大小便。

现场调查发现集装箱内有老鼠啃咬米桶痕迹,共发现残存鼠粪 4 处。集装箱内有多处与外界相通,集装箱和工地内均无防鼠设施,集装箱周边未发现有老鼠活动痕迹。该集装箱东面及南面为建筑工地,西面为农田,北面为一空旷磁悬浮基地,工地上多杂物,常有老鼠出没。

据病例的女性同乡叙述,病例在老家居住地和在浙江南浔工地工作生活期间,也曾听闻老鼠经过时的响声。

2. 病例发病前活动的调查情况 2021 年 2 月 25 日,病例及其同乡共 5 人自驾车从安徽老家前往浙江南浔某工地做工。

2 月 26 日~3 月 1 日,病例一直在浙江南浔某工地工作。

3 月 2 日,病例及其同乡共 5 人自驾车从浙江南浔来 S 市建工七建集团某桩基工程工地从事打桩工作。同日病例和同乡 5 人居住的集装箱由卡车从浙江南浔拖运至 S 市,设置在 S 市工地旁。

3 月 3 日~16 日,病例生活工作规律:每日 5 时 30 分起床后,和同乡一起在住处吃早饭;饭后即在工地工作;中午,病例回住处吃完午饭后继续回工地工作;18 时 30 分,病例和同乡结束工作,在住处吃晚饭。饭后,病例在住处休息,未再外出。

3 月 17 日~19 日,病例出现不适症状后继续在工地工作。

3 月 20 日~21 日,病例症状加重,在住处休息。

3 月 22 日~24 日,病例先后前往 A 社区卫生服务中心、B 社区卫生服务中心、LD 医院就诊后转院至 X 区某人民医院被隔离治疗。

3 月 2 日~24 日期间,病例除上述活动外,否认有其他外出活动。

3. 鼠密度调查情况 本起疫情以病例居住的集装箱房为中心,半径 200 m 的范围为疫点,疫点以外半径 300 m 的范围为警戒区。共摆放监测鼠夹 120 夹监测鼠密度,具体分布如下:在居住地东面约 200 m 处沿南北方向围墙摆放监测鼠夹 35 夹,西面约 10 m 处沿南北方向围墙摆放监测鼠夹 25 夹,西面约 100 m 处沿南北方向田堤摆放监测鼠夹 35 夹,北面约 5 m 处沿东西方向围墙摆放监测鼠夹 25 夹。在有人员活动的集装箱房摆放粘鼠板 15 张,发放粘鼠板 35 张,共计 50 张用于监测鼠密度及灭鼠,同时投放溴鼠灵蜡丸 60 kg。鼠密度监测结果为:布放鼠夹 120 夹,有效夹 109 夹,捕获鼠 5 只,均为黑线姬鼠,鼠密度 4.6 只/100夹,捕获 5 只鼠的区域均为西面约 100 m 处沿南北方向田堤。布放粘鼠板 50 张,捕获鼠 0 只。

? 问题

? 开展类似病例筛查的目的是什么?

(二)实验室检测

2021 年 3 月 26 日 15 时,P 区疾控中心采集 5 只黑线姬鼠的鼠肺和鼠肝标本送至市疾控中心开展病原学检测。

2021年3月26日19时30分,市疾控中心检测结果:1份鼠肺和1份鼠肝标本(为同一老鼠)汉坦病毒核酸检测阳性(ct值分别为22.85和34.73)。

2021年4月14日,P区疾控中心在邻近P区疫点地区采集6只黑线姬鼠鼠肺等脏器标本送至市疾控中心开展病原学检测。

2021年4月16日17时,市疾控中心检测结果:6份鼠肺标本的核酸结果均为阴性。

当地镇政府排摸病例所在工地周围500 m内其他工地上工作生活的人员血标本462份,送区疾控中心开展抗体检测,结果39人份IgG抗体阳性,IgM抗体阴性。

为进一步查明病例感染来源和可能的暴露因素,调查组开展了环境卫生采样,实验室检测。检测后结果均为阳性。

❓ 问题

⑧ 针对本次疫情,你认为应该对哪些标本进行采集?

⑨ 调查报告分哪几种类型? 初步调查报告有哪些要求?

⑩ 根据目前调查结果,你能得出什么结论?

第三部分　防控措施

一、疫情性质与风险研判

(一) 疫情分析

流行性出血热春夏季高发,病原体为布尼亚病毒科汉坦病毒属中的某些特定种,主要通过与啮齿类动物或其排泄物接触感染发病。病例发病前常在工地工作,鼠类活动频繁,且家中缺少防鼠措施,多可能因为接触老鼠及其粪便而不自知,也可能进食了受到鼠类及其分泌物污染的食物、水。

根据流行病学调查、临床表现和实验室检测结果综合分析判定:该病例为一例流行性出血热确诊病例,本地感染的可能性大,其感染来源可能为接触了老鼠污染的物品或排泄物等,判定依据主要为:

(1) 病例发病前在安徽老家、浙江南浔和上海的工作生活地均有老鼠出没,存在接触的可能。

(2) 病例躯干四肢可见瘀点瘀斑,全身皮肤有花斑,口腔内有凝血。

(3) 病例血小板减少、尿蛋白3+。

(4) 病例血标本汉坦病毒IgM阳性,汉坦病毒核酸阳性。

(5) 病例所在工地捕捉到的鼠标本汉坦病毒核酸阳性。

(6) 病例无境外疫源地暴露史。

（二）风险研判

本起疫情涉及的病例数为 1 例,该病例涉及的 4 名共同暴露人员均未出现不适症状,病例所在建筑工地内的其他工友和管理人员所住环境较好,且亦未出现不适症状。此外,疫点区域外围,毗邻区捕获鼠标本未检出汉坦病毒。同时,结合近年来本市流行性出血热病例数较少、每起疫情均局限在 1 例的发病特征;本起疫情已在现场及时采取了鼠密度监测、灭鼠、暴露人员健康观察、人员健康宣教等综合性防控措施,但鉴于疫点半径区域内捕获鼠标本中检测到汉坦病毒核酸阳性,初步分析研判认为:发生后续感染病例的可能性较小,不能够完全排除。

二、疫情控制措施

本次疫情发生后,市疾控中心反应迅速,及时派出专家组赶赴现场,指导疫情调查和处置。相关区政府及卫生主管部门高度重视,及时启动应急预案,组织开展综合性各项防控工作。主要防控措施如下:

（一）及时采取有效控制措施,防止疫情延续

（1）P 区疾控中心已落实共同暴露人员的排查工作,并对排查到的在沪共同暴露人员落实健康观察等措施。

（2）P 区疾控中心和区爱卫办已于 3 月 25～26 日落实了对病例所在工地现场第一次鼠密度监测、标本采集和送检工作。2021 年 3 月 26 日,当地镇政府排摸在病例工地及周围 500 m 的其他工地上工作生活的人员开展病例搜索,未发现新病例。

（3）P 区疾控中心与当地政府已于 3 月 27 日再次前往病家所在区域共同确认防鼠灭鼠范围:以病例居住的集装箱为中心,对半径 500 m 范围开展居民室内、宅周、农田、工地的灭鼠工作,并对该范围人群居住地的室内开展喷洒灭螨。同时,P 区爱卫办对疫点工地邻近的另两处工地已做好生活区防鼠设施的补充和完善。

（4）当地镇政府于 3 月 27 日开始对病例工地及周边两个工地排摸所有工地人员前 45 天有无发热、面色潮红、眼眶痛、头痛、腰痛等症状及就诊情况开展登记和为期 45 天的健康监测,每日及时将情况报告 B 社区卫生服务中心。同时,P 区疾控中心在该辖区内各级医疗机构已开展为期 45 天的病例监测,排摸之前有无发热、面色潮红、眼眶痛、头痛、腰痛等症状的就诊病例,做好登记和报告,未发现 3 个工地上工作生活的人员有不适症状。

（5）2021 年 4 月 23 日,鼠密度监测摆放鼠夹 108 夹,其中疫点工地居住区 22 夹,居住区外围墙 60 夹,西面荒地 26 夹。4 月 24 日回收监测鼠夹 108 夹(有效夹 103 夹,无效夹 5 夹),捕获鼠类 0 只(要求≤1 只/100 夹),鼠密度达到控制标准。

（二）积极进行健康教育和正面宣传,积极做好风险沟通和信息发布

该起疫情发生在新冠肺炎常态化防控期间,且为死亡病例,易引起群众恐慌情绪。P 区疾控中心在事发地辖区内各级医疗机构已落实对工地和医院就诊人员发放健康宣传手册,及时开展健康宣教。

❓ **问题**

⑪ 针对流行性出血热,如何实施预防控制措施?

第四部分 结语

　　流行性出血热(epidemic hemorrhagic fever，EHF)也称肾综合征出血热(hemorrhagic fever with renal syndromes，HFRS)，是一种由布尼亚病毒科汉坦病毒属中的出血热病毒引起的自然疫源性传染病，具有发病急、分布广、病情严重和病死率高等特点。2015 年全国报告发病数 10 314 例，发病率 0.757/10 万。流行性出血热主要通过宿主动物(主要为黑线姬鼠和褐家鼠)及其排泄物(尿、粪)和分泌物(唾液)，经破损皮肤、气溶胶吸入或饮食传播，也可经鼠类体表寄生螨叮人传播。人群对流行性出血热普遍易感，主要采取以灭鼠为主的综合性防治措施。经多年来大力防治和灭鼠活动，S 市流行性出血热发病率得到有效控制，从 20 世纪 80 年代以来呈现连续下降趋势，2010 年至今 S 市流行性出血热发病率波动在 0.01/10 万左右。此次死亡事件也给疫情防控敲响警钟，S 市作为一个大型城市，城乡接合部等区域仍存在很多易孳生虫媒媒介生物的死角，要重点关注相关区域生活区防鼠工作及健康宣教工作，另一方面要加强基层医务人员对此类疾病的认识，做好早发现、早诊断、早治疗病例，避免此类事件的发生。

(徐红梅、叶楚楚、朱渭萍)

案例 24　参考答案

　　问题 1：出血热的基本知识，包括病原体、传播途径、临床表现等。

　　【参考答案】　流行性出血热也称肾综合征出血热，是一种由布尼亚病毒科汉坦病毒属中的出血热病毒引起的自然疫源性传染病，具有发病急、分布广、病情严重和病死率高等特点。

　　流行性出血热主要通过宿主动物(主要为黑线姬鼠和褐家鼠)及其排泄物(尿、粪)和分泌物(唾液)，经破损皮肤、气溶胶吸入或饮食传播，也可经鼠类体表寄生螨叮人传播。人群对流行性出血热普遍易感。

　　流行性出血热的主要症状有：起病急，发冷，发热(38℃以上)；全身酸痛，乏力，呈衰竭状；头痛，眼眶痛，腰痛(三痛)；面、颈、上胸部充血潮红(三红)，呈酒醉貌；眼睑浮肿，结膜充血，水肿，有点状或片状出血；上腭黏膜呈网状充血，点状出血；腋下皮肤有线状或簇状排列的出血点；束臂试验阳性。典型病例有发热期、低血压期、少尿期、多尿期和恢复期五期经过。前三期可有重叠，并存在大量五期不全的异型或轻型非典型病例。

　　问题 2：何为自然疫源性疾病？结合病例情况，可以考虑哪些自然疫源性疾病？

　　【参考答案】　某些疾病经常存在于某地区，是由于该地区具有该病的动物传染源、传播媒介及病原体在动物间传播的自然条件，当人类进入这种地区时可以被感染得病，这些地区称为自然疫源地，这些疾病称为自然疫源性疾病。这类疾病的病原体能在自然界动物中生存繁殖，在一定条件下，可传播给人。常见的自然疫源性疾病有：鼠疫、森林脑炎、兔热病、蜱传回归热、钩端螺旋体病、恙虫病、流行性出血热、乙型脑炎、炭疽、莱姆病、布鲁氏菌病等。

　　结合病例情况，病例居住环境有鼠类接触史，可考虑鼠疫、流行性出血热等自然疫源性疾病。

　　问题 3：针对此次现场调查，应事先做好哪些准备？

　　【参考答案】　(1)人员准备：通知流行病学调查队伍、消毒队伍、实验室检测人员、健康教育人员等。

（2）物资准备：整理核对应急处置包,检查流行病学个案调查表、技术资料、个人防护用品、常用采样器械、消毒药械、笔记本电脑和车辆等。

（3）组织准备：根据已有信息,需要确定配合调查的乡镇、政府机构、所在社区卫生服务中心防保科工作人员等。

（4）知识储备：查阅此次疾病相关资料,了解流行概况,重点查询本市历史疫情数据。

问题4：本次调查应该主要了解哪些内容？

【参考答案】　调查内容主要包括:病例基本情况、既往病史、发病经过和就诊情况、临床表现、实验室检查、诊断和转归情况、病例家庭及家居环境情况,特别是流行病学史,是否有鼠类的接触史等,可疑暴露者和密切接触者情况等。

问题5：了解病例发病和就诊经过的目的是什么？调查方式有哪些？

【参考答案】　目的:了解流行性出血热疾病的自然史;排查、判定和追踪密切接触者和共同暴露者;根据发病与就诊经过确定调查的时间与范围。

调查方式:通过查阅病历及检验记录,询问病例本人及(或)家属,询问诊治医生或其他了解情况的人等。

问题6：对密切接触者/共同暴露者应如何管理？

【参考答案】　对密切接触者和共同暴露者,由卫生行政部门组织进行追踪、医学观察,医学观察期限为自最后一次暴露或与病例发生无有效防护的接触后的最长潜伏期。一旦密切接触者和共同暴露者出现起病急,发冷,发热(38℃以上);全身酸痛,乏力,呈衰竭状;头痛,眼眶痛,腰痛(三痛);面、颈、上胸部充血潮红(三红),呈酒醉貌等症状,则立即转送至医疗机构就诊,并采集相关样本进行实验室检测。

问题7：开展类似病例筛查的目的是什么？

【参考答案】　尽可能早地发现病例,做到早发现、早诊断、早报告、早隔离、早治疗,为有效治疗病例,防止疫情扩散赢得时间。

问题8：针对本次疫情,你认为应该对哪些标本进行采集？

【参考答案】　（1）人的标本:除病例外,还应该采集密切接触者和共同暴露者(与病例共同居住的4人)的血样标本。

（2）鼠的标本:采集建筑工地及附近农田鼠类样本。

（3）媒介标本:可疑暴露场所采集的水源及食物样本。

问题9：调查报告分哪几种类型？初步调查报告有哪些要求？

【参考答案】　初次报告、进程报告、阶段报告、结案报告等。初步调查报告要求快速、简明,内容上主要阐明:"发生了什么?""目前情况如何?""已采取的措施及下一步安排"等。

问题10：根据目前调查结果,你能得出什么结论？

【参考答案】　综合病例的临床表现、流行病学调查以及实验室检测结果,该病例为流行性出血热确诊病例。怀疑该病例的感染来源可能与环境中鼠类有关,但最终确定仍需进一步的流行病学调查、现场实地及实验室检测结果综合判断。

问题11：针对流行性出血热,如何实施预防控制措施？

【参考答案】　（1）注重防鼠力度,加强灭鼠,是预防流行性出血热的主要手段。可结合疾病流行的高峰期进行有计划的灭鼠工作,在春季着重消灭家鼠,在冬季着重消灭野鼠。此外,要注重预防控制方案,提升环境卫生的管理,对鼠类的繁殖进行清除,测定鼠密度,开展大范围的灭鼠活动。

（2）加强个人疾病防控意识,如不要用手接触老鼠,注意食品是否有被老鼠啃食的痕迹,以及在劳动过程中尽量防止皮肤受伤,如果出现破损,则需要立刻消毒、包扎。在野外,注意用绳带对裤口、领口进行紧扎,使用防护手套。

（3）继续普及疫苗接种工作。从目前的情况看,接种疫苗是预防出血热最为有效的、科学的方案,对于高发地区的人们进行接种,可加强保护效果。在疫苗接种后,人体也会形成持续的抵抗力,双价疫苗也是当下鼠型出血热病毒防范的最有力措施。

（4）加强健康教育和宣传。这与提升病例自我保护能力有关,人们应当了解流行性出血热的产生原因及预防方式,保持室内清洁,不给老鼠可乘之机。

（5）积极开展监测,观察本地区是否有流行性出血热病例,及时进行隔离救治,防止疫情扩大化,并开展对应的紧急筛查工作,确保人们的生命健康安全。针对不明发热原因或者接触过老鼠污染食物的情况,必须就医诊断,杜绝侥幸心理。

一起重症皮肤炭疽疫情的调查与处置

通过本案例的学习,学员应能够:

☐ 掌握人感染皮肤炭疽病例的临床症状、体征和流行病学特点。

☐ 掌握人感染皮肤炭疽疫情现场流行病学调查思路。

☐ 熟悉人感染皮肤炭疽疫情采样、检测及处置方法。

☐ 熟悉《全国炭疽监测方案》(2015 年版)

培训时长　4 学时

培训方法　讲解、讨论、实际操作

第一部分　病例发现与报告

2019 年 5 月 30 日上午 9 时 15 分,S 市 X 区疾病预防控制中心(以下简称"疾控中心")接 F 大学附属 ZS 医院(以下简称"ZS 医院")报告,该院外科监护病区收治一例病例,男,33 岁,SX 籍,5 月 21 日在 SX 时右上臂被虫咬后出现 2 枚水疱,自行将较大的水疱疹挑破后出现发红、水肿、化脓,破溃后出现黑色结痂。外院抗感染治疗后未见好转。27 日凌晨 3 时病例至 ZS 医院急诊外科就诊,有发热,血常规示白细胞:$13.5 \times 10^9/\text{L}$;中性粒细胞百分比:88.5%;乳酸:4.66 mmol/L;C 反应蛋白:86.0 mg/L,X 线提示:右前臂软组织肿胀。当日 8 时骨科医生诊治,病例右前臂出现张力性水疱,手指甲床发紫。

5 月 28 日,ZS 医院采集病例标本进行感染病原高通量基因检测,5 月 30 日 8 时检测报告示:极少量检出序列:炭疽芽胞杆菌;细小脲原体。

? 问题

❶ 此时,ZS 医院需要采取哪些措施? 依据是什么?

❷ 何为皮肤炭疽病例? 包括病原体、传播途径、临床表现等是否掌握?

❸ 应采集病例哪些类型标本开展检测?

❹ 实验室应该开展哪些项目检测?

区疾控中心接到 ZS 医院报告后,立即开展流行病学调查,并指导医院开展标本采集工作,同时上报 S 市疾控中心和区卫健委。区卫健委接到报告后,立即组织区级临床专家组进行会诊。经区临床专家组会诊讨论后,专家组一致认为,应诊断为"皮肤炭疽病例"。

> **❓ 问题**
>
> ❺ 此时 ZS 医院应做好哪些工作?

5 月 30 日 14 时,医院采集病例全血标本 2 份及伤口标本 3 份,与该院 5 月 27 日及 29 日留置血各 1 份送至市疾控中心开展检测。

5 月 30 日晚,市疾控中心检测结果为:炭疽特异性抗体 IgM/IgG 阳性、炭疽芽胞杆菌特异性核酸检测阳性,将该病例标本进行进一步分离鉴定。

市疾控中心将检测结果报告市卫健委并反馈至区卫健委、区疾控中心。区专家会诊后,病例转入市公共卫生临床中心治疗。

第二部分　现场调查

区疾控中心接到 ZS 医院报告。立即派员赴医院开展现场流行病学调查及处置工作。

> **❓ 问题**
>
> ❻ 针对此次现场调查,应事先做好哪些准备?
> ❼ 本次调查应该主要了解哪些内容?
> ❽ 简述人感染皮肤炭疽疫情处置中三级个人防护的适用范围和防护要求。

一、初步调查结果

(一) 发病和就诊情况调查结果

病例陈某,男,36 岁,务工人员,家住 SX 省 W 市某村。梳理发病和就诊经过如图 25-1 所示。

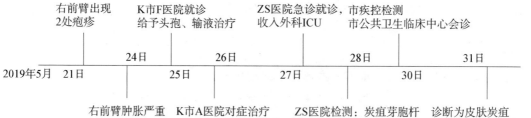

图 25-1　人感染皮肤炭疽病例发病和就诊经过

2019 年 5 月 21 日晨,病例于 SX 家中发现右前臂出现 2 处疱疹,认为是虫咬伤,自行挑破水疱。

5 月 24 日,病例返回 K 市,在夜班过程中发现右前臂肿胀严重。

5 月 25 日 5 时前往 K 市 F 医院,诊断不详,自述医院给予头孢治疗。当日回家后自感发热,体温未测,自行服用布洛芬,用量不详,未退热。

5 月 25 日 17 时许,病例右前臂肿胀加重,遂第二次前往该医院输液治疗,具体药物不详,症状无明显改善。

5 月 26 日凌晨 2 点,病例前往 K 市 A 医院,诊断"软组织疾患",予地塞米松、氯雷他定、头孢呋辛酯片等对症治疗。由于症状无明显改善,于中午 12 时前往 S 州中医医院,由普外科收治入院,入院诊断"虫咬伤、风火毒、右上肢感染、高血压病",予以头孢唑啉联合吗啉硝唑抗感染治疗,氯雷他定及冰片霜抗过敏,症状无明显改善,当日自行出院,出院诊断"1. 右上肢感染;2. 脓毒血症;3. 高血压病",后一度体温升高至 40℃。

5 月 27 日凌晨 3 时,病例至 ZS 医院急诊,血常规示:白细胞 $13.5×10^9$/L;中性粒细胞百分比 88.5%;乳酸 4.66 mmol/L;C 反应蛋白 86.0 mg/L,行切开减压术。当日 15 时,病例被收入医院外科 ICU,入院诊断"1. 右侧骨筋膜室综合征;2. 右上肢感染"。予美罗培南加达托霉素治疗。

5 月 28 日,医院采集病例标本进行感染病原高通量基因检测,检测报告:"极少量检出序列:炭疽芽孢杆菌;细小脲原体。"床旁 X 线示"两肺渗出"。病例在外科 ICU 单间病房隔离治疗,精神萎靡,无发热。

5 月 30 日 14 时,医院采集病例全血标本 2 份及伤口标本 3 份,与该院 5 月 27 日及 29 日留置血各 1 份一并送至市疾控中心检测,检测结果:炭疽杆菌核酸、抗体阳性。19 时,市公共卫生临床中心会诊,认为病例可转入该院继续治疗。

5 月 31 日 9 时,病例由救护车转送至市公共卫生临床中心,ZS 医院对病例隔离病房等处开展终末消毒工作。

❓ 问题

❾ 了解病例发病和就诊经过的目的是什么？调查方式有哪些？

(二) 可疑暴露情况调查

1. 病例居住地及接触史　病例于 2019 年 5 月 13 日中午从 K 市务工地点回到 SX 家中,其家中饲养约 15 头牛,同村共饲养上千头牛,平时在家中负责打扫牛舍。2019 年 5 月 20 日,家中发现 1 头成年牛死亡,病例及同村 5 人共同将死牛从牛舍搬至运送死牛的车上。

病例患有高血压病,未患过炭疽疾病,未接种过相关疫苗,自述无类似症状病例接触史。

病例 5 月 13 日至 5 月 24 日在 SX 家中,自诉在当地有明确的虫咬史和死牛接触史。

2. 共同暴露者情况　据病例妻子述,截至 5 月 30 日,与病例共同搬运死牛的 5 人均未出现异常症状。

? 问题

⑩ 对于病例的可疑暴露情况,应注重调查哪些内容?

(三) 密切接触者排查情况

1. **密切接触者判定** 根据相关判定标准,判定病例妻子、病例哥哥及 ZS 医院的 17 名医护人员共计 19 人,为密切接触者。

2. **密切接触者调查** 经流行病学调查,该病例妻子及病例哥哥在病例发病就诊期间一直陪同及照顾病例生活起居,ZS 医院 17 名骨科、麻醉科及外科 ICU 病房的医护人员在接诊及治疗病例期间未采取有效防护措施。

医学观察 14 天后全部予以解除。

? 问题

⑪ 对密切接触者应如何管理?

(四) 标本采集及检测

截至 5 月 30 日,共采集密切接触者全血标本 38 份,环境标本 20 份。送往市疾控中心进行炭疽相关实验室检测。结果均无异常。

? 问题

⑫ 针对本次疫情,你认为应该对哪些标本进行采集?

5 月 30 日,区疾控中心根据当前收集到的资料进行整理分析后,撰写初步调查报告,发送区卫健委及市疾控中心,进行书面报告。

? 问题

⑬ 调查报告分哪几种类型? 初步调查报告有哪些要求?

⑭ 根据目前调查结果,你能得出什么结论?

5 月 30 日,市疾控中心联系 SX 省疾控中心,发送皮肤炭疽病例告知函。W 市疾控中心深入开展疫源地调查。

二、深入调查结果

(一) 病例家庭调查情况

病例家位于 SX 省 W 市某村,病例家中为自建房,占地面积约 $200\,\mathrm{m}^2$,其中 $100\,\mathrm{m}^2$ 为牛舍。自家牛舍中饲养约 15 头牛,病例与妻子平时在外务工,休假回家时,在家中负责打扫牛舍。日常由父亲、母亲饲养牛群。2019 年 5 月 20 日,家中发现 1 头成年牛死亡,病例及其同村 5 人共同将死牛从牛舍搬至运送死牛的车上,送到处理区检验并烧毁。

(二) 某村调查情况

调查组对某村进行了现场走访。村中养牛较多,共饲养 1 567 头牛,当病畜诊断确定为炭疽后,应立即上报疫情,划分疫区,封锁发病场所,实施一系列防疫措施。筛查发现 2 例病畜,目前已经对病畜进行销毁处置,可疑畜用药物防治,并对全村 1 565 头牛进行了应急免疫接种,并积极推动全村居民进行疫苗接种。

> **❓ 问题**
>
> ⑮ 为什么要针对上述 2 个地方开展深入调查?

(三) 病例搜索

调查组对 W 市传染病医院和某县人民医院等医疗机构的发热门诊、急诊、皮肤科等进行了现场走访,了解近期皮肤炭疽、吸入性炭疽、胃肠道炭疽的发病情况。2019 年 5 月 30 日开始,在 SX 省各医疗机构开展回顾性和日常性疑似病例搜索,截至 2019 年 7 月 31 日,共搜索皮肤病就诊人数、发热、皮损人数共计 9 387 人,未发现疑似病例。

> **❓ 问题**
>
> ⑯ 开展类似病例筛查的目的是什么?

(四) 实验室检测

调查组共采集各类样品 119 份,其中密切接触者及牲畜处理人员样本计 18 人 33 份,环境样品 48 样 86 份。实验室检测结果:3 份牛圈土壤样品为核酸阳性,2 份牲畜处理辅助工具阳性。其余均为阴性。

> **❓ 问题**
>
> ⑰ 根据深入调查结果,可以得出哪些结论?

第三部分　防控措施

一、疫情性质与风险研判

本起疫情可基本判断病例感染来源为死牛。炭疽是由炭疽芽胞杆菌引起的一种自然疫源性疾病。人间炭疽病例以皮肤炭疽最为常见,多为散发病例。传播来源主要为牛、羊等食草动物。人类主要通过接触炭疽病畜的毛皮和食肉而感染,也可以通过吸入含有炭疽芽胞的粉尘或气溶胶而感染。从事与皮毛等畜产品密切接触的职业,畜牧养殖业,接触过可疑的病、死动物或其残骸等人员感染炭疽芽胞杆菌的风险较高。

二、防控措施

(一) X 区

疫情发生后,X 区卫健委高度重视此次疫情,成立领导小组和工作组,明确职责分工,严格落实 24 小时值班制度,科学有序应对,迅速落实各项防控措施。

(1) 及时按照规定程序进行信息报告和网络直报。

(2) 在 ZS 医院加强院感防控工作;对病例就诊场所进行消毒。

(3) 进一步完善流行病学调查,追溯传染源,追踪、管理所有可疑暴露者和密切接触者。

(4) 加强应急物资储备,备足相关药品和器械;加强监督检查,要求各级医疗机构严格落实预检分诊制度;加强健康教育,普及防控知识;做好风险沟通,避免造成恐慌。

(二) 某县

疫情发生后,某县委、县政府和卫生部门高度重视,成立了应急指挥机构,采取了一系列有效的防控措施,具体如下:

(1) 县卫健委第一时间派出疫情处理小组到达某村,根据疫情波及的对象和范围划定疫点,开展疫情处理和现场消杀工作。

(2) 县卫健委下发紧急通知,要求各医疗机构加强疑似病例管理,实行预检分诊制度。

(3) 调查登记与病例接触人员,确定密切接触者,实施医学观察。

(4) 积极配合省、市专业人员采集密切接触者、畜类及外环境标本。

(5) 对病死牛的牛皮、牛骨、牛头、牛内脏等追踪及无害化处理(焚烧、掩埋);对疫点开展终末消毒效果评价,严格落实疫点终末消毒措施。

(6) 强化病例监测,扩大监测面、增加样本量;每日报告疫情进展情况。

(7) 开展疫点周围人群及全市养殖人员健康教育宣传工作,告知居民不接触、不宰杀、不食用病死牲畜,提高群众自我防病意识和防治知识知晓率。

❓ 问题

⑱ 针对人感染皮肤炭疽病例所在地,如何开展强化监测?

⑲ 本案的结案条件是什么?

第四部分 结语

炭疽是由炭疽杆菌引起的一种人兽共患的急性传染病,是《中华人民共和国传染病防治法》的法定乙类传染病。其中,肺炭疽按照甲类传染病管理。炭疽杆菌以芽胞形式可以在外环境长期生存,牛羊等家畜感染炭疽芽胞常会引起死亡,人直接接触病死家畜的血肉、毛皮等感染后多引发皮肤炭疽,还有肺炭疽、败血型炭疽、炭疽脑膜炎等类型。常见的疫情防控方案及技术标准包括《炭疽诊断标准》(WS 283 – 2008)、《炭疽病诊断治疗与处置方案(2005年版)》和《全国炭疽监测方案(2015 年版)》。目前全国炭疽通过采取监测、干预及宣传等措施,特别是随着经济社会的发展和群众生活水平的提高以及防病意识的提升,炭疽发病率呈逐年下降态势。

本起疫情调查显示,居民炭疽防控意识不强,部分医疗机构报告意识敏感性不强,开展病原学检测时间滞后。病例发病后到 ZS 医院就诊时发病已达 6 天,在基层机构耽搁时间较长。病例有死亡畜类接触史,县医院未及时明确诊断和治疗。

建议:①提高医务人员炭疽疾病认识的敏感性,严格落实《全国炭疽监测方案》,做好炭疽监测以及病例排查、诊断和救治工作。②加强医疗机构预检分管理,对就诊的有可疑症状病例要详细询问畜类接触史和暴露史,开展炭疽抗原快速检测。③同时做好炭疽防控的大众宣教工作,提高公众自我防护意识。

📖 参考文献

[1] 王平,周伟忠,陈庆荣,等.甘肃省甘南州两起炭疽疫情调查[J].疾病预防控制通报,2021,36(3):21-23.
[2] 李天全,李洪民,李玉娜,等.一起皮肤炭疽疫情的现场调查与处置[J].河南预防医学杂志,2020,31(12):934-936+939.
[3] 中华人民共和国国家卫生与计划生育委员会.全国炭疽监测方案(试行)[S].2005.
[4] 中华人民共和国国家卫生与计划生育委员会.炭疽病诊断治疗与处置方案[S].2005.

(王晓颖、张俊婕)

案例 25 参考答案

问题 1: 此时,ZS 医院需要采取哪些措施? 依据是什么?

【参考答案】 医院的医务人员发现符合炭疽病例定义的病例后,立即组织院内专家组会诊,并协助区疾控中心工作人员开展流行病学调查,在做好病例救治的同时,填写炭疽病例个案报告卡,以"临床诊断病例"类型在 24 小时内进行网络直报。并向区卫健委建议组织区级专家组会诊。

《炭疽诊断标准》(WS 283-2008)、《炭疽病诊断治疗与处置方案(2005 年版)》和《全国炭疽监测方案(2015 年版)》。

问题 2: 何为皮肤炭疽病例? 包括病原体、传播途径、临床表现等是否掌握?

【参考答案】 炭疽是由炭疽芽胞杆菌引起的一种人兽共患的急性传染病,是《中华人民共和国传染防治法》法定的乙类传染病。其中,肺炭疽按照甲类传染病管理。本病的主要传染源为牛、羊、马等食草动物,动物感染后呈现起病急、死亡率高的特点。人群多因接触病死畜被感染,多引发皮肤炭疽,感染者主要表现为皮肤坏死、溃疡、焦痂和周围组织广泛水肿及毒血症等。此外还有肺炭疽、败血型炭疽、炭疽脑膜炎等类型。

问题 3: 应采集病例哪些类型标本开展检测?

【参考答案】 当医务人员怀疑病例感染炭疽芽胞杆菌时,应尽量采集病例抗菌治疗前的相关临床样本,包括病例的血液标本;皮肤炭疽病例的皮损边缘的棉拭子标本,皮肤出血点标本;肺炭疽病例的痰液或呼吸道分泌物标本;肠炭疽病例的粪便标本;炭疽性脑膜炎病例的脑脊液标本等。

问题 4: 实验室应该开展哪些项目检测?

【参考答案】 区疾控中心实验室收到标本后 24 小时内,立即对标本开展炭疽芽胞杆菌 PCR 检测和涂片镜检,PCR 推荐检测质粒上的保护性抗原基因(pag)、夹膜形成基因(cya)和染色体上的炭疽杆菌特异性基因(ropB)。

市疾控中心收到标本后,对送检的标本重新涂片镜检和 PCR 检测,及时进行细菌的分离培养。

问题 5:此时 ZS 医院应做好哪些工作?

【参考答案】 隔离治疗病例,医院感染预防与控制、医务人员防护,配合疾控部门现场调查,提供相关检查、治疗信息等,病例转走后开展病房终末消毒。

问题 6:针对此次现场调查,应事先做好哪些准备?

【参考答案】 炭疽病例调查一览表、接触者调查一览表、个案调查表、牲畜基本情况一览表、动物疫情调查表。病例标本采样登记表、环境中标本采样登记表等相关表格。

《炭疽诊断标准》(WS 283-2008)、《炭疽病诊断治疗与处置方案(2005 年版)》和《全国炭疽监测方案(2015 年版)》等各类防控技术资料。

采样及标本转运工具;个人防护用品;消杀药品;照相机、车辆及通信工具等。

问题 7:本次调查应该主要了解哪些内容?

【参考答案】 调查内容主要包括:人感染皮肤炭疽病例基本情况、发病经过和就诊情况、临床表现、实验室检查、诊断和转归情况、病例家庭及家居环境情况、畜类接触及个人暴露史、可疑暴露者和密切接触者情况等。

问题 8:简述人感染皮肤炭疽疫情处置中三级个人防护的适用范围和防护要求。

【参考答案】 各级医务人员、疾病预防控制机构及其他有关人员在医院或疫点、疫区进行炭疽防治工作时,应遵循以下防护原则。

(1)一级防护

1)适用范围:①对人感染炭疽疑似病例或确诊病例的密切接触者进行医学观察和流行病学调查的人员。②门诊的医务人员。

2)防护要求:①穿工作服(白大衣)、隔离衣(非防护服),戴工作帽和外科口罩(每 4 小时更换 1 次或感潮湿时更换,有污染时随时更换)。②每次实施防治处理后,应立即进行手清洗和消毒。

(2)二级防护

1)适用范围:①适用于进入隔离留观室、隔离病房或隔离病区的医务人员,接触从病例身上采集的标本、处理其分泌物、排泄物、使用过的物品和死亡病例尸体的工作人员,转运病例的医务人员和司机。②对人感染炭疽疑似病例或确诊病例进行流行病学调查的人员。③在疫源地进行终末消毒的人员。

2)防护要求:①穿工作服、戴工作帽、外罩一层隔离衣或医用防护服和医用防护口罩,穿戴手套、鞋套。采集病例标本或处理其分泌物、排泄物加戴护目镜。②注意呼吸道及黏膜防护。③每次实施防治处理后应立即进行手清洗和消毒,方法同一级防护。

(3)三级防护(仅肺炭疽时使用)

1)适用范围:适用于护理肺炭疽病例的医护人员、近距离对肺炭疽病例采集标本的医护人员。

2)防护要求:除按二级防护要求外(只能使用医用防护服),应当加戴面罩,或将口罩、护目镜换为全面型呼吸防护器(符合 N95 或 FFP2 级及以上级别的滤料)。

问题 9:了解病例发病和就诊经过的目的是什么?调查方式有哪些?

【参考答案】 目的:了解人感染皮肤炭疽疾病的自然史;排查、判定和追踪密切接触者;根据发病与就诊经过确定调查的时间与范围。

调查方式:通过查阅病历及检验记录,询问病例本人及(或)家属,询问诊治医生或其他了解情况的人等。

问题 10:对于病例的可疑暴露情况,应注重调查哪些内容?

【参考答案】 (1)发病前 14 天内与畜类接触及防护情况:饲养、贩卖、屠宰、捕杀、加工、处理畜类,直接接触畜类及其排泄物、分泌物等,尤其是与病死畜的上述接触情况及防护情况。

（2）发病前 14 天内与疑似或确诊的炭疽病例接触情况：接触时间、方式、频率、地点、接触时采取防护措施情况等。

（3）若病例无上述两项接触史时，重点调查其发病前 14 天内的活动情况，以了解其可能的环境暴露情况，如是否到过炭疽疫区或曾出现病、死畜的地区旅行，是否到过农贸市场及动物养殖场所等。

问题 11：对密切接触者应如何管理？

【参考答案】 对密切接触者，由社区卫生服务中心组织进行追踪、医学观察，医学观察期限为自最后一次暴露或与病例发生无有效防护的接触后 14 天。

一旦密切接触者出现炭疽感染症状，则立即转送至医疗机构就诊，并采集其血液标本，送疾控中心实验室进行检测。

问题 12：针对本次疫情，你认为应该对哪些标本进行采集？

【参考答案】 （1）人的标本：除病例外，还应该采集密切接触者（包括医护人员和病例家属）、可疑暴露者的血液样本。

（2）畜类标本：某村畜类的皮毛、粪便等。

（3）环境标本：某村患家牛、羊圈的环境标本，同村牛、羊圈的环境标本，包括土壤、污水、围栏、脱毛机等。

问题 13：调查报告分哪几种类型？初步调查报告有哪些要求？

【参考答案】 初次报告、进程报告、阶段报告、结案报告等。初步调查报告要求快速、简明，内容上主要阐明："发生了什么？""目前情况如何？""已采取的措施及下一步安排"等。

问题 14：根据目前调查结果，你能得出什么结论？

【参考答案】 综合病例的临床表现、流行病学调查以及实验室检测结果，该病例为人感染皮肤炭疽确诊病例。该病例的感染来源可能为家养牛群，但最终确定仍需进一步的流行病学调查以及根据牛群畜类的检测结果综合判断。

问题 15：为什么要针对上述 2 个地方开展深入调查？

【参考答案】 根据初步调查结果，病例的可能感染来源为牛群接触感染：一个是家中死牛；另一个村中牛群数量较多。因此，为进一步了解病例的感染来源，需对上述 2 个地方开展深入调查。

问题 16：开展类似病例筛查的目的是什么？

【参考答案】 尽可能早地发现病例，做到早发现、早诊断、早报告、早隔离、早治疗，为有效治疗病例、防止疫情扩散赢得时间。

问题 17：根据深入调查结果，可以得出哪些结论？

【参考答案】 病例发病前 14 天有死畜的直接暴露史，有牛圈环境暴露史，该村中牛圈土壤环境、死畜处理工具均查出炭疽芽胞杆菌阳性；从流行病学角度可以判断病例的感染来源为死畜的可能性较大，但仍需实验室进一步确证。

问题 18：针对人感染皮肤炭疽病例所在地，如何开展强化监测？

【参考答案】 在发生人感染皮肤炭疽确诊病例的县（区）内，应当在病例确诊后开展为期 2 周的强化监测。

二级及以上医疗机构对符合炭疽感染病例定义的门急诊病例以及住院病例，应当及时采集血液标本、皮损渗出液标本，询问暴露史，并开展相关检测工作。

各医疗机构每周汇总并上报因发热、皮损就诊病例总数，采样人数，本医院检测人数，送疾控中心检测人数，阳性数及阳性结果等。

问题 19：结案条件是什么？

【参考答案】 病例体温正常，因炭疽引起的临床症状消失；末例病例最长潜伏期后无新发病例；污染的环境土壤消毒后隔日检查连续 3 次不能检出炭疽芽胞杆菌。

第 4 章

新发传染病

一起输入性 SARS 疫情的调查与处置

通过本案例的学习,学员应能够:

☐ 掌握 SARS 病例的临床症状、体征和流行病学特点。

☐ 掌握 SARS 疫情现场流行病学调查内容及方法。

☐ 熟悉 SARS 疫情采样、检测及处置方法。

☐ 熟悉 SARS 疫情的防控方法。

培训时长 4 学时

培训方法 讲解、讨论、实际操作

第一部分 背景

2003 年 4 月 29 日 12 时,A 区疾病预防控制中心(以下简称"疾控中心")接到 RM 医院电话报告"A 区 RM 医院收治一例 SARS(severe acute respiratory syndromes)疑似待排病例"。病例秦某,男性,66 岁,4 月 28 日入院时发热 38.3℃,伴畏寒、轻咳,少量白色痰,实验室检查:白细胞 $8.0 \times 10^9/L$,CT 检查示:右下肺炎。当日医院给予抗菌、退热、输液等对症治疗后回家,29 日病例体温升高至 39.4℃,再次至医院复诊,医院诊断"SARS 疑似待排"并转入隔离病房。病例病情进展迅速,持续恶化。由于病例初诊时隐瞒了疫区外来史,复诊时经接诊医生再三询问下才承认从北方疫区来 A 区。

❓ 问题

❶ 此时,A 区 RM 医院需要采取哪些措施? 依据是什么?

A 区卫生局接到报告后,立即组织区级临床专家组进行会诊,并组织区疾控中心开展流行病学调查和标本采样工作。经区临床专家组会诊讨论,专家组一致认为,病例有来自北方 SARS 疫区外来史,临床症状、实验室检查结果符合"SARS 疑似病例"诊断标准,诊断为 "SARS 疑似病例",并将病例转入市 CRB 医院隔离治疗。

5月2日,A区疾控中心实验室检测该病例标本为 SARS 核酸阳性,遂将该病例标本送到市疾控中心实验室进行复测。5月3日,市疾控中心再次采集并检测该病例标本,结果为 SARS 病毒核酸阳性(RT‐PCR)。5月4日下午,病例秦某被确诊为临床 SARS 病例。同时市疾控中心派出市级调查组赶赴现场开展现场调查处置。

第二部分 现场调查

5月1日,区级调查组对当前收集到的资料进行整理分析后,撰写了初步调查报告,发送给市卫生局及市疾控中心,进行书面报告。

5月4日,市级调查组到达现场,在听取 A 区卫生部门的情况汇报后,赶赴病例所在的市 CRB 医院重症监护室开展现场调查与采样等工作。

一、初步调查结果

(一) 发病和就诊情况调查结果

病例秦某,男,家住市区。梳理发病和就诊经过如图 26‐1 所示。

病例于 2003 年 4 月 24 日同其妻子及子女共 4 人驾车从北方出发,当晚途经他省某地并住宿。下午出现畏寒症状,晚上 8 时许出现发热症状,自测体温为 39.0℃,服用退烧药(具体不详)后出汗退烧。

4 月 25 日上午继续驾车经 HQP 公路西岑道口进入 S 市,居住于 A 区其 4 年前自购某小区商品房。当天下午病例自感发热症状,自测体温 38.1℃,未就医,自服抗生素、退烧药等

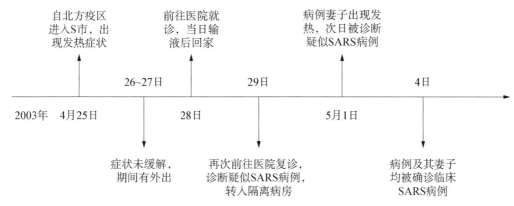

图 26-1 A 区 SARS 病例发病和就诊经过

药物。

4 月 26 日~27 日,病例发热未退,未去医疗机构就诊,期间有外出。

4 月 28 日下午,病例病情未见好转,并伴有畏寒、咳嗽咳痰等症状,遂前往市 RM 医院发热门诊就诊,体温 38.3℃,实验室检查白细胞 $8.0 \times 10^9/L$,CT 检查示:右下肺炎,并给予抗菌、退热、输液等对症治疗。当晚 21 时 30 分病例输液结束自行离院回家。

4 月 29 日凌晨,病例自测体温升高至 39.4℃,出现咳痰症状,上午再次前往医院复诊,在医务人员的追问下,承认从北方疫区来沪。医院诊断"SARS 疑似待排"将其转入医院隔离病房,当天下午经区专家组会诊讨论后,病例被诊断为"疑似 SARS",转入市 CRB 医院隔离治疗。

5 月 1 日,病例妻子沈某出现高热、咳嗽等症状,5 月 2 日被诊断疑似 SARS 病例,转入市 CRB 医院隔离治疗。

5 月 4 日,病例秦某及其妻子沈某均被确诊为临床 SARS 病例。

? 问题

⑩ 了解病例发病和就诊经过的目的是什么?调查方式有哪些?

(二) 可疑暴露情况调查

1. **公共场所暴露情况** 病例秦某,男。2003 年正值 SARS 疫情发生时,其同妻子沈某及子女共 4 人驾车从北方疫区出发,出发前几天有过公共场所(商场、街道)的活动史,未戴口罩。

2. **野生动物暴露情况** 病例从事的职业与动物无接触,发病前否认野生动物接触史及动物饲养史。

3. **类似病例接触情况** 病例否认类似病例的接触史。

? 问题

⑪ 对于病例的可疑暴露情况,应注重调查哪些内容?

(三) 密切接触者排查情况

经过流调人员走访多处核实查证,最终确定 4 月 26 日至 27 日,病例活动范围涉及 7 个区 25 个街道(镇)以及 11 个公共场所,其中包含医院 2 家,商场、商店 4 家,单位 2 处,社区 1 处,公共道口 1 处,其他 1 处。根据病例行动轨迹和流调信息,由公共卫生专业技术人员快速精准判定密切接触者及间接接触者,4 月 30 日至 5 月 4 日共排查出密切接触者 53 人,间接接触者 145 人,合计 198 人。

(1) 密切接触者判断依据为:对与病例同住、同餐、同工作、同娱乐等长时间近距离接触且未做好有效防护的人员判定为密接。

(2) 间接接触者判定依据为:对与密切接触者同住、同餐、同工作、同娱乐等长时间近距离接触且未做好有效防护的人员判定为间接接触者。

4 月 30 日至 5 月 1 日,根据流行病学调查初步排查出密切接触者 22 人(后续转为病例 1 人),间接接触者 26 人。

5 月 3 日,A、B、C 商场和 E、F 单位调查,根据病例提供的时间查找监控,共排查出密切接触者 11 人,间接接触者 90 人。

5 月 3 日,病例社区调查,共排查出密切接触者 10 人,间接接触者 9 人。

5 月 4 日,D1、D2、D3 大卖场调查共排查出密切接触者 10 人,间接接触者 20 人。

> **❓ 问题**
>
> ⑫ 对密切接触者应如何管理?

(四) 标本采集情况

5 月 1 日,共采集各类标本 40 份,其中人员标本 20 份,环境标本 20 份,涉及病例住所、医院、商店、单位的环境样本以及相应人员样本,送往 A 区疾控中心微生物实验室进行检测。

由于病例隔离初期隐瞒实情,不配合疫情调查,经过多次思想教育和开导后,病例才提供在本市期间的 31 名密切接触者信息。因此在第一次采样 5 天后进行了第二次采样,共采集各类标本 72 份,其中人员标本 42 份,环境标本 30 份,涉及单位、商店、公共场所的环境样本及相应人员样本。

> **❓ 问题**
>
> ⑬ 针对本次疫情,你认为应该对哪些标本进行采集?
> ⑭ 根据目前调查结果,你能得出什么结论?

二、深入调查结果

由于秦某初次流行病学调查时极力否认与他人有接触,导致流调人员无法获得真实可靠的信息。又由于病例为外地来 A 区人员,对 A 区的环境并不熟悉及记忆偏差等缘故,所提供的活动地点部分比较模糊,时间不准确,因此流调人员及时赶赴病例居住社区核实病例所提供的信息。调查发现病例在 26 至 27 日曾去过小区居委会、镇有线电视管理机构等地,其中病例于 4 月 27 日(而非病例提供的日期 26 日)曾去大卖场购买家用电器,出售相同名称家用电器的大卖场本地共有 3 家,流调人员先后对 3 家电器大卖场开展调查,通过查阅原始发票的方式,最后在某商场查到病例于 27 日购买家用电器的原始发票,最终确定病例的活动场所。

(一) 病例家庭调查情况

病家位于某小区楼房最西侧 X 层,房间面积约 100 m²,两室一厅,家中未饲养宠物,房间通风良好。

(二) A、B、C 商场及 E、F 单位调查情况

调查组对病例 26～27 日去过的 A、B、C 3 家商场及两家单位 E、F 进行了走访。3 家商场及两家单位分别坐落于市区的 5 个区,且病例曾停留过 3 个商场中的数个家用电器商店。调查组当场分别对 3 家商场和两家单位进行了封锁,并进行了消毒和调查工作。

(三) D1、D2、D3 大卖场调查情况

据病例口述,其于 26 日中午去大卖场 D 购买家用电器。由于病例无法提供发票并无法提供卖场确切位置,同样名称的大卖场 D 在 A 区共有 3 家(D1、D2、D3),调查组增派人手,对 3 家大卖场分别进行了调查,查阅卖场数千张原始发票,最终在 D1 卖场查到了病例 4 月 27 日购买家用电器的原始票据。调查组当场对此卖场进行了封锁,并进行了消毒和调查工作。

(四) 病例社区调查情况

由于在对病例调查时,病例极力否认与他人有接触。调查组及时赶赴病例所居住社区验证,结果证实病例 26 日～27 日去过小区居委会、镇有线电视管理机构,调查组随后到达两地并分别进行了封锁消毒和调查工作。

❓ **问题**

⑮ 为什么要针对上述 4 个地方开展深入调查?

⑯ 根据深入调查结果,可以获得哪些启发?

(五) 病例搜索

联合调查组对 A 区 CRB 医院、RM 医院的发热门诊、ICU、呼吸内科门诊进行了现场走访,了解近期发热门诊流感样病例发病数,ICU、呼吸内科重症肺炎、肺炎发病情况;同时调查询问检验科、影像科胸部病变且有发热病例数,搜索可能的病例。

搜索结果显示上述单位近期未发现类似病例就诊,发热病例无明显上升,未发现重症肺炎病例。

(六) 实验室检测

调查组两次共采集各类样品 115 份,其中病例、密切接触者及间接接触者样本计 65 份,环境样品样 50 份。在已检测的 115 份样品中,1 份密切接触者标本(病例妻子)SARS - CoV 核酸检测阳性,1 份病家标本 SARS - CoV 核酸检测阳性,其余均为阴性结果。具体情况见表 26 - 1。

表 26 - 1 标本采样检测结果

标本类型	标本来源	采样检测(件)	SARS - CoV 阳性(件)	阳性率(%)
人标本	病例	2	2	100.0
	密切接触者	53	1	1.9
	间接接触者	10	0	0.0
	小计	65	3	4.6
环境标本	A 区 A、B、C 商场	10	0	0.0
	A 区 D1 商场	8	0	0.0
	A 区 E、F 单位及其他	12	0	0.0
	病例社区	10	0	0.0
	病家	10	1	10.0
	小计	50	1	2.0

第三部分　防控措施

一、疫情性质与风险研判

本起疫情判断为外省输入 SARS 病例,病例的感染来源可基本判断为北方疫区。

SARS 病例为城镇居民,感染来源可能为在人群密集的公共场所暴露、未戴口罩。公共场所人员复杂,人流量较大,风险较高,建议做好外来人员出入的管控。

二、防控措施

(一) 区级

疫情发生后,A 区卫生局高度重视此次疫情,科学有序应对,迅速落实各项防控措施:

(1) 成立领导小组和工作组,明确职责分工,及时按照规定程序进行信息报告和网络直报。

(2) 加强国境检疫及各省市人员出入管理,尤其对于火车站、长途汽车站、机场及客运码头中来自发生过相关病例的地区的旅客及有发热、干咳、呼吸短促、呼吸困难等症状的旅客需重点关注加强检疫,发现情况立即与当地卫生部门联系。

(3) 在定点医院集中最强的技术力量,全力做好病例救治,同时医务人员严格按标准做好个人防护,加强院感防控工作。

(4) 完善流行病学调查,追溯传染源,追踪、管理所有密切接触者和其他可疑的暴露者。

(5) 强化流行病调查人员在传染病防控方面的法律培训,同时加强对大众的法律意识宣传。

(6) 全面禁止对野生动物的捕杀、交易和消费,减少人类与 SARS 动物疫源接触的机会。

(7) 加强应急物资储备,备足相关药品和器械;加强监督检查,要求各级医疗机构严格落实预检分诊制度;加强健康教育,普及防控知识;做好风险沟通,避免造成恐慌。

5月6日,A区人民政府进一步下发《A区人民政府关于加强传染性非典型肺炎防控工作的通告》,强调全市卫生系统的传染病防控工作。

(二) 市级

疫情发生后,A区卫生部门立刻通知上报市级部门,市政府和卫生部门高度重视,采取了一系列有效的防控措施,具体如下:

(1) 市政府高度重视,疫情发生前已成立了应急指挥机构,统筹负责全市 SARS 防控工作。召开紧急工作会议,部署相关防控工作。

(2) 市卫生局及疾控中心第一时间派出疫情处理小组到达病例14天前所去过的相关场所,开展疫情处理和现场消杀工作。

(3) 调查登记与病例接触人员,确定密切接触者,实施医学观察。

(4) 根据病例的活动情况,积极配合专业人员采集密切接触者、间接接触者及外环境标本。

(5) 加强舆情引导,通过媒体大力宣传 SARS"可防、可控、可治",避免引起公众不必要的恐慌。并通过报刊、广播电视、网络等媒体,告知公众积极配合专业人员调查是公众的义务和责任,另外禁止非法捕杀、交易野生动物,做好大众的法律意识宣教工作。如果近期出现发热、干咳、胸闷等呼吸系统症状,要尽早到正规医疗机构就诊。

? 问题

⓱ 针对 SARS 疫区所在地,应进行哪些预防控制措施?

第四部分　结语

传染性非典型肺炎又称严重急性呼吸综合征(SARS),是由 SARS 冠状病毒(SARS-CoV)引起的人类疾病。该病毒聚合酶的克隆序列为冠状病毒聚合酶基因的部分编码序列,与第2群冠状病毒序列相似性最高,被认为应列为第2群的一个亚群,称为 b2 亚群。在此序列基础上构建的分子进化分析结果表明,此病毒与已有冠状病毒差异较大,是比较独立的一个分支。常见的相关疫情防控方案及技术标准包括《全国不明原因肺炎病例监测、排查和管理方案》《传染性非典型肺炎防治管理办法》《传染性非典型肺炎(SARS)诊疗方案(2004版)》《上海市人民政府关于进一步加强传染性非典型肺炎防治工作的通告》等。

本起疫情调查显示,少数病例对于传染病的防控意识敏感性不强,由于害怕隔离,担心亲戚朋友因他而被"牵连",不配合流行病学调查工作,在这种情况下,病例提供的流行病学线索往往不太可信,再加之有些病例提供的信息不准确,例如去过的场所、时间等信息由于记忆不准确等原因导致信息不足甚至有误,需要医务人员及流行病学调查人员耐心开导,做好病例的思想工作,多次沟通询问,帮助病例回忆线索,并及时通过病例身边亲友、所去场所等多方验证,最终确定病例的流行病学轨迹,保证信息的准确无误。

建议加强流行病学调查能力与传染病相关法律宣传:①提高医务人员不明原因肺炎和

不明原因疾病认知的敏感性,严格落实《全国不明原因肺炎病例监测、排查和管理方案》,做好流感样病例、不明原因肺炎监测以及病例排查、诊断和救治工作。②提高流行病学调查人员的调查技巧和追踪能力,采用"树枝状"原理调查和掌握病例的所有密切接触者,在调查中准确摸清每一个病例传播链,对疫情控制起重要作用。尤其在病例不配合的情况下,应加强医务人员及调查人员对于相应法律的培训和了解,有助于做好病例的思想工作,帮助病例了解自己应承担的义务和责任。③做好预防 SARS 及其他呼吸道传染病的关键信息的大众宣教工作,提高公众自我防护意识,同时对大众加强《传染病防治法》《突发公共卫生事件应急条例》等法律中关于隐瞒病情或提供虚假信息造成传染病传播流行的处罚规定的宣传,提高大众的法律责任意识。

📖 参考文献

[1] 袁政安.新发及再发传染病预防与控制[M].第 1 版.上海:复旦大学出版社,2018.
[2] 申惠国,姚经建,谈逸云,等.上海市闵行区 2 例 SARS 病例流行病调查体会[J].上海预防医学杂志,2003,15(10):490-491.
[3] 卫生部.传染性非典型肺炎(SARS)诊疗方案(2004 版)[S].2004.
[4] 易波,曹明华.SARS 流行病学及预防控制研究进展[J].海峡预防医学杂志,2008,14(1):30-32.
[5] 卫生部.传染性非典型肺炎防治管理办法[S].2003.

(陈龙、徐智寅)

案例 26 参考答案

问题 1: 此时,A 区 RM 医院需要采取哪些措施? 依据是什么?

【参考答案】 A 区 RM 医院的医务人员发现符合监测病例定义的病例后,进行院内专家组会诊,在做好病例救治的同时,应询问病例的流行病学史,填写不明原因肺炎病例个案报告卡,以"临床诊断病例"类型在 24 小时内进行网络直报。向市卫生行政部门建议组织市级专家组会诊,并及时报告当地疾病预防控制机构。

依据《全国不明原因肺炎病例监测、排查和管理方案》(2013 年修订版)、《传染性非典型肺炎防治管理办法》《传染性非典型肺炎(SARS)诊疗方案(2004 版)》。

问题 2: SARS 病例具有哪些临床表现?

【参考答案】 SARS 临床分期包括早期、进展期和恢复期。

(1) 早期 一般为病初的 1~7 天。起病急,以发热为首发症状,体温一般高于 38℃,半数以上的病例伴有头痛、关节肌肉酸痛、乏力等症状,部分病例可有干咳、胸痛、腹泻等症状,但少有呼吸道卡他症状,肺部体征多不明显,部分病例可闻及少许湿啰音。95% 以上病例在病程 7 天内出现肺部影像改变。

(2) 进展期 多发生在病程的 8~14 天,个别病程可更长。在此期,发热及感染症状持续存在,肺部病变进行性加重,表现为胸闷、气促、呼吸困难,尤其在活动后明显。X 线胸片检查肺部阴影发展迅速,且常为多叶病变。少数病例出现成人呼吸窘迫综合征。

(3) 恢复期 体温逐渐下降,症状缓解,肺部病变开始吸收,多数病例经 2 周左右恢复可达出院标准,少数重症病例可能在相当长的时间内遗留限制性通气功能障碍和肺弥散功能下降。

问题 3: 应采集病例哪些类型标本开展检测?

【参考答案】 当医务人员怀疑病例感染 SARS 病毒时,应及时采集病例的相关临床样本,包括病例的鼻咽拭子、下呼吸道标本(如气管分泌物、气管吸取物)和血清标本等。应尽量采集病例发病早期(抗病毒治疗前)的呼吸道标本(尤其是下呼吸道标本)和发病 7 天内急性期血清以及间隔 2～4 周的恢复期血清。为保证标本检测质量,采集的每份标本分为 3 管备用。

标本采集、包装、运送等应当严格按照《可感染人类的高致病性病原微生物菌(毒)种或样本运输管理规定》(原卫生部令第 45 号)等生物安全相关规定执行。

问题 4:实验室检测判定 SARS 的方法有哪些?

【参考答案】 (1) SARS-CoV 核酸(RNA)检测:应用逆转录聚合酶链反应方法检测 SARS-CoV 的 RNA,RT-PCR 检测阳性结果应使用原始标本进行重复试验或在第 2 个实验室检测同一标本。

1) 任何一种标本经任何一间具备 RT-PCR 检测和生物安全资质的实验室检测阳性。

2) 至少需要两种不同部位的临床标本检测阳性(如血液和鼻咽分泌物或粪便)。

3) 连续收集 2 天或以上的同一种临床标本送检,检测阳性(如 2 份或多份鼻咽分泌物)。

4) 在每一个特定检测中对原始临床标本使用两种不同的方法,或从原始标本重新提取 RNA,RT-PCR 检测阳性。

(2) SARS-CoV 特异性抗原 N 蛋白检测:以酶联免疫吸附试验检测血清或血浆中 SARS-CoV 核衣壳(N)蛋白抗原阳性,重复一次试验,结果仍为阳性。

(3) SARS-CoV 特异性抗体检测:急性期血清标本是指发病后 7 天内采集的标本,应尽可能早采集;恢复期血清标本是指发病后 3～4 周采集的标本。WHO 推荐以 ELISA 和间接免疫荧光法作为血清 SARS-CoV 抗体检测方法,SARS-CoV 抗体中和试验作为 SARS 血清学诊断的特异方法。

1) 病例的任何一份血清抗体检测阳性。

2) 平行检测急性期和恢复期血清,抗体阳转。

3) 平行检测急性期和恢复期血清,抗体滴度升高≥4 倍。

问题 5:SARS 的临床诊断应与哪些呼吸系统症状相鉴别?

【参考答案】 SARS-CoV 引起的呼吸系统症状并非其特有,应与其他引起呼吸系统症状的病原体相鉴别,如禽流感病毒、流感病毒(甲型、乙型)、副流感病毒(1、2、3 型)、腺病毒、呼吸道合胞病毒、肺炎衣原体、军团菌等,感染人体后也可产生类似的症状。目前,SARS 在实验室早期诊断方面还缺乏稳定有效的特异性指标,因此实验室检测中增加排除实验对鉴别诊断有一定协助作用。

问题 6:此时 RM 医院和市 CRB 医院应分别做好哪些工作?

【参考答案】 RM 医院:订正网络报告,病房终末消毒,提供相关检、治疗信息等。

市 CRB 医院:隔离治疗病例,医院感染预防与控制、医务人员防护,配合疾控部门现场调查等。

问题 7:针对此次现场调查,应事先做好哪些准备?

【参考答案】 (1) 人员准备:通知流行病学调查队伍、消毒队伍、实验室检测人员、健康教育人员等。

(2) 物资准备:整理核对应急处置包,检查流行病学个案调查表、技术资料、个人防护用品、常用采样器械、消毒药械、笔记本电脑和车辆等。

(3) 组织准备:根据已有信息,需要确定配合调查的乡镇、政府机构、所在社区卫生服务中心防保科工作人员等。

(4) 知识储备:查阅此次疾病相关资料,了解流行概况,重点查询本市历史疫情数据。

问题 8:本次调查应该主要了解哪些内容?

【参考答案】 调查内容主要包括:SARS 病例基本情况、发病经过和就诊情况、临床表现、实验室检查、诊断和转归情况、病例家庭及家居环境情况、野生动物接触及个人暴露史、可疑暴露者和密切接触者情况等。

问题9：简述SARS疫情处置中二级、三级个人防护的适用范围和防护要求。

【参考答案】 各级医务人员、疾病预防控制机构及其他有关人员在医院或疫点、疫区进行SARS防治工作时，应遵循以下防护原则。

（1）二级防护

1）适用范围：①进入隔离留观室、隔离病房或隔离病区的医务人员，呼吸道发热门（急）诊的医务人员，接触从病例身上采集的标本、处理其分泌物、排泄物、使用过的物品和死亡病例尸体的工作人员，转运病例的医务人员和司机。②对人感染H7N9禽流感疑似病例或确诊病例进行医学观察和流行病学调查的人员。③在疫源地进行终末消毒的人员。

2）防护要求：①穿工作服、戴工作帽，外罩一层隔离衣或医用防护服和医用防护口罩，穿戴手套、鞋套，采集病例标本或处理其分泌物、排泄物加戴护目镜。②注意呼吸道及黏膜防护。③每次实施防治处理后应立即进行手清洗和消毒，方法同一级防护。

（2）三级防护

1）适用范围：对SARS疑似病例或确诊病例实施近距离治疗操作例如气管内插管、雾化治疗、诱发痰液的检查、支气管镜、呼吸道痰液抽吸、气管切口的护理、胸腔物理治疗、鼻咽部抽吸、面罩正压通气（如BiPAP和CPAP）、高频振荡通气、复苏操作、死后肺组织活检等的医务人员。

2）防护要求：除按二级防护要求外（只能使用医用防护服），应当加戴面罩，或将口罩、护目镜换为全面型呼吸防护器（符合N95或FFP2级及以上级别的滤料）。

问题10：了解病例发病和就诊经过的目的是什么？调查方式有哪些？

【参考答案】 目的：了解SARS疾病的自然史；排查、判定和追踪密切接触者；根据发病与就诊经过确定调查的时间与范围。

调查方式：通过查阅病历及检验记录，询问病例本人及（或）家属，询问诊治医生或其他了解情况的人等。

问题11：对于病例的可疑暴露情况，应注重调查哪些内容？

【参考答案】 （1）发病前14天内与野生动物接触及防护情况：饲养、贩卖、屠宰、捕杀、加工、处理野生动物等。

（2）发病前14天内与疑似或确诊的SARS病例接触情况：接触时间、方式、频率、地点、接触时采取防护措施情况等。

（3）发病前14天内有无接触其他不明原因的严重急性呼吸道感染病例的情况。

（4）若病例无上述3项接触史时，重点调查其发病前14天内的活动情况，以了解其可能的环境暴露情况，如是否到过SARS疫区或曾出现野生动物的地区旅行，是否到过动物养殖场所等。

问题12：对密切接触者应如何管理？

【参考答案】 对密切接触者，由县级卫生计生行政部门组织进行追踪、医学观察，医学观察期限为自最后一次暴露或与病例发生无有效防护的接触后14天。每日2次监测症状，一旦密切接触者出现发热（腋下体温≥38℃）及咳嗽等急性呼吸道感染症状，则立即转送至医疗机构就诊，并采集其鼻咽拭子，送当地流感监测网络实验室进行检测。

问题13：针对本次疫情，你认为应该对哪些标本进行采集？

【参考答案】 （1）人的标本：除病例外，还应该采集密切接触者（包括医护人员和病例家属）、间接接触者（病例去商场购物时的营业员等等）的鼻咽拭子标本。

（2）环境标本：A区病家、病家社区中病例去过的居委会等场所，A、B、C商场和D1卖场病例停留的商店，E、F单位及病例去过的公共场所等。

问题14：根据目前调查结果，你能得出什么结论？

【参考答案】 综合病例的临床表现、流行病学调查结果，该病例为外省输入性SARS疑似病例。

该病例的感染来源可能为北方疫区的某公共场所,但最终确定仍需进一步的流行病学调查以及实验室 SARS 核酸检测结果综合判断。

问题 15： 为什么要针对上述 4 个地方开展深入调查?

【参考答案】 根据 SARS 病例传染期的研究情况,病例发病后的两周传染期最常见,因此,为了排查、判定和追踪密切接触者,需要深入查找感染来源,明确病例所有污染范围,排查密切接触者,尽可能早地发现传染源和二代病例,做到早发现、早诊断、早报告、早隔离、早治疗,为防止疫情扩散赢得时间。

问题 16： 根据深入调查结果,可以获得哪些启发?

【参考答案】 在进行深入流行病学调查时,须及时查明病例的基本信息,对其密切接触者进行追踪,分析传播的可能性和范围。在实际 SARS 个案调查中,有些病例由于害怕隔离,担心亲戚、朋友和他接触而被"牵连",不配合流调工作,或者提供的信息不完善、不准确,因此需要流调人员对 SARS 病例的流调工作必须具有高度的责任心,通过多方走访、核实,才能最终确定病例的真实流行病学资料。另外应加强一线流调人员的业务培训,尤其在流行病学调查方法和技巧上培训,使每位流调人员充分认识提高现场流行病学调查质量,通过掌握流行病学调查技术并及时运用于实践,才能不断提高疫情调查和处理水平。

问题 17： 针对 SARS 疫区所在地,应进行哪些预防控制措施?

【参考答案】 (1)国境检疫:加强出入境口岸、火车站、长途汽车站、机场及客运码头的出入境检疫,对旅客有发热(≥38℃),伴有干咳、呼吸困难等符合 SARS 病例症状的人,或与 SARS 临床诊断病例有过密切接触或来自有 SARS 疫情疫区的旅客,应加强检疫,必要时就地诊治隔离。

(2)疫情报告及监测预警:责任报告单位和责任报告人在发现 SARS 病例后,应在 2 小时内将传染病报告卡通过网络报告。根据《全国不明原因肺炎病例监测、排查和管理方案》,相应医疗机构及疾病预防控制机构应做好流感样病例、不明原因肺炎监测以及病例排查、诊断和救治工作。

(3)传染源控制:由于 SARS 的传染源除病例外,也可能有野生动物。因此,全面禁止对野生动物的捕杀、交易和消费,减少人类与 SARS 动物疫源地接触的机会,SARS 病例应严格隔离在负压病房进行治疗,医护人员严格按标准做好个人防护,病例的污染物和周围环境应进行严格的消毒,对于 SARS 病例的密切接触者,根据情况采取不同的隔离方法进行医学观察。

(4)消毒控制:①疫源地消毒:疫点或疫区的处理应遵循"早、准、严、实"的原则,措施要早,针对性要准,措施要严格,落到实处。对疫区的处理要在一点处理原则的基础上,突出疫情监测工作的重要性,加强流动人口的管理,防止疫情的传入、传出。②做好个人防护:医护人员在工作中必须养成良好个人卫生习惯、规范操作,另外对有 SARS 疫情的地区,呼吁群众外出时,尤其是出入人群聚集的公共场所要养成戴口罩的好习惯。

一起新型布尼亚病毒感染疫情的调查与处置

·学习目的·

通过本案例的学习,学员应能够:

☐ 了解新发和输入传染病的防控。

☐ 熟悉新发和输入传染病现场调查的重点内容。

☐ 熟悉描述性流行病学在新发和输入传染病现场调查中的应用。

培训时长 4学时

培训方法 讲解、讨论

第一部分 背景

2016年6月13日,A区疾病预防控制中心(以下简称"疾控中心")接到S市某医院电话报告"该院于2016年6月11日17:00起先后共收治3例来自J省SZ市同一家庭的聚集性病例,这些病例都有发热、病毒性肺炎或呼吸道感染症状,目前均隔离治疗"。为进一步查明可能的感染来源和传播途径等,并有效控制疫情蔓延,区疾控中心立即奔赴医院开展现场流行病学调查与处置。

❓ 问题

❶ 新发传染病的特点有哪些?

❷ 作为公共卫生人员,当接到报告时,你需要进一步了解哪些信息?

病例情况:病例1:女,47岁,公司职员,2016年6月4日发病。首发症状:发热,最高体温39.9℃,有咳嗽、咽痛、乏力。胸部CT:左肺部斑片状阴影,双侧少量胸腔积液,纵隔增大增宽。血氧饱和度97%,空腹血糖9.85 mmol/L,尿常规隐血25 + cell/u(↑)。

病例2:病例1的哥哥,男,53岁,农民,2016年6月8日发病。首发症状:发热,最高体温38.5℃,伴有乏力和上下肢肌肉酸痛。X线:肺纹理增粗,胸部CT:左肺部有2结节状阴影,右侧少量胸腔积液,纵隔增大增宽。血氧饱和度95%,血气:PCO_2 4.20 kpa(↓),TCO_2 22.3 mmol/L(↓),空腹血糖:19.2 mmol/L,大便常规隐血试验阳性。

病例 3:病例 2 的女儿,女,30 岁,营业员,2016 年 6 月 1 日发病。首发症状:低热,最高体温 37.8℃,咳嗽。胸部 CT 未见异常。

6 月 12 日 12 时,院内专家会诊 2 名病例为"病毒性肺炎(不排除禽流感)",1 名病例为"病毒性上呼吸道感染(不排除禽流感)"。

第二部分　发病情况调查

> ❓ **问题**
>
> ❸ 如何发现新发传染病?

病例 1:病例于 6 月 4 日自觉不适,6 月 5 日出现发热,最高体温 39.9 度,有咳嗽、咽痛、乏力,无痰。6 月 5 日在 SZ 市某医院就诊,予以替卡西林克拉维酸钾、左氧氟沙星抗感染治疗;6 月 6 日症状无好转,至 SZ 市医院就诊,因无床位,6 月 7 日至 SZ 市某医院住院。查血常规:白细胞 2.29×10^9/L(↓),淋巴细胞 0.39×10^9/L(↓),单核细胞 0.03×10^9/L(↓),中性粒细胞百分比 80.9%(↑),淋巴细胞百分比 16.9%(↓),单核细胞百分比 1.4%(↓),血小板 97×10^9/L(↓)。尿常规:尿隐血 25 + cell/uL(↑),微量白蛋白 80 mg/L(↑);生化全套提示:总蛋白 61.5 g/L(↓),前白蛋白 126 mg/L(↓),葡萄糖 9.85 mmol/L(↑)。予以替卡西林克拉维酸钾、左氧氟沙星、热毒宁、磷酸奥斯他韦(可威)等抗病毒、抗感染、降糖等对症支持治疗。经治疗,病例持续高热症状改善,咳嗽症状未见明显好转,6 月 11 日复查血常规:白细胞 2.42×10^9/L(↓),淋巴细胞 0.63×10^9/L(↓),单核细胞 0.02×10^9/L(↓),单核细胞百分比 0.8%(↓),血小板 68×10^9/L(↓)。血糖仍控制不佳。院内查结核分枝杆菌、EB 病毒、柯萨奇病毒、EV71、肺炎衣原体、肺炎支原体、合胞病毒、腺病毒、流感病毒、副流感病毒,结果均为阴性。在病例及家属要求下,6 月 11 日病例由 SZ 市名某医院转院至 S 市某医院,由 SZ 市当地"120"运送。

6 月 11 日 18:00,病例和病例 2(哥哥)一起由 SZ 市"120"送至 S 市医院就诊,体检:肺部呼吸音粗,血氧饱和度 97%,肺部 CT 显示:左肺部斑片状阴影,双侧少量胸腔积液,纵隔增大增宽。血常规:白细胞 6.8×10^9/L,血小板 81×10^9/L,谷丙转氨酶 68.5 U/L,咽拭子甲流快速检测阴性。予以邦达(派拉西林/他唑巴坦)、甲强龙、潘立苏、欣坤畅、喜炎平治疗。病例 6 月 11 日起未出现发热,咳嗽和肌肉酸痛症状均缓解。

病例 2:病例于 6 月 8 日上午出现发热(体温 38.5 度)伴有乏力和双下肢肌肉酸痛,无其他不适,自服布洛芬胶囊退热药。6 月 9 日 12 时因发热持续不退前往 SZ 市名某医院就诊,医院给予热毒宁、奥司他韦、左氧氟沙星、阿莫西林克拉维酸钾等抗感染、抗病毒及降糖治疗。医院考虑其发热持续不退,将其收治入院,院内采用单间病房隔离措施。6 月 10～11 日血常规:白细胞 1.78×10^9/L(↓),中性粒细胞 1.43×10^9/L(↓),淋巴细胞 0.28×10^9/L(↓),单核细胞 0.06×10^9/L↓,红细胞 4.10×10^{12}/L(↓),血小板 56×10^9/L(↓);生化全套:总蛋白 59.4 g/L(↓),白蛋白 38.2 g/L(↓),前白蛋白 163 mg/L(↓),乳酸脱氢酶

240 IU/L(↑),空腹葡萄糖 12.84 mmol/L(↑),钠 128.1 mmol/L(↓),氯 96.2 mmol/L(↓);降钙素原检测 0.56 ng/mL(↑),呼吸道Ⅰ型和Ⅱ型检测均为阴性;胸部 X 线:肺纹理增强;肺炎支原体、肺炎衣原体、合胞病毒、腺病毒、流感病毒、副流感病毒、结核、EB 病毒、Cox A16、EV71 均为阴性。出院诊断为发热待查(病毒性感染?)。

6 月 11 日病例病情无好转,主动要求出院,自行联系当地"120",和病例 1 一起于当日 17 时转院至 S 市医院发热门诊,医院给予哌拉西林、甲强龙、潘立苏、丙氨酸谷氨酰胺、喜炎平治疗,初步诊断:病毒性肺炎、2 型糖尿病,目前在发热门诊隔离治疗。门诊体检:呼吸尚平稳,肺部呼吸音粗,血氧饱和度 95%。肺部 CT:左肺部有 2 结节状阴影,右侧少量胸腔积液,纵隔增大增宽。咽拭子甲流快速检测为阴性。6 月 11 日血常规:白细胞 3.0×10^9/L(↓),单核细胞 0.06×10^9/L(↓),血小板 53×10^9/L(↓);血气分析:PCO_2 4.20 kpa(↓),TCO_2 22.3 mmol/L(↓),免疫:肌钙蛋白 T 定量 0.019 ng/Ml,血生化:血糖浓度 11.3 mmol/L(↑),钠 132.0 mmol/L(↓),血凝:标准化比值:1.00(↓),APTT 46.8 秒。6 月 13 日血常规:白细胞 2.3×10^9/L(↓),中性粒细胞 1.63×10^9/L(↓),嗜酸性粒细胞 0,淋巴细胞 0.30×10^9/L(↓),单核细胞 0.04×10^9/L(↓),血小板 28×10^9/L(↓)。目前病例仍发热,下肢酸痛,未见明显好转。

病例 3:病例于 6 月 1 日自我感觉低热、咳嗽症状,自行到药店购买感冒药(药名不详)服用,症状未完全好转,6 月 10 日到 SZ 市某医院就诊诊断为流感,服用药物(具体药名不详),病例口述血常规尿常规均正常(未获得化验单结果),症状消退。6 月 11 日下午 17 时左右,病例 3 和丈夫及 2 名姑父自驾车到 S 市探望病例 1 和病例 2,6 月 11 日晚上 11 点左右,病例 3 再次出现低热 37.8℃,于 6 月 12 日 8 时左右到 S 市医院就诊,体检:一般情况好,呼吸平稳,肺部无湿啰音,肺部 CT 显示正常。血常规:白细胞 7.9×10^9/L,中性粒细胞 70.9%,血小板 346×10^9/L,咽拭子甲流快速检测为阴性。诊断为发热待查,给予达菲、克之、泰诺等药物对症治疗,截至 6 月 13 日 14 时,该病例体温恢复正常,无咳嗽等不适症状。目前该病例在 S 市某医院发热门诊进行隔离治疗。

表 27 - 1　3 个病例的血象比较

病例	血常规
病例 1	白细胞 2.29×10^9/L,血小板 97×10^9/L
病例 2	白细胞 1.78×10^9/L,血小板 56×10^9/L
病例 3	白细胞 7.9×10^9/L,血小板 346×10^9/L

第三部分　流行病学调查

❓ 问题

❹ 该起聚集性疫情的流行病学调查有哪些要点?

一、病例居住地及周边环境

病例 1：居住小区共 2 栋高层楼房（16 层和 18 层），小区内有绿化，有无人饲养鸡、鸭、鸽子等禽类，小区内可听到鸟叫声，但未见过明显鸟粪。病例与丈夫同住，有 1 个儿子在外地读大学，近一个月未曾返回过家中。病例和家人不喜欢食用禽类，近期未购买过活禽，也未食用过禽制品，菜市场买菜也未见过活禽。

病例 2：病例居住自建房屋，为两层楼房，同住人还有病例妻子吴某，家中条件尚可，无禽类养殖。据了解当地为城郊接合部，农村城镇化基本完成，当地居民也无饲养禽类的习惯，仅在屋后 200 m 有一户住户在家中养鸡，但病例发病前十天从未有过禽类接触。当地无禽类养殖场，菜场和马路边均无活禽交易。病例平日不去任何菜场/超市等场所购买禽类和禽类制品，也未接触野禽或家养鸽子、鸟等动物。

病例 3：病例居住在 SZ 市某区商品房，同住人还有病例丈夫、儿子、婆婆和公公。病例日常在商场化妆品柜台上班，从未去过菜市场及活禽市场。病例居住 8 楼，卫生条件良好，家中有纱窗，无饲养宠物、家禽和飞禽，室内未见蚊虫。现住地周边道路上无马路菜场，无流动活禽摊位。周边未有活禽养殖活动和活禽或禽类制品销售摊位。病例平日不去任何菜场/超市等场所购买禽类和禽类制品，也无接触野禽或家养鸽子、鸟等动物。

3 例病例及其家庭居住在不同住宅区，无生活上的密切接触，无共同的禽类暴露史。

> ❓ 问题
>
> ❺ 病例之间有无共同暴露？

二、可疑病例接触史

病例 1：5 月 21 日，病例至居住在 SZ 市某农村的母亲家中探望母亲（72 岁），发现其母亲当天出现发热 39℃，遂带其至镇医院就诊，血常规：白细胞 $3.83×10^9$/L，随机血糖 18.3 mmol/L，医院予以泰诺、对乙酰氨基酚、感冒颗粒口服，病例未见好转。5 月 23 日，病例母亲出现全身乏力症状，病例遂带其去社区服务中心就诊并住院，入院白细胞 $2.38×10^9$/L，血小板 $88×10^9$/L，院内体检提示肝功能异常、低钠、低氯、尿蛋白增多，予以降糖、护胃、纠正电解质紊乱、头孢美唑抗感染，病例仍有发热、恶心、呕吐加重。5 月 25 日，病例出现牙龈出血症状，伴腹痛腹泻，5～6 次/天，遂转至 S 市医院急诊就诊，查血常规：白细胞 $1.83×10^9$/L，血小板 $32×10^9$/L，谷草转氨酶 805.4 U/L，谷丙转氨酶 220.0 U/L，尿常规：尿隐血 2＋，尿蛋白至 3＋，红细胞 21 个/μL；血凝常规：凝血酶原时间 13.7 秒，APTT64.1 秒，空腹血糖 1.65 g/L，胸部 CT 提示两肺炎症，两侧少量胸腔积液伴两下肺膨胀不全。为进一步治疗，S 市医院将其收治入院。医院给予抗感染、化痰、护胃、输血制品、升白细胞血小板、对症支持等治疗。但病例母亲住院期间出现血红蛋白持续下降，5 月 27 日 18 时开始频繁抽搐，医院采取急救措施后仍病情危重，5 月 28 日病例母亲死亡。

病例 1 在其母发病后，一直照顾其母亲，5 月 25 日母亲收住当地某医院，5 月 27 日病例 1 和病例 2 共同探望母亲，发现母亲口腔出血，浸湿肩部衣物床单，鼻腔和耳孔中也可见少量暗红色出血。当时考虑为医院插管损伤所致。病例全身多处可见直径 3cm 瘀斑,小腹部至阴部位置为大块瘀斑。病例 1 和病例 2 为母亲擦拭身体血液后,再由病例 1 和其嫂子对母亲身体进行擦拭和换服装。

经调查,病例母亲和父亲 2 人共同居住于一套老式平房中,所居住地区为山区,但家庭内环境比较整洁干净,极少有蚊虫出现,但有烧柴摆放。当地见过老鼠,老夫妻二人经常上山种植各种蔬菜,未从事其他职业,家属均未听说过蜱虫。

病例 2:母亲生病后,病例 2 探视次数不多。但 5 月 27 日和病例 1 共同至 S 市某医院探视,见到其母出血较多,并为其擦拭血液。5 月 28 日母亲去世后,病例 2 也为其擦拭身体和换衣服。两次擦拭均未采取任何防护措施。

病例 3:回农村老家(病例 1、2 的母亲家)参加奶奶葬礼,未直接参与尸体护理。但病例 3 见奶奶尸体口腔中有少量血液流出,曾用手纸进行擦拭并丢弃,期间未采取防护措施,但也未直接接触到血液。5 月 28 日至 6 月 11 日,病例 3 每天往返于现住址和老家。病例 3 于 6 月 5 日晚上陪护病例 1(病例姑姑)到 SZ 市某医院就诊,6 月 9 日下午陪病例 2(病例爸爸)到 SZ 市名某医院就诊并住院治疗,住院期间,病例曾照顾病例 1 和病例 2(病例 1 和病例 2 住在不同病房)。6 月 11 日,病例 3 乘坐私家车至 S 市探望病例 1 和病例 2。

三、初步流行病学调查结果

病例 1 和 2 的母亲(病例 3 的奶奶)5 月 28 日去世,经流行病学调查,去世老人居住在 SZ 市丘陵地带,周围有灌木,经常上山种菜,发病后有高热,白细胞、血小板进行性下降,有低钠血症,肝肾功能损伤,腹泻呕吐症状,并伴有牙龈出血症状,病例 1 和 2 都照顾过病例母亲。

❓ 问题

⑥ 是否能排除禽流感?

⑦ 推测该疾病的潜伏期大概有多长?

四、标本采集与实验室检测

6 月 13 日 14 时,医院采集 3 名病例血液、咽拭子各 2 份标本,14 时 45 分送区疾控中心实验室。区疾控中心 15 时送平行标本至市疾控中心,开展人感染禽流感系列检测。18 时区疾控中心实验室报告:3 名病例甲型流感通用引物、H1 亚型、H3 亚型、H7 亚型、N9 亚型 RT－PCR 核酸检测均为阴性。

6 月 13 日 22 时 30 分,市疾控中心实验室报告:3 名病例甲型流感通用引物、各种人感染禽流感亚型 RT－PCR 核酸检测均为阴性;中东呼吸综合征冠状病毒核酸检测均为阴性。

6 月 14 日 10 时 48 分,市疾控中心实验室检测结果:呼吸道 22 重病原体(流感、副流感、呼吸道合胞病毒、冠状病毒、鼻病毒、人偏肺病毒、肺炎支原体、肺炎衣原体、博卡病毒等)核酸检测均为阴性。16 时 30 分,市疾控中心实验室检测结果:病例 1 和 2 均为新型布尼亚病毒荧光定量 RT－PCR 核酸检测阳性,病例 3 新型布尼亚病毒荧光定量 RT－PCR 核酸检测阴性。

> **❓ 问题**
>
> ⑧ 新型布尼亚病毒的传染源、传播途径、传播媒介和宿主,易感人群是什么?
> ⑨ 新型布尼亚病毒的流行病学特征是什么?
> ⑩ 请问在之前流行病学调查的基础上,还需要补充调查哪些信息? 是否需要调查病例 1 和病例 2 母亲生前的接触和暴露情况?

五、补充流行病学调查

病例 1 和 2 去世母亲的流行病学调查:经流行病学调查,去世老人居住在 SZ 市丘陵地带,周围有灌木,经常上山种菜,发病后有高热,白细胞、血小板进行性下降,低钠血症,肝肾功能损伤、腹泻呕吐症状,并伴有出血和肺炎症状。

共同暴露者和密切接触者调查:病例的其他亲属,包括病例 1 的丈夫,病例 2 的妻子,病例 3 的丈夫、儿子、公公和婆婆,病例 1 和 2 的父亲,目前均无异常。病例 2 的妻子,即病例 1 的嫂子,也曾直接参与病例 1 和 2 死亡母亲尸体护理,目前无异常症状。参加葬礼的其他人员亦无人报告可疑症状。接诊过 3 名病例的医院医护人员均有防护,未报告可疑症状。

六、市级会诊结果

根据实验室结果和流行病学调查,判定病例 1 和 2 为新型布尼亚病毒感染。

第四部分　SZ 市当地的调查

> **❓ 问题**
>
> ⑪ SZ 市当地需要进行哪些相关调查? 对于未出现症状,但是直接与老人尸体有接触的其他人员,是否需要检测病原体?

一、SZ 市疫源地及媒介调查结果

病例 1 和 2 的去世母亲居住在 SZ 市农村的丘陵地带,周围有灌木,经常上山种菜。

媒介调查结果:使用布旗法共捕获游离蜱 19 只;于山坡、村庄附近和农户室内共布放鼠笼 360 个,共捕鼠 8 只,其中褐家鼠 2 只、黄胸鼠 5 只、安氏鼠 1 只,捕鼠率:2.22%;鼠体表有蜱虫寄生。狗体表染蜱率为 30%(3/10),染蜱指数达 0.4。村中及附近没有大型家畜饲养单位。

二、SZ 市当地的密接调查情况

通过病例搜索,在 32 名密切接触者中发现 3 名不同程度发热的疑似及可能病例,其中 1

例急性期血清布尼亚病毒 IgG 阳性。

第五部分　疫情控制

？问题

⑫ 在当前情况下,如何采取疫情防控措施?

⑬ 为何有如此高的病死率?

一、疫情性质与风险研判

(一) 疫情分析

病例有家庭聚集性,且家中近期有老人去世。经流行病学调查,去世老人居住在山区,经常上山种菜,发病后有高热,白细胞、血小板进行性下降,低钠血症,肝肾功能损伤、腹泻呕吐症状,有出血和肺炎表现,考虑本次聚集性病例由新型布尼亚病毒等其他病原体引起的可能性。结合实验室检测结果:病例 1 和病例 2 标本新型布尼亚病毒核酸检测阳性,病例 3 新型布尼亚病毒核酸检测阴性。

本次疫情是新型布尼亚病毒感染引起的发热伴血小板减少综合征(severe fever with thrombocytopenia syndrome,SFTS)家庭聚集性疫情,感染来源可能是病例 1、2 的去世母亲。病例 1、2 均可能为其母亲的二代病例。

(二) 风险研判

根据本起疫情的调查结果,A 区疾控中心及时采取了病例隔离治疗、密切接触者采样送检和医学观察、随访、终末消毒、健康宣教等综合性防控措施。疫情出现首发病例以来,后续未再发现病例,疫情得到有效控制,未有其他相关病例出现,综合分析判断本起疫情的严重性为中,后续发生的可能性为低,综合判定风险等级为中风险。

二、疫情控制措施

疫情发生后,S 市、区疾控中心反应迅速,及时派出了专家组赶赴现场,指导疫情调查和处置,支援消杀药品和预防用药品。S 市和区卫生部门高度重视,及时启动了应急预案,开展了各项防控工作。主要防控措施如下:

(一) 疫情报告和监测预警

参照乙类传染病的报告,24 小时内通过国家疾病监测信息报告管理系统进行网络直报。疑似病例的报告疾病类应选择"其他传染病"中的"发热伴血小板减少综合征";对于实验室确诊病例,应当在"发伴血小板减少综合征"条目下的"人感染新型布尼亚病毒病"进行报告或订正报告。按照《突发公共卫生事件相关信息报告管理工作规范(试行)》要求的相应规定进行报告。除病例和事件报告外,有病例发生的地区应开展蜱虫等媒介生物和可疑动物宿主的监测工作,根据监测结果,开展预警和风险评估工作。

（二）传染源控制

A 区疾控中心调查人员与 S 市某医院院内医务人员沟通，要加强院内感染控制和消毒隔离工作；要求对病例使用过的物品、器械严格消毒处置；对病例血性污染物的处置要求做到合理防护、及时清理、彻底消毒。

对病例家属开展健康教育工作，嘱其做好个人健康监测；加强病例血性污染物、分泌物及排泄物处置的健康宣教，做好家属个人防护和污物处置的健康教育。

（三）媒介消除

在疫情发生的疫源地，当地居民应当注意家居环境中游离蜱和饲养家畜身上附着蜱的清理和杀灭工作。

第六部分　结语

发热伴血小板减少综合征是一种由布尼亚病毒科的新型布尼亚病毒感染引起，经蜱虫传播的自然疫源性疾病，在发现之初其病死率达到 10% 以上。2006 年以来，我国中部农村地区陆续报告了以发热、血小板和白细胞减少伴有胃肠道症状为主要临床表现的感染性病例，部分重症病例因多器官衰竭而死亡。2010 年 5 月，中国疾控中心通过序列非依赖核酸扩增技术结合电子显微镜形态学分析从湖北、河南等省送检的疑似该类疾病血标本中分离到一种隶属于布尼亚病毒科白蛉病属的新型布尼亚病毒，命名为发热伴血小板减少综合征病毒（severe fever with thrombocytopenia syndrome virus，SFTSV）。另有研究者称该病为淮阳山出血热（Huaiyangshan hemorrhagic fever）、发热伴血小板和白细胞减少综合征（fever thrombocytopenia and leukopenia syndrome，FTLS）。目前尚无针对该病的有效疫苗及预防药物，主要预防措施是加强个人防护，避免被蜱虫叮咬。

参考文献

［1］袁政安，吴寰宇，潘浩，等.新发及再发传染病预防与控制［M］.上海：复旦大学出版社，2018.
［2］宋干.新中国流行性出血热研究主要成就［J］.中华流行病学杂志，2000，21（5）：378 - 382.
［3］张云.我国肾综合征出血热的流行病学现状、问题与展望［J］.中国媒介生物学及控制杂志，2002，13（2）：85 - 88.
［4］吴光华，姜志宽，丁凌云，等.有关宿主动物几个问题的探讨［J］.中华卫生杀虫药械，2005，11（2）：77 - 80.

（胡海霞、周洲）

案例 27　参考答案

问题 1：新发传染病的特点有哪些？

【参考答案】　（1）发生的不确定性，不知何时、何地发生何种传染病。

（2）来势凶、传播快、范围广和传播途径多。

（3）人群没有免疫力，没有有效的预防、诊断和治疗措施。

（4）政府决策人员得不到专业人员明确意见，无法及时决策。

(5) 公众得不到有效的宣传和教育,产生恐慌心理。

(6) 病死率一般都很高,埃博拉可高达 50%～90%,尼帕病毒可高达 40%～75%。

(7) 相当部分是动物源性传染病。

问题2：作为公共卫生人员,当接到报告时,你需要进一步了解哪些信息?

【参考答案】 (1) 病例具体的临床表现是什么,是否有重症病例。

(2) 医疗、疾控、监督等机构都做了哪些检测,初步结果如何。

(3) 当地卫生行政部门、疾控机构对本起事件的风险研判结果如何。

(4) 当地已经采取了哪些具体的防控措施。

(5) 事发地疾控机构卫生应急物资(消毒、采样、检测等)储备是否充足,是否需要协助。

(6) 该事件是否已向当地政府部门报告。

问题3：如何发现新发传染病?

【参考答案】 (1) 临床:临床医生及疾病监测系统发现疾病发生的异常现象及病因不明原因疾病,如莱姆病、军团病和艾滋病等。

(2) 流行病:现场流行病学研究与实验室研究相结合是发现、确定新发传染病病原体及阐明其流行病学规律的关键。

(3) 实验室:传统微生物学技术与现代分子生物学方法相结合是发现新病原体的有效手段。

问题4：该起聚集性疫情的流行病学调查有哪些要点?

【参考答案】 (1) 基本信息。

(2) 临床症状和体征。

(3) 发病就诊过程。

(4) 在沪活动情况。

(5) 类似病例接触史。

(6) 动物接触史。

(7) 外出外来史。

问题5：病例之间有无共同暴露?

【参考答案】 互相不居住在一起,不存在密切接触;都没有禽类的共同暴露。

问题6：是否能排除禽流感?

【参考答案】 根据流行病学调查和实验室检测的结果,此次疫情可以排除禽流感可能。

问题7：推测该疾病的潜伏期大概有多长?

【参考答案】 此次发生的疾病的潜伏期应该是 1～2 周。

问题8：新型布尼亚病毒的传染源、传播途径、传播媒介和宿主,易感人群是什么?

【参考答案】 (1) 发热伴血小板减少综合征急性期病例携带 SFTSV 的动物(牛、羊、犬、鼠形动物等)以及携带发热伴血小板减少综合征的媒介(长角血蜱等)均可以作为传染源。

(2) 传播途径为媒介传播。近年来,流行病学调查显示,发热伴血小板减少综合征病例存在明显的蜱叮咬史,在流行区已证实蜱带病毒与病例分离的 SFTSV 高度同源,且蜱的季节消长地理分布与发热伴血小板减少综合征流行高峰流行地区存在一定联系。对于野外劳作的农民,暴露机会大,被蜱虫叮咬可能性大,部分临床病例蜱叮咬史不明确,可能为蜱虫叮咬时其唾液腺分泌的抗凝物质和局部麻醉剂使受害者不易察觉所致。而关于其他节肢动物的传播作用,目前研究较少,需进一步确定。

接触发热伴血小板减少综合征病例血液或体液能够引起有限的人与人传播。由于发热伴血小板减少综合征病例急性期血液和血性分泌物中能检出大量 SFTSV,直接接触病例血液或血性分泌物可能是造成人传人的重要原因。

(3) 传播媒介及宿主。作为一种新发现的白蛉病毒,研究者普遍认为 SFTSV 是一种节肢动物传播病毒,并可由不同种类的媒介传播。目前发现发热伴血小板减少综合征可存在于蜱、牛虻、螨等节肢动物体内,而蜱被认为是最主要的传播媒介。

(4) 易感人群:人群对 SFTSV 普遍易感。

问题 9:新型布尼亚病毒的流行病学特征是什么?

【参考答案】 (1) 地区分布:目前,世界上有发热伴血小板减少综合征病例报告的国家有中国、日本、韩国,美国也出现类似 SFTSV 的腹地病毒(Heartland virus,HRTV)感染病例。发热伴血小板减少综合征主要为散发,具有明显的地区聚集性。2013~2016 年我国 23 个省份共报告发热伴血小板减少综合征 7419 例,主要集中于河南、山东、湖北、安徽、辽宁、浙江和江苏 7 个省份,尤其是海拔较低、植被丰富且气候湿润的河南、湖北和安徽交界处以及山东和辽宁的山区和丘陵地带的农村地区。2013 年 1 月日本首次通报发热伴血小板减少综合征病例,但发热伴血小板减少综合征在日本最早可追溯于 2005 年,截至 2015 年 7 月共报告 139 例,死亡 39 例(28.0%),在北海道地区等发现发热伴血小板减少综合征病例。韩国于 2012 年末确诊国内首发发热伴血小板减少综合征病例,截至 2013 年韩国共报告 36 例发热伴血小板减少综合征确诊病例,86%病例居住在相对温暖湿润的南方地区。

(2) 季节分布:发热伴血小板减少综合征全年均可发病,但具有明显的季节性。3~11 月为该病流行期,5~7 月为流行高峰,12 月至次年 2 月为静息期。不同地区流行高峰季节稍有差异,可能与纬度有关,随纬度增加流行季节有后移趋势,如淮阳山地区(河南、湖北和安徽省交界处)流行高峰为 5~7 月,山东省为 6~7 月,辽宁省为 7~8 月。

(3) 人群分布发热伴血小板减少综合征罹患人群具有显著的年龄、性别和职业特征。国内发热伴血小板减少综合征感染病例年龄在 1~88 岁之间,主要集中于 50~74 岁;韩国 80%病例年龄大于 50 岁,日本 50 岁以上年龄段发热伴血小板减少综合征病例约占 96%。全国报告病例的男女性别比为 1:1.15,女性略多于男性。该病发现初期平均病死率达 12%,部分地区甚至高达 30%;2011~2014 年全国 20 个省份临床诊断和实验室诊断病例合计病死率约为 7.7%。死亡病例也以中老年为主,且随年龄增加,病死率呈上升趋势,由 40~44 岁年龄组的 3.7%增至≥80 岁年龄组的 13.5%。全国各地发热伴血小板减少综合征年龄趋势相似,但在病例的性别比例和病死率上存在差异;7 个发病重点省中,除河南和浙江外,山东、湖北、安徽、辽宁和江苏均是男性病例多于女性病例;河南省发热伴血小板减少综合征病死率明显低于全国其他地区。从职业上看,报告病例以生活在乡村山林地区从事农业生产的农民和林业工人为主,这与危险因素暴露机会有关。

问题 10:请问在之前流行病学调查的基础上,还需要补充调查哪些信息? 是否需要调查病例 1 和病例 2 母亲生前的接触和暴露情况?

【参考答案】 (1) 指示病例情况。

(2) 暴露和接触情况。

(3) 密切接触者调查:病例亲属、医护人员。

(4) 调查病例 1 和病例 2 母亲的接触和暴露情况。

问题 11:SZ 市当地需要进行哪些相关调查? 对于未出现症状,但是直接与老人尸体有接触的其他人员,是否需要检测病原体?

【参考答案】 (1) 当地接触者的调查,需要进行病例搜索,排摸密接人员。

(2) 媒介调查(蜱)。

(3) 对于未出现症状,但是直接与老人尸体有接触的其他人员需要病原体检测。

问题 12:在当前情况下,如何采取疫情防控措施?

【参考答案】 (1) 传染源控制:医务工作者需采取必要的防护措施以防发生院内感染,对病例的血液、分泌物排泄及被其污染的环境和物品,可采取高温、高压、含氯消毒剂等方式进行消毒处理。在抢救护理危重病例时,尤其是病例有咯血、呕血等出血现象时,医务人员及陪护人员应加强个人防护,避免与病例血液直接接触。

(2) 媒介消除：应当尽量避免在蜱类主要栖息地如草地、树林等环境中长时间坐卧。如需进入此类区域，注意做好个人防护，穿长袖衣服；扎紧裤腿或把裤腿塞进袜子或鞋子里；穿浅色衣便于查找有无蜱附着；针织衣物表面应当尽量光滑，这样蜱不易黏附；不要穿凉鞋。

有蜱叮咬史或野外活动史者，一旦出现发热等疑似症状或体征，及早就医，并告知医生相关暴露史。对疫区的蜱传疾病保持警惕，即使未发现被蜱叮咬，从疫区旅行回来的人员也应随时观察身体状况。

城市中除大型公园、植被茂盛地区外，一般社区内极少有蜱类生存，无须过分担心。但当携带宠物外出到蜱类生活地区旅行时，除做好个人防护外，离开时需要仔细检查宠物体表是否有蜱类附着。

生活在丘陵、山地、森林等地区居民，应当注意家居环境中游离蜱和饲养家畜身上附着蜱的清理和杀灭工作。

问题 13：为何有如此高的病死率？

【参考答案】 (1) 年龄：本病的发病年龄高，目前尚无循证医学资料证实年龄是危险因素。

(2) 神经系统症状：出现早且进行性加重，病死率高。

(3) 出血倾向：出血症状重，特别是肺出血，病死率高。

(4) 病毒载量：病毒载量高，病毒血症时间长，病死率高。

通过本案例的学习,学员应能够:

☐ 掌握发热伴血小板减少综合征病例的临床症状、体征和流行病学特点。

☐ 掌握发热伴血小板减少综合征疫情现场流行病学调查思路。

☐ 熟悉发热伴血小板减少综合征疫情采样、检测及处置方法。

☐ 熟悉《上海市发热伴血小板减少综合征防控方案(2011 版)》。

培训时长　4 学时

培训方法　讲解、讨论、实际操作

第一部分　背景

2012 年 5 月 25 日 13 时 30 分,S 市 X 区卫生局接到 Z 医院电话报告该院收治 1 例由外省来本市就医的疑似"发热伴三系下降原因待查"病例,病例,女性,40 岁,入院时发热 40℃,生化检查结果显示:白细胞 $1.19 \times 10^9/L$,血小板 $35 \times 10^9/L$,中性粒细胞 $0.7 \times 10^9/L$,淋巴细胞 $0.4 \times 10^9/L$;肾功能示尿素:3.2 mmol/L,肌酐:61 μmol/L,尿酸:145 μmol/L;腹部 B 超示肝胆胰未见占位。病例病情进展迅速,持续恶化。经医生初步询问获知"该病例有蜱虫叮咬史",初步考虑"发热伴血小板减少综合征"可疑。

❓ 问题

❶ 此时,Z 医院需要采取哪些措施? 依据是什么?

X 区卫生局接到报告后,立即组织临床血液科、肾内科、感染科等专家组进行会诊,经专家组会诊讨论后,考虑为"疑似发热伴血小板减少综合征(SFTS)",病毒感染引起的可能性较大,可能感染新型布尼亚病毒。

? 问题

❷ 何为"发热伴三系下降"和"发热伴血小板减少综合征"？

❸ 应采集病例哪些类型标本开展检测？

❹ 实验室应该开展哪些项目检测？

5月25日16时许，Z医院采集病例标本送本市疾病预防控制中心（以下简称"疾控中心"）检测，21时实验室结果为SFTSV核酸阳性。Z医院接到报告后，立即将病例转移到该院感染科重症监护病房。

? 问题

❺ 发热伴血小板减少综合征的基本知识，包括病原体、传播途径、临床表现等是否掌握？

❻ 此时Z医院应做好哪些工作？

第二部分　现场调查

市疾控中心协同区疾控中心组成联合调查组赶赴病例所住的重症监护室开展现场调查与采样等工作。

? 问题

❼ 针对此次现场调查，应事先做好哪些准备？

❽ 本次调查应该主要了解哪些内容？

❾ 简述发热伴血小板减少综合征疫情处置中个人防护的要求。

一、初步调查结果

（一）发病和就诊情况调查结果

病例姚某，女，40岁，农民，家住外省S县农村。梳理发病和就诊经过如图28-1所示。

5月16日，病例无明显诱因下出现发热，高达40℃，伴恶心呕吐，呕吐物为胃内容物，伴全身肌肉关节酸痛，无咳嗽、咳痰，遂至当地一私人诊所就诊，诊断为"劳累过度"，给予输液治疗，无明显好转，体温未下降。

5月19日，病例至当地某医院就诊，血常规检查示：白细胞 0.83×10^9/L，血小板 40×10^9/L，中性粒细胞 0.57×10^9/L，淋巴细胞 0.23×10^9/L；予氨曲南抗感染、利巴韦林抗病毒等对症治疗后病例体温仍无明显下降，症状未改善。5月20日下午，该院疑其为"蜱虫叮咬"，嘱其转上级医院治疗。

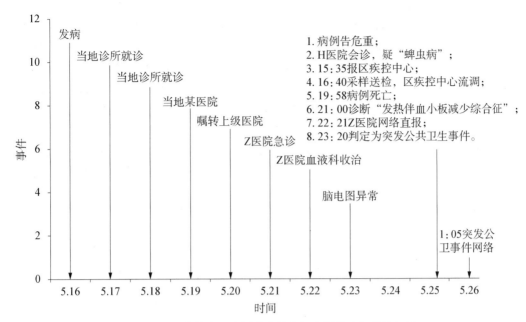

图 28-1　发热伴血小板减少综合征病例发病和就诊经过

5 月 21 日,病例乘坐私家车至本市 Z 医院急诊就诊,述发热、畏寒、全身痛、腹泻 5～6
次/天,便稀。查血常规:白细胞 $1.19×10^9$/L,血小板 $35×10^9$/L,中性粒细胞 $0.7×10^9$/L,
淋巴细胞 $0.4×10^9$/L;尿常规示蛋白＋＋＋;肝功示白蛋白 33 g/L,谷丙转氨酶:72 U/L,谷
草转氨酶:277 U/L,乳酸脱氢酶:1 411 U/L;肾功能示尿素:3.2 mmol/L,肌酐:61 μmol/L,
尿酸:145 μmol/L;右侧巴氏征(＋);腹部 B 超示肝胆胰未见占位。予头孢替安、来立信抗感
染、止吐等对症治疗。追问病史,病例自述既往关节疼痛几年余。

5 月 22 日,Z 医院以"三系下降原因待查、发热原因待查"将病例收入血液科 5 病区＋3
床,予输血小板、头孢曲松及万古霉素抗感染及补充能量等对症治疗。

5 月 23 日,病例出现颈项强直;肺部高分辨 CT 示两肺未见实质性改变,腋窝、颈根部及
纵膈多发稍大淋巴结;脑电图示中度异常。实验室检查:血常规:红细胞计数:$3.34×10^{12}$/
L;血红蛋白:105 g/L;血小板计数:$27×10^9$/L;白细胞计数:$1.20×10^9$/L;中性粒细胞百分
比:63.4%;淋巴细胞百分比:33.3%;单核细胞百分比:1.7%;嗜酸性粒细胞百分比:0.8%;
嗜碱性粒细胞百分比:0.8%;中性粒细胞数:$0.8×10^9$/L;淋巴细胞数:$0.4×10^9$/L;单核细
胞数:$0.02×10^9$/L;嗜酸性粒细胞数:$0.01×10^9$/L;嗜碱性粒细胞:$0.01×10^9$/L;风湿抗
体全套阴性。

5 月 24 日,病例神志淡漠,精神萎靡,呼吸稍促。全身肌肉酸痛,皮肤无出血点及瘀斑,
双肺叩诊清音,未闻及湿啰音。心率 90 次/分,律齐,无杂音。腹软,脐周有轻压痛,其余无
压痛,肝脾未及,肝肾区无叩击痛,肠鸣音 6 次/分。神经系统检查右侧巴氏征(＋),左侧巴
氏征(－),其余无明显阳性体征。

5 月 25 日,病例出现呼吸急促,血压下降至 88/50 mmHg,尿量较前有明显减少。急查
血气分析:pH:7.170;PCO_2:14.00 mmHg;PO_2:110.00 mmHg;HCO_3^-:5.10 mmol/L;
CO_2-CT:5.50;BEecf:－23.4 mmol/L;SBC:8.50;BE-b:－21.1 mmol/L;SO_2c:

97.0%；肝功能示：总胆红素：3.0 μmol/L；结合胆红素：1.6 μmol/L；总蛋白：58 g/L；白蛋白：25 g/L；球蛋白：33 g/L；白球比值：0.7；谷丙转氨酶：254 U/L；谷草转氨酶：2 321 U/L；碱性磷酸酶：606 U/L；γ-谷氨酰转移酶：116 U/L；总胆汁酸：29.7 μmol/L；乳酸脱氢酶：溶血 U/L；前白蛋白：<0.08 g/L；尿素：15.9 mmol/L；肌酐：275 μmol/L。告危重。H 医院感染科会诊后认为：结合病例临床表现，加之其长期务农，所处地区有流行病学基础，考虑蜱虫病可能性大，建议进一步查血清病毒，并对症处理，尽早进行血透治疗。肾内科会诊后认为，考虑病例目前多脏器功能损害，血气分析提示严重酸中毒，应进行血透治疗。19 时 58 分，病例医治无效死亡。21 时市疾控中心实验室检测结果为发热伴血小板减少综合征病毒核酸阳性。区专家组会诊，诊断为发热伴血小板减少综合征，为本区首例病例，判定为突发公共卫生事件。

5 月 26 日 13 时 5 分，区疾控中心进行了突发事件网络直报。

❓ 问题

⑩ 了解病例发病和就诊经过的目的是什么？调查方式有哪些？

（二）可疑暴露情况调查

1. 居住/工作地情况　病例长期居住外省 S 县农村，既往身体健康，职业为农民。住所环境属丘陵地貌，有蜱类出没。病例住处为 3 间一层平房，房屋总面积约 120 m²，饮用引流山泉水。住房外有柴草堆集，离住所 200 m 左右有一水草密集池塘。住处有老鼠活动迹象，无法确定粮食、熟食、饮水是否受鼠污染。发病前 2 周，正处农忙季节，时常下地种棉花、下田种水稻和采茶，期间有鸟类和野鼠等多种当地野生动物接触史，发病前两周内有皮肤破损史。

2. 类似病例接触情况　否认同村有类似病例，否认发病前有类似病例接触史。病例家中养猪，平时由病例饲养。

❓ 问题

⑪ 对于病例的可疑暴露情况，应注重调查哪些内容？

（三）密切接触者排查情况

经流行病学调查，截至 5 月 25 日 18 时，共排查密切接触者 22 人，其中病例家属 6 人，医护人员 16 人。判定依据为：

发病前 2 周病例与其儿子同住，丈夫长期在外务工，病例平常偶与同村村民接触。病例发病在外省就诊期间，由其丈夫照顾。2012 年 5 月 21 日下午，病例乘坐私家车于当晚 18 时 30 分左右至 Z 医院，未在院外停留，直接至该院急诊就诊。随车人员有 3 人，分别为病例丈夫（陈某）、病例外甥（赵某）及外甥朋友一人，外甥及朋友当晚返回外省。病例入院后，日常由病例丈夫、病例哥哥（Z 医院修理部员工）及病例姐姐（李某）轮流在病房照顾。病例在 Z 医院就诊期间，与 11 名医生和 5 名护士有过接触。

> **?** 问题
>
> ⑫ 对密切接触者应如何管理?

(四) 标本采集情况

5 月 25 日 16 时,Z 医院采集病例标本送本市疾控中心检测,21 时实验室结果为新型布尼亚病毒核酸阳性。

> **?** 问题
>
> ⑬ 针对本次疫情,你认为应该对哪些标本进行采集?

5 月 26 日凌晨,调查组对当前收集到的资料进行整理分析后,撰写了初步调查报告,发送给市卫生局,进行书面报告。

> **?** 问题
>
> ⑭ 调查报告分哪几种类型? 初步调查报告有哪些要求?
> ⑮ 根据目前调查结果,你能得出什么结论?

5 月 26 日上午,外省 S 县疾控中心调查组前往病例所在县继续深入调查。

二、深入调查结果

(一) 病例家庭调查情况

病家位于外省 S 县农村,住所环境属丘陵地貌。病例住处为 3 间一层平房,房屋总面积约 120 m²,饮用水引流自山泉水。住房外有柴草堆集和卫生间。离住所 200 m 左右有一水草密集池塘。住处有老鼠活动迹象,现场未见病例购置饲养的两头猪,已被畜牧兽医部门扑杀。病家卫生环境较好,未发现饲养其他禽类和动物。

(二) 病例居住地周围调查情况

病例从事种棉花、水稻和采茶工作,期间有野生动物接触史;有养猪史,离住所 100 m 外有一猪圈,圈内卫生一般。病家方圆 200 m 内可见多家邻居有饲养猪、羊、狗等情况。5 月 27 日当地疾控中心分别对该住户 500 m 范围内的养猪、羊、鸡、狗等住户的场地进行了消毒和清扫工作。

> **?** 问题
>
> ⑯ 为什么要针对上述地方开展深入调查?

(三) 病例搜索

调查组对当地县人民医院的发热门诊、ICU、呼吸内科门诊进行了现场走访,了解近期发热门诊类似病例发病情况;同时调查白细胞下降且有发热的病例数,搜索可能的病例。当地疾控中心在病家居住地所在社区开展病例主动搜索并予以排查,筛查可疑病例。

搜索结果显示上述单位近期未发现类似病例就诊,发热病例无明显上升。

? 问题

⑰ 开展类似病例筛查的目的是什么?

⑱ 根据深入调查结果,可以得出哪些结论?

第三部分　防控措施

一、疫情性质与风险研判

本起疫情可基本判断病例感染来源为蜱虫叮咬。病例居住于农村,住所环境属丘陵地貌,长期从事农业工作。病例发病前 2 周,正处农忙季节,时常下地种棉花、下田种水稻和采茶,发现有蜱类出没。期间有鸟类和野鼠等多种当地野生动物接触史。很多流行病学调查显示,发热伴血小板减少综合征病例存在明显的蜱虫叮咬史,在流行区已证实蜱带病毒与病例分离的 SFTSV 高度同源,且蜱的季节消长、地理分布与发热伴血小板减少综合征流行高峰存在一定联系。对于野外劳作的农民,蜱暴露的机会大,被蜱虫叮咬的可能性大。

作为新发现的一种病毒,研究者普遍认为 SFTSV 是一种节肢动物传播病毒,并可经不同种类的媒介传播。目前发现 SFTSV 可存在于蜱、牛虻、螨等节肢动物体内,而蜱被认为是 SFTSV 最主要的传播媒介。蜱虫活动季节与发热伴血小板减少综合征流行高峰季节相吻合,长角血蜱是 SFTSV 传播的主要媒介。

二、防控措施

(一) X 区

疫情发生后,X 区卫生局高度重视此次疫情,科学有序应对,迅速落实各项防控措施。

(1) 及时按照规定程序进行信息报告和网络直报。

(2) 成立领导小组和工作组,明确职责分工,严格落实 24 小时值班制度。

(3) 医院集中最强的技术力量,全力做好病例救治,同时加强院感防控工作。

(4) 进一步完善流行病学调查,追溯传染源,追踪、管理所有可疑暴露者和密切接触者。

(5) 对该病例就诊过的急诊、医疗用品及相关设施进行一次终末消毒。

(6) 加强陪护家属的宣教工作,做好个人防护。

(7) 加强应急物资储备,备足相关药品和器械;加强监督检查,要求各级医疗机构严格落实预检分诊制度;加强健康教育,普及防控知识;做好风险沟通,避免造成恐慌。

(二) 外省 S 县

疫情发生后,S 县委、县政府和卫生部门高度重视,采取了一系列有效的防控措施,具体如下:

（1）县委、县政府高度重视,5 月 26 日成立了应急指挥机构,县委、县政府主要领导同志任组长,分管领导任副组长,相关单位任成员,统筹负责全县发热伴血小板减少综合征防控工作。

（2）县疾控中心第一时间派出疫情处理小组开展疫情处理和现场消杀工作。

（3）县卫生局下发紧急通知,要求各医疗机构加强发热病例管理,开设发热门诊,实行预检分诊制度,实行发热伴血小板减少综合征疫情"日报零报制"。

（4）调查登记与病例接触人员,确定密切接触者,实施医学观察。

（5）加强舆情引导,避免引起公众不必要的恐慌。做好大众宣教工作,通过报刊、广播电视、网络等媒体,告知居民做好个人防护。

？ 问题

⑲ 针对发热伴血小板减少综合征病例所在地,应开展哪些工作?

⑳ 对于危重病例,最终死亡病例的尸体等怎么处理?

第四部分　结语

发热伴血小板减少综合征俗称"蜱虫病",是由新型布尼亚病毒引起的新发传染病。蜱虫为其传播媒介。该病以发热伴血小板减少为主要症状,大多数病例有恶心、呕吐及食欲不振等消化道症状和乏力等表现,少数重症病例可因多脏器损害而死亡。该病死亡率在 10%~30%,尚无有效的疫苗和治疗方法。除被蜱虫叮咬外,接触病例的血液和体液也可能被感染。

常见的相关疫情防控方案及技术标准包括《发热伴血小板减少综合征防治指南》《发热伴血小板减少综合征调查方案》《卫生部办公厅关于印发〈发热伴血小板减少综合征防治指南（2010 版）〉的通知 卫办应急发〔2010〕163 号》《发热伴血小板减少综合征诊疗方案》《上海市发热伴血小板减少综合征流行病学和现场处置方案》《发热伴血小板减少综合征标本采集、保存、运送技术方案》《发热伴血小板减少综合征宿主媒介调查及控制方案》等。

本起疫情调查显示,部分医疗机构诊疗意识敏感性不强,开展病原学检测时间滞后。病例发病后到县医院就诊时发病已达 4 天,在基层机构耽搁时间较长。病例符合发热伴血小板减少综合征诊断标准,并且有蜱虫叮咬史及暴露史,当地医院也未及时组织专家会诊,未及时对症治疗。

建议加强培训:①提高医务人员对蜱虫病和发热伴血小板减少综合征认识的敏感性,严格落实《发热伴血小板减少综合征防治指南（2010 版）》《发热伴血小板减少综合征诊疗方案》,做好发热伴血小板减少综合征病例排查、诊断和救治工作。②加强医疗机构预检分诊和发热门诊管理,对就诊的发热伴症候群病例要详细询问蜱虫接触史和暴露史,开展相关病毒快速检测。③同时做好预防蜱虫叮咬的大众宣教工作,提高公众自我防护意识。④使社会公众了解发热伴血小板减少综合征的传播途径与预防办法,提高全社会防控意识和能力,倡导个人不断提高自我的防护意识,动物饲养者做好动物清洁和消毒,共同努力构建和谐卫生的社会环境。

 参考文献

［1］袁政安,吴寰宇,潘浩,等.新发及再发传染病预防与控制［M］.上海:复旦大学出版社,2018.

［2］中华人民共和国全国人民代表大会常务委员会.中华人民共和国传染病防治法［EB/OL］.［2020 - 01 - 22］. http://www. npc. gov. cn/npc/C238/202001/099a493d03774811b058fofoece38078. shtml.

［3］上海市卫生局,上海市农业委员会.上海市发热伴血小板减少综合征防控方案(2011 版)［Z］.2011.

［4］上海市卫生局,上海市农业委员会.上海市发热伴血小板减少综合征流行病学和现场处置方案［Z］.2011.

［5］顾时平,吴雪,周斌,等.浙江省一起发热伴血小板减少综合征聚集性疫情调查［J］.中华流行病学杂志,2015,36(4):364 - 367.

［6］中华人民共和国卫生部.发热伴血小板减少综合征防治指南(2010 版)(卫办应急发〔2010〕163 号)［EB/OL］.［2010 - 10 - 09］. http://www. moh. gov. cn.

［7］中华人民共和国卫生部.发热伴血小板减少综合征标本采集、保存、运送技术方案［EB/OL］.［2010 - 10 - 09］. http://www. moh. gov. cn.

［8］中华人民共和国卫生部.发热伴血小板减少综合征宿主媒介调查及控制方案［EB/OL］.［2010 - 10 - 09］. http://www. moh. gov. cn.

［9］中华人民共和国卫生部.发热伴血小板减少综合征诊疗方案［EB/OL］.［2010 - 10 - 09］. http:// www. moh. gov. cn.

［10］中华人民共和国卫生部.发热伴血小板减少综合征调查方案［EB/OL］.［2010 - 10 - 09］. http:// www. moh. gov. cn.

［11］中华人民共和国卫生部.发热伴血小板减少综合征实验室检测方案［EB/OL］.［2010 - 10 - 09］. http://www. moh. gov. cn.

［12］施旭光,孙继民,刘营,等.2015—2019 年浙江省发热伴血小板减少综合征流行特征分析［J］.疾病监测,2021,36(5):431 - 435.

［13］王娟,蔡亮,杨浩,等.一起家庭聚集性发热伴血小板减少综合征疫情的流行病学及病原学分析［J］.疾病监测,2021,36(7):729 - 733.

(段蓉、陈远方)

案例 28　参考答案

问题 1:此时,Z 医院需要采取哪些措施? 依据是什么?

【参考答案】　Z 医院的医务人员发现符合监测病例定义的病例后,进行院内专家组会诊,在做好病例救治的同时,应询问病例的流行病学史,填写发热伴血小板减少综合征传染病报告卡,以"临床诊断病例"类型在 24 小时内进行网络直报。并向区卫生行政部门建议组织区级专家组会诊。

依据《发热伴血小板减少综合征诊疗方案(2010 年版)》(卫办应急发〔2010〕163 号)、《发热伴血小板减少综合征疫情防控方案(2010 版)》《上海市发热伴血小板减少综合征防控工作方案(2011 版)》。

问题 2:何为"发热伴三系下降"和"发热伴血小板减少综合征"?

【参考答案】　发热伴三系减少指的病例红系、粒系以及巨核系,相对应血常规的表现为红细胞、白细胞以及血小板,也就是指病例有不明原因发热伴外周血全血细胞减少。三系减少的疾病常见的为再生障碍性贫血,部分病例需要做造血干细胞移植,另外三系减少还可以见于脾功能亢进、骨髓增生异常综合征、阵发性睡眠性血红蛋白尿、流行性出血热、疟疾、寄生虫感染等。

根据指南中的《发热伴血小板减少综合征诊疗方案》,依据流行病学史(流行季节在丘陵、林区、山地等地工作、生活或旅游等,或发病前 2 周内有被蜱叮咬史)、临床表现(发热,伴乏力、恶心、呕吐等,颈部及腹股沟等浅表淋巴结肿大,少数重症病例可出现多脏器功能衰竭死亡)和实验室检测结果进行病例诊断。

(1) 疑似病例:具有上述流行病学史、发热等临床表现且外周血血小板和白细胞降低者。

(2) 确诊病例:疑似病例具备下列之一者:①病例标本新型布尼亚病毒核酸检测阳性;②病例标本检测新型布尼亚病毒 IgG 抗体阳转或恢复期滴度较急性期 4 倍以上增高者;③病例标本分离到新型布尼亚病毒。

符合上述诊断标准的病例,即为发热伴血小板减少综合征病例(由人粒细胞无形体和其他病原体引起的发热伴血小板减少综合征诊断方法参照国家相关规定)。

问题 3:应采集病例哪些类型标本开展检测?

【参考答案】　当医务人员怀疑发热伴血小板减少综合征时,应及时采集病例的相关临床样本,包括病例急性期和恢复期血清标本,及时送疾控中心开展检测。用无菌真空管,采集病例急性期(发病 2 周内)和恢复期(发病 4 周左右)非抗凝血 5 mL,及时分离血清,分装保存于带螺旋盖、内有垫圈的冻存管内,标记清楚后将血清保存于 -70℃ 冰箱(1 周内可保存在 -20℃ 冰箱),用于病毒特异性核酸、抗原和抗体检测及病原体分离。标本采集、包装、运送等应当严格按照《发热伴血小板减少综合征标本采集、保存、运送技术方案》等生物安全相关规定执行。

问题 4:实验室应该开展哪些项目检测?

【参考答案】　实验室应该开展以下检测项目:

(1) 病原学:①核酸检测:采用 RT-PCR 和 Real-time PCR 病毒核酸诊断方法进行检测和诊断,病例血清中扩增到特异性核酸,可确诊新型布尼亚病毒感染。②病毒分离:用于病毒分离的病例急性期血清标本经处理后,可采用 Vero、Vero E6 等细胞或其他敏感细胞进行,用 Real-time PCR 病毒核酸诊断方法、ELISA、免疫荧光等方法确定。病例血清中分离到病毒可确诊。

(2) 血清学:①血清特异性 IgG 抗体:采用 ELISA、免疫荧光(IFA)抗体测定、中和试验等方法检测,新型布尼亚病毒 IgG 抗体阳转或恢复期滴度较急性期 4 倍以上增高者,可确认为新近感染。②血清特异性总抗体:可采用双抗原夹心 ELISA 法检测,血清病原特异性总抗体阳性表明曾受到病毒感染。

问题 5:发热伴血小板减少综合征的基本知识,包括病原体、传播途径、临床表现等是否掌握?

【参考答案】　(1) 病原学:发热伴血小板减少综合征新发现的病毒属于布尼亚病毒科(Bunyaviridae)白蛉病毒属(Phlebovirus),病毒颗粒呈球形,直径 80~100 nm,外有脂质包膜,表面有棘突。基因组包含 3 个单股负链 RNA 片段(L、M 和 S),L 片段全长为 6368 个核苷酸,包含单一读码框架编码 RNA 依赖的 RNA 聚合酶;M 片段全长为 3378 个核苷酸,含有单一的读码框架,编码 1073 个氨基酸的糖蛋白前体;S 片段是一个双义 RNA,基因组以双向的方式编码病毒核蛋白和非结构蛋白。病毒基因组末端序列高度保守,与白蛉病毒属其他病毒成员相同,可形成锅柄状结构。该病毒与布尼亚病毒科白蛉病毒属的裂谷热病毒(rift valley fever virus)病毒的氨基酸同源性约为 30%。布尼亚病毒科病毒抵抗力弱,不耐酸,易被热、乙醚、去氧胆酸钠和常用消毒剂及紫外线照射等迅速灭活。

(2) 流行病学特点

1) 地理分布。目前已在河南、湖北、山东、安徽、辽宁、江苏等省发现该病病例,病例主要分布在以上省份的山区和丘陵地带的农村,呈高度散发。

2) 发病季节。本病多发于春、夏季,不同地区可能略有差异。

3) 人群分布。人群普遍易感,在丘陵、山地、森林等地区生活、生产的居民和劳动者以及赴该类地区户外活动的旅游者感染风险较高。

4) 传播途径。传播途径尚不确定。目前,已从病例发现地区的蜱中分离到该病毒。部分病例发病前有明确的蜱叮咬史。尚未发现人传人的证据。急性期病例血液可能有传染性。

(3) 临床表现及愈后:潜伏期尚不十分明确,可能为1~2周。急性起病,主要临床表现为发热,体温多在38℃以上,重者持续高热,可达40℃以上,部分病例热程可长达10天以上。伴乏力、明显纳差、恶心、呕吐等,部分病例有头痛、肌肉酸痛、腹泻等。查体常有颈部及腹股沟等浅表淋巴结肿大伴压痛、上腹部压痛及相对缓脉。少数病例病情危重,出现意识障碍、皮肤瘀斑、消化道出血、肺出血等,可因休克、呼吸衰竭、弥漫性血管内凝血(DIC)等多脏器功能衰竭死亡。绝大多数病例预后良好,但既往有基础疾病、老年病例、出现精神神经症状、出血倾向明显、低钠血症等提示病重,预后较差。

问题6: 此时Z医院应做好哪些工作?

【参考答案】 (1) 隔离治疗病例,医院感染预防与控制、医务人员防护,配合疾控部门现场调查,提供相关检查、治疗信息等。

(2) 配合有关部门进一步做好实验室标本的采集工作。

(3) 网络报告:Z医院发现符合病例定义的疑似或确诊病例时,参照乙类传染病的报告要求于24小时内通过国家疾病监测信息报告管理系统进行网络直报。疑似病例的报告疾病类别应选择"其他传染病"中的"发热伴血小板减少综合征";对于实验室确诊病例,应当对"发热伴血小板减少综合征"条目下的"人感染新型布尼亚病毒病"进行报告或订正报告。

问题7: 针对此次现场调查,应事先做好哪些准备?

【参考答案】 (1) 人员准备:通知流行病学调查队伍、消毒队伍、实验室检测人员、健康教育人员等。

(2) 物资准备:整理核对应急处置包,检查流行病学个案调查表、技术资料、个人防护用品、常用采样器械、消毒药械、笔记本电脑和车辆等。

问题8: 本次调查应该主要了解哪些内容?

【参考答案】 调查内容主要包括:发热伴血小板减少综合征病例基本情况、家庭及居住环境、发病经过、就诊情况、实验室检查、诊断、转归情况、蜱虫等媒介类接触及个人暴露史、可疑暴露者和密切接触者情况等。

问题9: 简述发热伴血小板减少综合征疫情处置中个人防护的要求。

【参考答案】 各级医务人员、疾病预防控制机构及其他有关人员在医院或疫点、疫区进行发热伴血小板减少综合征防治工作时,应遵循以下一级防护原则。

(1) 适用范围:①对发热伴血小板减少综合征疑似病例或确诊病例的密切接触者进行医学观察和流行病学调查的人员。②接诊的医务人员。③采集标本时。

(2) 防护要求:①穿工作服(白大衣)、隔离衣(非防护服),戴工作帽和外科口罩(每4小时更换1次或感潮湿时更换,有污染时随时更换)。②每次实施防治处理后,应立即进行手清洗和消毒。

问题10: 了解病例发病和就诊经过的目的是什么? 调查方式有哪些?

【参考答案】 (1) 目的:了解发热伴血小板减少综合征疾病的自然史;排查、判定和追踪密切接触者;根据发病与就诊经过确定调查的时间与范围。

(2) 调查方式:通过查阅病历及检验记录,询问病例本人及家属,询问诊治医生或其他了解情况的人等。

问题11: 对于病例的可疑暴露情况,应注重调查哪些内容?

【参考答案】 (1)发病前14天内与蜱虫等媒介生物接触及防护情况;病例在草地、丘陵、山地、森林等地区活动、劳动时接触情况及防护情况。

(2)发病前14天内有无接触发热伴血小板减少综合征感染病例的情况。

(3)若病例无上述病例接触史时,重点调查其发病前14天内的活动情况,以了解其可能的环境暴露情况,如是否到过蜱虫疫区或曾出现病、死禽畜的地区旅行,是否到过农贸市场及动物养殖场所等。

问题12:对密切接触者应如何管理?

【参考答案】 对接触过病例血液、体液、血性分泌物或排泄物等且未采取适宜防护措施的接触者,进行医学观察,自停止接触后观察14天,如出现发热等症状应立即前往医院诊治。

问题13:针对本次疫情,你认为应该对哪些标本进行采集?

【参考答案】 (1)人的标本:除病例外,还应该采集密切接触者(包括医护人员和病例家属)、可疑暴露者(病例丈夫和亲友等6人)的血清标本。

(2)环境标本:患家、患家附近养猪、鸡、羊、狗等场所的环境标本。

问题14:调查报告分哪几种类型? 初步调查报告有哪些要求?

【参考答案】 初次报告、突发事件报告、进程报告、阶段报告、结案报告等。初步调查报告要求快速、简明,内容上主要阐明:"发生了什么?""目前情况如何?""已采取的措施及下一步安排"等。

问题15:根据目前调查结果,你能得出什么结论?

【参考答案】 综合病例的临床表现、流行病学调查以及实验室检测结果,该病例为发热伴血小板减少综合征确诊病例。该病例的感染来源可能为病家所在农村田间或山地蜱虫叮咬。

问题16:为什么要针对上述地方开展深入调查?

【参考答案】 根据初步调查结果,病例的可能感染来源有两个:一个居住地是蜱虫和媒介生物暴露史,即病家居住场所;另一个是病家田间工作地及周边居民,邻居饲养猪及家畜,是否有感染蜱虫病,病例是否接触过类似情况。因此,为了进一步了解病例的感染来源,是否还存在疫情扩散的风险,需对上述地方开展深入调查。

问题17:开展类似病例筛查的目的是什么?

【参考答案】 尽可能早地发现病例,做到早发现、早诊断、早报告、早隔离、早治疗,为有效治疗病例,防止疫情扩散赢得时间。

问题18:根据深入调查结果,可以得出哪些结论?

【参考答案】 病例发病前2周内蜱虫暴露史,有田间劳作的环境暴露史,并且病例发病前两周内有皮肤破损史,住所及工作地有蜱类、鸟类及野鼠等野生动物暴露史。从流行病学角度可以判断病例的感染来源为蜱虫叮咬的可能性较大,但仍需实验室的进一步确证;当前没有发生疫情的进一步扩散。

问题19:针对发热伴血小板减少综合征病例所在地,应开展哪些工作?

【参考答案】 (1)开展病例主动搜索。各级各类医疗机构在发现疑似或确诊病例后,必要时各区县疾控中心应在病家居住地所在社区开展病例主动搜索并予以排查,发现可疑病例。

(2)开展媒介和宿主动物等的调查和主动监测。在病例发生时,调查病例居住地和生产活动周围环境中的动物种类(包括家畜及啮齿动物)以及媒介的分布情况,开展蜱种鉴定,采集动物血清标本和媒介标本等进行相关血清学和病原学检测,以查明可能的动物宿主和生物媒介。

(3)加强媒介控制,降低传播媒介密度。应当通过开展爱国卫生运动、进行环境清理,必要时采取灭杀蜱等措施,降低生产、生活环境中蜱等传播媒介的密度。

(4)开展健康教育:疾病控制机构联合各级健康教育所,充分利用宣传版面、知识栏、报刊、广播、网络、讲座、黑板报等多种形式开展健康促进活动,使社会公众了解发热伴血小板减少综合征的传播途径与预防办法,提高全社会防控意识和能力,同时倡导个人不断提高自我防护意识,如动物饲养者做好动物清洁和消毒,共同努力构建和谐卫生的社会环境。

问题 20： 对于危重病例，最终死亡病例的尸体等怎么处理？

【参考答案】 （1）以含有效氯 2 000～3 000 mg/L 的消毒剂或 0.5% 过氧乙酸棉球将口、鼻、肛门、阴道等处堵塞，使用浸有上述消毒液的被单包裹尸体后装入不透水的塑料袋内。

（2）尸体衣物以含有效氯 500～1 000 mg/L 的消毒剂喷洒后装袋送焚烧。搬运尸体的担架、推车等用具用后及时消毒处理，一般可采用擦拭、喷雾、熏蒸等消毒方法。

（3）每取放一具尸体后都应用含有效氯 1 000～2 000 mg/L 的消毒剂对停尸台进行随时消毒。

（4）存放未经消毒处理病例尸体的冷藏箱，待尸体取出后，对冷藏箱采用含有效氯 1 000 mg/L 的消毒剂（可按 3∶7 比例添加乙醇以防止消毒剂被冷冻）进行终末消毒。

（5）尸体运送及处理人员工作时应戴口罩、帽子和手套，穿胶鞋及隔离衣；搬运尸体或进行各项消毒操作后，要及时用过氧乙酸或含溴、含氯消毒剂清洗消毒双手。

· 学习目的 ·

通过本案例的学习,学员应能够:

☐ 掌握人感染鹦鹉热衣原体病例的临床症状、体征和流行病学特点。

☐ 掌握人感染鹦鹉热衣原体疫情现场流行病学调查内容与方法。

☐ 熟悉人感染鹦鹉热衣原体疫情采样、检测及处置方法。

☐ 熟悉《全国不明原因肺炎病例监测、排查和管理方案》。

培训时长　4学时

培训方法　讲解、讨论、实际操作

第一部分　背景

2019年4月12日9时,Y区疾病预防控制中心(以下简称"疾控中心")接到CH医院电话报告"Y区CH医院收治一例重症肺炎、Ⅰ型呼吸衰竭病例"。病例张某某,女性,71岁,入院时发热39.5℃,伴有畏寒、全身乏力、肌肉酸痛感等症状,胸部X线检查示左侧肺叶炎症、渗出严重。生化检查结果显示:白细胞:12.04×10⁹/L,中性粒细胞:8.79×10⁹/L,淋巴细胞:20.7%。病例病情进展迅速,持续恶化。医院接诊医生曾询问获知"该病例家附近有邻居饲养鸽子,病例发病前曾有鸽子粪便、羽毛等接触史"。

❓ 问题

❶ 此时,Y区CH医院需要采取哪些措施? 依据是什么?

Y区疾控中心接到报告后,立即将情况报告Y区卫健委和S市疾控中心。Y区卫健委立即组织区级临床专家组进行会诊,并组织区疾控中心开展流行病学调查和标本采集工作。经区临床专家组会诊讨论后,专家组一致认为,应诊断为"重症病例",结合痰基因检测结果,禽类(鸽子)接触史,不排除禽流感、鹦鹉热感染的可能。

? 问题

② 何为不明原因肺炎病例?

③ 应采集病例哪些类型标本开展检测?

4 月 12 日晚,Y 区疾控中心实验室对该病例标本进行检测,结果发现禽流感相关亚型(H5N1、H7N9 等)核酸检测均阴性,鹦鹉热衣原体核酸阳性。遂于 4 月 13 日上午将该病例标本送到 S 市疾控中心实验室进一步复核检测。

4 月 13 日 18 时许,该病例标本经 S 市疾控中心检测,结果为鹦鹉热衣原体核酸阳性。当日 19 时左右,S 市疾控中心将检测结果反馈给 Y 区疾控中心并指导其开展流行病学调查。同时 Y 区疾控中心接到报告后,立即指导 CH 医院将病例转移到单间隔离病房隔离治疗。

? 问题

④ 鹦鹉热的基本知识,包括病原体、传播途径、临床表现等是否掌握?

⑤ 此时 CH 医院应做好哪些工作?

第二部分　现场调查

Y 区疾控中心成立 2 个调查小组,1 组赶赴病例所住的 CH 医院隔离病房开展现场流调与采样等工作,另 1 组前往病例的居住地和工作地开展现场环境卫生调查等工作。

? 问题

⑥ 针对此次现场调查,应事先做好哪些准备?

⑦ 本次调查应该主要了解哪些内容?

⑧ 简述鹦鹉热疫情处置中个人防护的适用范围和防护要求。

一、初步调查结果

(一) 发病和就诊情况调查结果

病例张某某,女,71 岁,退休人员,家住 Y 区某小区。

病例于 2019 年 3 月 8 日下午出现咽痛伴发热、呼吸困难等症状,自测体温为 39.0℃,服用退热药(具体不详)后出汗退热,未就医。

3 月 9 日至 3 月 14 日期间病例自感呼吸困难症状加重,3 月 14 日家人带其前往 CH 医院门诊就诊,因症状较重,收治入院。入院时查体示:神志嗜睡(药物镇静中),气管插管接呼吸机辅助呼吸,双肺呼吸音粗,双肺可闻及湿啰音。入院诊断为"重症肺炎、I 型呼吸衰竭",

怀疑为鹦鹉热病例。予以抗感染、化痰、平喘、雾化改善支气管充血、水肿,同时予以其他支持治疗。病例既往无癫痫病史,否认手术外伤史,否认食物及药物过敏史,有高血压、冠心病,否认肝炎肺结核病史。体温:37.7℃;脉搏:120 次/分,律齐,未闻及病理性杂音;呼吸:20 次/分(呼吸机支持);血压:不详。肠鸣音减弱,双下肢无水肿。

　　3 月 16 日 CH 医院采集病例肺泡灌洗液,送至院外检测公司进行痰基因检测,于 3 月 17 日检出报告显示:嗜麦芽窄食单胞菌、白色念珠菌、鹦鹉热衣原体感染。

　　病例于 3 月 14 日至 4 月 2 日住在 CH 医院 EICU,于 4 月 2 日至 4 月 11 日住在 CH 医院留观室单间隔离病房。

> ❓ **问题**
>
> ❾ 了解病例发病和就诊经过的目的是什么? 调查方式有哪些?

(二) 可疑暴露情况调查

　　活禽暴露情况:病例与丈夫、儿子共同生活于 Y 区某小区,所住楼层共 6 层。病例住于 3 楼 301 室,楼下 201 室的邻居饲养鸽子 20 余年(现有鸽子 30 只),鸽笼位于病例家厕所窗户正下方。病例发病当日上午曾打扫过厕所,接触过少量的鸽子粪便及羽毛,楼下邻居鸽子会自由飞到病例家。病例日常与 201 室邻居无交集,仅见面会打招呼。截至调查时,201 室无人有不适症状。

> ❓ **问题**
>
> ❿ 对于病例的可疑暴露情况,应注重调查哪些内容?

(三) 密切接触者排查情况

　　经流行病学调查,截至 4 月 12 日 14 时,共排查出密切接触者 4 人。

　　(1) 病例家属 2 人。判定依据为:病例日常与丈夫及儿子共同居住于 301 室,病例与两人有密切的日常接触史。

　　(2) 201 室的住户 2 人,判定理由:共同暴露。

　　(3) 同楼栋其他人员和鸽子可能接触的人员,判定理由:共同暴露。

　　(4) 医疗机构的医务人员因采取二级防护,故不判为密切接触者。

> ❓ **问题**
>
> ⓫ 对密切接触者应如何管理?

(四) 标本采集情况

　　截至 4 月 13 日凌晨,共采集各类标本 26 份,其中病例的鼻咽拭子标本 2 份、血标本 4 份,环境标本 20 份(鸽笼 4 份,鸽子粪便 4 份,病例家中厕所窗台 2 份,201 室住户家中 10 份)。送往 S 市疾控中心实验室进行检测。

> **? 问题**
>
> ⑫ 针对本次疫情,你认为应该对哪些标本进行采集?

4月12日20时,Y区疾控中心对当前收集到的资料进行整理分析后,撰写了初步调查报告,发送给Y区卫健委及S市疾控中心,进行书面报告。

> **? 问题**
>
> ⑬ 调查报告分哪几种类型? 初步调查报告有哪些要求?
>
> ⑭ 根据目前调查结果,你能得出什么结论?

二、深入调查结果

(一) 病例家庭调查情况

病家位于Y区某居民区,为6层楼房,一梯两户,病家位于最西侧,占地面积约60 m²。病家进门左侧为厨房,正前方为卫生间。卫生间约3m²。病家卫生环境较好,未发现饲养禽类和动物宠物。病家100 m范围内可见邻居有饲养禽类情况。

(二) 邻居养鸽调查情况

调查组对病例家楼下201室邻居的情况进行了调查。201室位于301室正下方,鸽笼搭建在厕所窗户外面,日常可见鸽子自由进出,在该栋楼周围活动,至调查时仍可见该处鸽子活动。201室住户每天早上将鸽子全部放出鸽笼,随后对鸽笼进行清扫和消毒;每月定期对鸽子进行体检。至调查时,未出现鸽子生病或死亡。

> **? 问题**
>
> ⑮ 为什么要针对上述地方开展深入调查?

(三) 病例搜索

Y区疾控中心调查组对病家周围的各级医院发热门诊、ICU、呼吸内科门诊进行了现场走访,了解近期发热门诊流感样病例发病数,ICU、呼吸内科重症肺炎、肺炎发病情况;同时调查询问检验科、影像科白细胞下降或胸部病变且有发热病例数,搜索可能的病例。

搜索结果显示上述单位近期未发现类似病例就诊,发热病例无明显上升,未发现重症肺炎病例。

> **? 问题**
>
> ⑯ 开展类似病例筛查的目的是什么?

(四) 实验室检测

调查组共采集各类样品35份,其中病例及家人(共计3人)、201室住户(共计2人)咽拭子样本计 5 份,血标本 10 份,环境样品 20 份。结果均为阴性。

❓ 问题

⓱ 根据深入调查结果,可以得出哪些结论?

第三部分 防控措施

一、疫情性质与风险研判

本起疫情可基本判断病例感染来源为邻居家鸽笼。鹦鹉热病例比较少见,是一种人畜共患传染病,传播来源主要为被鹦鹉热衣原体感染的禽类。无保护措施下接触禽类粪便、羽毛,从事禽类销售、宰杀、加工,活禽市场暴露等人员感染鹦鹉热衣原体的风险较高。

二、防控措施

疫情发生后,Y 区卫健委高度重视此次疫情,科学有序应对,迅速落实各项防控措施。

(1)及时按照规定程序进行信息报告和网络直报。

(2)成立领导小组和工作组,明确职责分工,严格落实 24 小时值班制度。

(3)在定点医院集中最强的技术力量,全力做好病例救治,同时加强医院感染防控工作。

(4)进一步完善流行病学调查,追溯传染源,追踪、管理所有可疑暴露者和密切接触者。

(5)强化流感样病例监测,扩大监测面、增加样本量;强化不明原因肺炎病例的主动搜索工作。

(6)实行日报制度,每日分别向区卫健委和市政府报送病例救治、病例监测以及防控措施落实情况。

(7)加强应急物资储备,备足相关药品和器械;加强监督检查,要求各级医疗机构严格落实预检分诊制度;加强健康教育,普及防控知识;做好风险沟通,避免造成恐慌。

(8)派出疫情处理小组到达病例居住小区,开展疫情处理和现场消杀工作。

(9)调查登记与病例接触人员,确定密切接触者,实施医学观察。

(10)积极配合市、区专业人员采集密切接触者、禽类及外环境标本。

(11)加强舆情引导,通过区内主流媒体大力宣传禽流感和鹦鹉热"可防、可控、可治",避免引起公众不必要的恐慌。做好大众宣教工作,通过报刊、广播电视、网络等媒体,告知消费者不要自行宰杀活禽,尽量食用冰鲜禽类及其制品,近期有禽类接触史,出现发热、咽痛、咳嗽等流感样症状,要尽早到正规医疗机构就诊。

(12)指导 201 室住户暂时关闭并扑杀养殖鸽子,并进行终末消毒。

问题

⑱ 针对鹦鹉热衣原体病例所在地,如何开展强化监测?

第四部分　结语

鹦鹉热是由鹦鹉热衣原体感染引起的人类疾病。

本起疫情调查显示,从病例发病到医院就诊时已达 7 天,由于对该病没有正确认识导致病例症状加重。病例符合不明原因肺炎诊断标准,并且有活禽接触史,CH 医院未及时组织专家会诊,仅采集样品后送至院外检测公司检测,未按照重症肺炎、不明原因肺炎的诊断流程诊治。

建议加强宣传与培训:①提高医务人员不明原因肺炎和不明原因疾病认识的敏感性,严格落实《全国不明原因肺炎病例监测、排查和管理方案》,做好流感样病例、不明原因肺炎监测以及病例排查、诊断和救治工作。②加强医疗机构预检分诊和发热门诊管理,对就诊的流感样症状病例要详细询问禽类接触史和暴露史,开展相关病原的快速检测。接诊重症肺炎、不明原因肺炎时应规范按照相关接诊流程接诊。③同时做好预防鹦鹉热衣原体、禽流感关键信息的大众宣教工作,提高公众自我防护意识。

(陈丹、曹慎)

案例 29　参考答案

问题 1: 此时,Y 区 CH 医院需要采取哪些措施? 依据是什么?

【参考答案】 Y 区 CH 医院的医务人员发现符合监测病例定义的病例后,需要进行逐级报告,报告区卫健委和区疾控中心。医院组织开展院内专家组会诊,在做好病例救治的同时,应询问病例的流行病学史,填写不明原因肺炎病例个案报告卡,以"临床诊断病例"类型在 24 小时内进行网络直报。并向区卫生行政部门建议组织区级专家组会诊。

问题 2: 何为不明原因肺炎病例?

【参考答案】 根据《全国不明原因肺炎病例监测、排查和管理方案》(2013 年修订版),同时符合以下 4 个条件的判定为不明原因肺炎病例:①发热(腋下体温≥38℃);②具有肺炎的影像学特征;③发病早期白细胞总数降低或正常,或淋巴细胞分类计数减少;④不能从临床或实验室角度诊断为常见病原所致的肺炎。

问题 3: 应采集病例哪些类型标本开展检测?

【参考答案】 应及时采集病例的相关临床样本,包括病例的鼻咽拭子、下呼吸道标本(如气管分泌物、气管吸取物)和血清标本等。应尽量采集病例发病早期(抗病毒治疗前)的呼吸道标本(尤其是下呼吸道标本)和发病 7 天内急性期血清以及间隔 2~4 周的恢复期血清。为保证标本检测质量,采集的每份标本分为 3 管备用。

问题 4: 鹦鹉热的基本知识,包括病原体、传播途径、临床表现等是否掌握?

【参考答案】 鹦鹉热是由鹦鹉热衣原体感染机体而引起的一种急性传染病,可感染禽类也能感染人类。人感染后的症状主要表现为高热、咳嗽、呼吸困难等,多数伴有严重的肺炎,严重者心、肾等多种脏器衰竭导致死亡。此病可通过消化道、呼吸道、皮肤损伤和眼结膜等多种途径传播。

问题 5:此时 CH 医院应做好哪些工作?

【参考答案】　CH 医院:及时网络报告,病房终末消毒,提供相关检查、治疗信息,隔离治疗,医院感染预防与控制,医务人员防护,配合疾控部门现场调查等。

问题 6:针对此次现场调查,应事先做好哪些准备?

【参考答案】　(1)人员准备:通知流行病学调查队伍、消毒队伍、实验室检测人员、健康教育人员等。

(2)物资准备:整理核对应急处置包,检查流行病学个案调查表、技术资料、个人防护用品、常用采样器械、消毒药械、笔记本电脑和车辆等。

(3)组织准备:根据已有信息,需要确定配合调查的乡镇、政府机构、所在社区卫生服务中心防保科工作人员等。

(4)知识储备:查阅此次疾病相关资料,了解流行概况,重点查询本市历史疫情数据。

问题 7:本次调查应该主要了解哪些内容?

【参考答案】　调查内容主要包括:鹦鹉热病例基本情况、发病经过和就诊情况、临床表现、实验室检查、诊断和转归情况、病例家庭及家居环境情况、禽类接触及个人暴露史、可疑暴露者和密切接触者情况等。

问题 8:简述鹦鹉热疫情处置中个人防护的适用范围和防护要求。

【参考答案】　可参照人感染 H7N9 禽流感防护的要求。各级医务人员、疾病预防控制机构及其他有关人员在医院或疫点、疫区进行人感染 H7N9 禽流感防治工作时,应遵循以下防护原则:

(1)一级防护

1)适用范围:①对人感染 H7N9 禽流感疑似病例或确诊病例的密切接触者进行医学观察和流行病学调查的人员。②呼吸道发热门(急)诊的医务人员。

2)防护要求:①穿工作服(白大衣)、隔离衣(非防护服),戴工作帽和外科口罩(每 4 小时更换 1 次或感潮湿时更换,有污染时随时更换)。②每次实施防治处理后,应立即进行手清洗和消毒。

(2)二级防护

1)适用范围:①适用于进入隔离留观室、隔离病房或隔离病区的医务人员,接触从病例身上采集的标本、处理其分泌物、排泄物、使用过的物品和死亡病例尸体的工作人员,转运病例的医务人员和司机。②对人感染 H7N9 禽流感疑似病例或确诊病例进行流行病学调查的人员。③在疫源地内进行终末消毒的人员。

2)防护要求:①穿工作服、戴工作帽、外罩一层隔离衣或医用防护服和医用防护口罩,穿戴手套、鞋套。采集病例标本或处理其分泌物、排泄物加戴护目镜。②注意呼吸道及黏膜防护。③每次实施防治处理后应立即进行手清洗和消毒,方法同一级防护。

(3)三级防护

1)适用范围:对人感染 H7N9 禽流感疑似病例或确诊病例实施近距离治疗操作,例如气管内插管、雾化治疗、诱发痰液的检查、支气管镜、呼吸道痰液抽吸、气管切口的护理、胸腔物理治疗、鼻咽部抽吸、面罩正压通气(如 BiPAP 和 CPAP)、高频振荡通气、复苏操作、死后肺组织活检等的医务人员。

2)防护要求:除按二级防护要求外(只能使用医用防护服),应当加戴面罩,或将口罩、护目镜换为全面型呼吸防护器(符合 N95 或 FFP2 级及以上级别的滤料)。

问题 9:了解病例发病和就诊经过的目的是什么? 调查方式有哪些?

【参考答案】　(1)目的:了解鹦鹉热疾病的自然史;排查、判定和追踪密切接触者;根据发病与就诊经过确定调查的时间与范围。

（2）调查方式：通过查阅病历及检验记录，询问病例本人及家属，询问诊治医生或其他了解情况的人等。

问题10：对于病例的可疑暴露情况，应注重调查哪些内容？

【参考答案】 （1）发病前7天内与禽鸟接触及防护情况：饲养、贩卖、屠宰、捕杀、加工、处理禽鸟，直接接触禽鸟类及其排泄物、分泌物等，尤其是与病死禽鸟的上述接触情况及防护情况。

（2）发病前7天内与疑似或确诊病例接触情况：接触时间、方式、频率、地点、接触时采取防护措施情况等。

（3）发病前7天内有无接触其他不明原因严重急性呼吸道感染病例的情况。

（4）若病例无上述3项接触史时，重点调查其发病前7天内的活动情况，以了解其可能的环境暴露情况，如是否到过禽流感疫区或曾出现病、死禽鸟的地区旅行，是否到过农贸市场及花鸟市场等。

问题11：对密切接触者应如何管理？

【参考答案】 对密切接触者，由卫生行政部门组织进行追踪、医学观察，医学观察期限为自最后一次暴露或与病例发生无有效防护的接触后7天。一旦密切接触者出现发热（腋下体温≥37.5℃）及咳嗽等急性呼吸道感染症状，则立即转送至医疗机构就诊，并采集其咽拭子，送当地流感监测网络实验室进行检测。

问题12：针对本次疫情，你认为应该对哪些标本进行采集？

【参考答案】 （1）人的标本：除病例外，还应该采集密切接触者（包括医护人员和病例家属）、可疑暴露者（病例楼下邻居全家人）的咽拭子标本。

（2）环境标本：病例邻居家附近养鸽的环境标本，包括鸽咽拭子、鸽肛拭子、污水、笼具、鸟粪等。

问题13：调查报告分哪几种类型？初步调查报告有哪些要求？

【参考答案】 初次报告、进程报告、阶段报告、结案报告等。初步调查报告要求快速、简明，内容上主要阐明："发生了什么？""目前情况如何？""已采取的措施及下一步安排"等。

问题14：根据目前调查结果，你能得出什么结论？

【参考答案】 综合病例的临床表现、流行病学调查以及实验室检测结果，该病例为鹦鹉热确诊病例。该病例的感染来源可能为邻居家养殖的活禽鸽子，但最终确定仍需进一步的流行病学调查以及活禽检测结果综合判断。

问题15：为什么要针对上述地方开展深入调查？

【参考答案】 根据初步调查结果，病例的可能感染来源为楼下201室邻居家养的鸽子本身或者羽毛、排泄物污染的环境。因此，为进一步了解病例的感染来源，需对上述2个地方开展深入调查。

问题16：开展类似病例筛查的目的是什么？

【参考答案】 尽可能早地发现病例，做到早发现、早诊断、早报告、早隔离、早治疗，为有效治疗病例，防止疫情扩散赢得时间。

问题17：根据深入调查结果，可以得出哪些结论？

【参考答案】 病例发病前1周内有活禽的直接暴露史。从流行病学角度可以判断病例的感染来源为201室养鸽邻居家的可能性较大，但仍需实验室的进一步确证。

问题18：针对鹦鹉热衣原体病例所在地，如何开展强化监测？

【参考答案】 在发生鹦鹉热确诊病例的县（区）内，应当在病例确诊后开展为期2周的强化监测。二级及以上医疗机构对符合流感样病例定义的门急诊病例，以及住院的严重急性呼吸道感染病例，应当及时采集呼吸道标本，询问暴露史，并按照相关规定开展相关检测工作。各医疗机构每周汇总并上报流感样病例总数、住院严重急性呼吸道感染病例总数、采样人数、本医院检测人数、送疾控中心检测人数、阳性数及阳性结果等。具体上报方式参照中国疾控中心印发的强化监测信息报告有关技术要求。各地可根据工作情况适当扩大监测范围和时间。

一起人感染猪链球菌病疫情的调查与处置

通过本案例的学习,学员应能够:

☐ 掌握人感染猪链球菌病的临床症状、体征和流行病学特点。

☐ 掌握人感染猪链球菌病疫情现场流行病学调查思路。

☐ 熟悉《全国人感染猪链球菌病监测方案(2009 版)》。

培训时长　4 学时

培训方法　讲解、讨论

第一部分　背景

2014 年 8 月 12 日 15 时,B 区疾病预防控制中心(以下简称"疾控中心")接 R 医院电话报告"R 医院收治 1 例发热病例,经血培养细菌生化反应鉴定为猪链球菌"。病例,男性,47 岁,入院时体温 38.5℃。血常规检查结果显示:白细胞计数 $7.37 \times 10^9/L$,中性粒细胞百分比 83.0%,淋巴细胞百分比 10.8%,血小板计数 $34 \times 10^9/L$。病例隔离于该院感染科病房。

❓ 问题

❶ 此时,B 区 R 医院需要采取哪些措施? 依据是什么?

B 区疾控中心接到报告核实后,立即向市疾控中心电话报告。市疾控中心和 B 区疾控中心立即组成联合调查组,赶赴现场组织市级临床专家组进行会诊,并组织调查组开展流行病学调查和标本采样工作。经市临床专家组会诊讨论后,专家组一致认为,应诊断为"人感染猪链球菌病疑似病例"。R 医院对该病例进行传染病网络直报"人感染猪链球菌病疑似病例"。

❓ 问题

❷ 何为人感染猪链球菌病?

❸ 应采集病例哪些类型标本开展检测?

❹ 实验室应该开展哪些项目检测?

13 日,R 医院将病例菌株及血培养瓶及血平板送市疾控中心开展猪链球菌复核鉴定。15 日,市疾控中心微生物实验室反馈鉴定结果:该菌为猪链球菌 2 型,属于国内的流行株。

> ❓ 问题
>
> ❺ 人感染猪链球菌病的基本知识,包括病原体、传播途径、临床表现等是否掌握?
> ❻ 此时 R 医院应做好哪些工作?

第二部分 现场调查

联合调查组抵达现场,先后前往 R 医院感染科隔离病房和病家等场所开展现场调查与处置工作。

> ❓ 问题
>
> ❼ 针对此次现场调查,应事先做好哪些准备?
> ❽ 本次调查应该主要了解哪些内容?

一、初步调查结果

(一) 一般情况

病例刘某,男,47 岁,出租车司机,家住 B 区 BC 一村某号某室。

(二) 发病和就诊情况

2014 年 8 月 5 日下午,病例出现畏寒、寒战症状,在家自测腋温 39.7℃,自行口服"泰诺"后体温稍有下降。

8 月 6 日,病例自测腋温 38.8℃,前往 B 区 Z 医院就诊,查血常规:白细胞数 $10.2 \times 10^9/L$,中性粒细胞百分比 93.9%,淋巴细胞百分比 5.7%,血小板数 $76 \times 10^9/L$,院方考虑"上呼吸道感染",给予地塞米松静推和青霉素静滴。

8 月 7 日,病例出现头痛症状,双侧颞部为主,四肢肌肉关节酸痛明显。体温 37.9℃,B区 Z 医院予口服"散利痛"对症治疗,体温和头痛情况均无明显改善。

8 月 8 日,病例再次前往 B 区 Z 医院就诊,因 C 反应蛋白高伴关节酸痛,院方考虑不能排除风湿免疫性疾病,予口服"西乐葆"。病例诉关节疼痛较前缓解,头痛剧烈无明显改善。

8 月 9 日下午,病例自测体温 39℃,再次前往 B 区 Z 医院就诊,头颅 CT 平扫提示未见明显异常,见双侧筛窦、右侧上颌窦炎症。

8 月 10 日,病例头痛仍未缓解,自测体温 38.5℃,前往 R 医院发热门诊就诊,查血常规:白细胞 $7.37 \times 10^9/L$、中性粒细胞百分比 83%、淋巴细胞百分比 10.8%、血小板数 $34 \times 10^9/L$。因头痛明显,院方考虑"肺部感染"收治该院感染科。

8 月 11 日,R 医院检验科报告:该病例血培养得到疑似革兰阳性细菌。

8月12日,经生化鉴定,该病例猪链球菌阳性。R医院感染科向B区疾控中心报告。病例发病和就诊经过如图30-1所示。

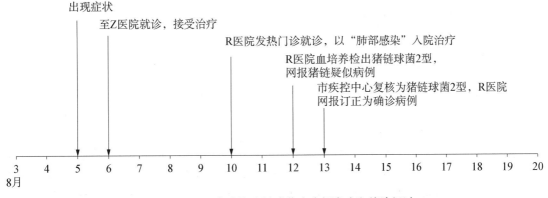

图30-1　B区人感染猪链球菌病病例发病和就诊经过

? 问题

⑨ 了解病例发病和就诊经过的目的是什么? 调查方式有哪些?

(三) 可疑暴露情况调查

1. **职业暴露情况**　病例职业为出租车司机,平日工作做一休一,7月30日、8月1日、8月3日和8月5日出车工作,7月29日、7月31日、8月2日和8月4日在家休息,发病前7天(7月29日至8月4日)否认有生猪屠宰、加工等生猪接触史,不具有人感染猪链球菌病的高风险职业行为。

2. **食物暴露情况**　病例出车期间在外饮食清淡,主要以牛肉拉面为午餐和晚餐主食,否认在外食用猪肉。7月29日至8月4日休息在家期间,早餐、午餐不规律用餐。在家期间,由病例负责烧菜,晚餐主要食用蔬菜、牛肉面、金针菇培根卷,未加工食用猪肉制品。

3. **其他暴露情况**　8月4日晚,病例曾在父母家与亲戚聚餐,帮忙清洗本地产小龙虾,手指曾被小龙虾夹伤并出血,伤口未作处理。伤口破损后至发病这段时间,病例未接触过猪肉制品。此为病例病前一周内发生的唯一的一次皮肤破损。

? 问题

⑩ 对于病例的可疑暴露情况,应注重调查哪些内容?

(四) 共同暴露者排查情况

经流行病学调查,共排查出共同暴露者10人,其中病例妻女2人,其他亲戚8人。判定依据为:平日病例与妻子女儿共同生活用餐。7月29日至8月3日病例休息在家期间,病例负责烧菜,妻女在家食用晚餐。8月4日晚,病例与亲戚在父母家聚餐,除病例与女儿外,另有 8 名亲戚聚餐,包括:父亲、母亲、姐姐、姐夫、妹妹、妹夫、弟弟和侄女。

> **？ 问题**
>
> ⓫ 对共同暴露者应如何管理?

8 月 16 日,联合调查组前往病例住处、父母家等地继续深入调查。

二、深入调查结果

(一) 病例家庭调查情况

病家位于 B 区 BC 一村某号某室,两室两厅,面积约 96 m²。病家卫生环境较好,家中饲养有两只宠物犬(泰迪),饲养年限 2 年和 4 年,犬只证照齐全,按规定接种疫苗。现场调查发现病家冰箱冷冻柜中存放有猪肋排约 500 g,但病例及家属均述在病例发病前(7 月 29 日至 8 月 4 日)未加工和食用过猪肉。该猪肉为病例妻子于 7 月中旬(具体日期回忆不清)于居民小区沿街商铺"××草猪"购买。

BC 一村为一老式居民小区,共有 38 栋多层住宅楼(6 层),约 3 500 名居民,小区周边 500 m 范围内无生猪相关屠宰、加工和饲养场所。

(二) 病例父母家调查情况

病例父母家位于 B 区 YP 八村某号某室,两室一厅,面积约 74 m²。病家卫生环境较好,未饲养宠物。平日仅病例父亲、母亲居住其中。8 月 4 日,病例父母组织家庭聚餐,包括病例在内共 10 人参加。当日晚餐均由病例母亲烧制。病例与妹夫曾在父母家帮忙清洗小龙虾,当时两人手指均被龙虾夹破,妹夫自行挤血处理并用肥皂清水清洁伤口,病例未进行处理。当晚聚餐菜谱病例及父母均已回忆不清,但明确无猪肉菜肴。8 月 4 日上午,病例母亲曾在距家 500 m 外的 QX 社区菜场购买 6 斤小龙虾。

YP 八村为一老式居民小区,共有 25 栋多层住宅楼(6 层),约 2 700 名居民,小区周边 500 m 范围内无生猪相关屠宰、加工和饲养场所。

(三) 猪肉来源调查情况

"××草猪"位于 B 区某路某号沿街商铺,摊主谢某。该摊铺主要销售热鲜猪肉(白条),每日销售量约 125 公斤,从上海 JY 农产品批发市场的上海 WJ 食品有限公司进货,店内共有 2 名从业人员。8 月 16 日调查人员查见当日动物检疫合格证明,显示非洲猪瘟检测结果阴性,无猪链球菌检测内容,而之前的动物检疫合格证明已丢弃。

JY 农产品批发市场位于 B 区某路某号,该批发市场的猪肉批发由颜某负责,还有固定从业人员 1 人。每日早上将猪肉运送至某路批发市场,供该批发市场各猪肉摊点以及其他市场摊点工作人员购买,每日售卖 200～300 只猪(每只猪 80～90 公斤)。该批发点的猪肉由 2 家食品公司提供,分别为上海 YN 肉品有限公司和江苏省 TC 食品有限公司,2 家公司均有动物检疫合格证明。

上海 WJ 食品有限公司位于 JY 批发市场肉类交易区 18 号摊位,摊主陈某每日从颜某处购买约 600 斤猪肉进行屠宰加工销售。店内共有 2 名从业人员。

以上 5 名从业人员一个月内均未出现发热和人感染猪链球菌病相关症状。

（四）小龙虾来源调查情况

QX 社区菜场，位于 B 区某路某号，占地面积约 1 000 m²，市场内仅有 WX 商铺交易小龙虾。摊主朱某，从业人员 2 人。摊主每日从 J 区 SC 批发市场采购约 200 斤小龙虾运回 QX 社区菜场销售。摊位基本当日售完清货，无购买销售记录。

以上 2 名从业人员一个月内均未出现发热和人感染猪链球菌病相关症状。

> **❓问题**
>
> ⑫ 为什么要针对上述 4 个地方开展深入调查？

（五）标本采集情况

截至 8 月 16 日，共采集相关标本 5 份，其中病例血液标本 1 份，食品标本 4 份。食品标本包括：病家冰箱留存猪肋排 500 g、"××草猪"猪肋排 500 g、上海 WJ 食品有限公司猪前腿肉 500 g、上海 WJ 食品有限公司猪后腿肉 500 g，送市疾控中心进行相关病原体检测。

8 月 17 日，联合调查组对当前收集到的资料进行整理分析后，撰写了初步调查报告，发送给市卫计委，进行书面报告。

（六）实验室检测

调查组共采集相关标本 5 份，其中病例血培养标本检出猪链球菌，其余 4 份食品标本均未检出猪链球菌（表 30 - 1）。

表 30 - 1　标本采样检测结果

标本类型	标本来源	采样检测（件）	阳性数（件）	阳性率（%）
人标本	病例	1	1	100.0
	小计	1	1	100.0
食品标本	病家（猪肉）	1	0	0.0
	××草猪（猪肉）	1	0	0.0
	WJ 食品公司（猪肉）	2	0	0.0
	小计	4	0	0.0

（七）病例转归

病例住院期间院方根据药敏结果予罗氏芬抗感染治疗，甘露醇和糖皮质激素降颅压减轻脑水肿。8 月 22 日，病例出现左侧听力下降症状。9 月 3 日，病例主动要求出院，出院时双耳神经性耳聋。

第三部分　防控措施

一、感染来源

本起疫情中病例并无明确流行病学史，发病前无明显病死猪和生猪接触史。发病前 1

天病例手指曾被小龙虾夹伤出血,且是病例在发病前一周内唯一的一次皮肤受损。有相关案例和文献报道,经破损的皮肤和黏膜传播是人感染猪链球菌的最主要方式。基本判断此次疫情是一起因皮肤破损暴露于猪链球菌造成感染的散发疫情,感染来源不明,可能是小龙虾携带猪链球菌通过伤口造成感染,也可能是伤口接触被带菌猪肉污染的厨具而造成感染。

二、防控措施

疫情发生后,市卫计委高度重视此次疫情,科学有序应对,迅速落实各项防控措施。

(1)及时按照规定程序进行信息报告和网络直报。

(2)落实病例隔离治疗,同时加强医院感染防控工作。

(3)进一步完善流行病学调查,调查传染途径,追踪、管理所有共同暴露者。

(4)对病例和父母住处及病例诊疗的有关门诊和病区开展终末消毒。

(5)采集病例和相关食品标本,送市疾控中心开展病原学检测。

(6)对病例及其家属、相关从业人员开展有关人感染猪链球菌病健康宣教,并对辖区内医疗机构医务人员开展人感染猪链球菌病防治知识的培训。

(7)将有关情况向区农委和市场监管部门通报。

第四部分　结语

人感染猪链球菌病是一种人畜共患传染病,主要通过接触病、死猪后获得感染。该病于1968年在丹麦首先发现,之后相继有20多个国家报告病例。2005年中国四川省发生了较大规模暴发流行,引起有关部门的高度重视。常见的相关疫情防控方案及技术标准包括《人感染猪链球菌病诊疗方案》《全国人感染猪链球菌病监测方案(2009版)》等。

本次发现的病例其症状体征符合人感染猪链球菌病的临床表现,血常规白细胞和中性粒细胞升高,血小板数呈明显进行性下降,表现为血小板明显下降特征的细菌性感染,提示需考虑猪链球菌感染可能。该病例的流行病学史证据不足,不完全符合我国人感染猪链球菌病监测方案的流行病学史阳性标准。该病例职业为出租车司机,不存在常见的人感染猪链球菌病病例的屠宰和加工猪肉制品等职业暴露史,病例发病前无明显病死猪和生猪接触史。病例发病前1天手指曾被小龙虾夹伤出血,且是病例在发病前一周内唯一的一次皮肤受损。有文献报道经破损的皮肤和黏膜传播是人感染猪链球菌的最主要方式。上海地区猪链球菌的检出率可达41.2%,且猪链球菌2型占猪链球菌的30.1%。病例的破损皮肤可能暴露于已被猪链球菌污染的厨具而造成感染。由于未能够采集到小龙虾标本,因此小龙虾是否携有猪链球菌值得探讨,不排除小龙虾被猪链球菌污染的可能性。本病的流行病学调查结果提示:对于手部受伤、出血开展及时的预防感染的医学处理非常必要,尤其是厨房卫生人员。

人感染猪链球菌病是一种新发传染病,对于本地区来说也是属于罕见传染病,因此临床认知和流行病学暴露史问询对该病的确认相当重要。本病例没有在首次就诊得到确认,提示对医护人员和疾控部门人员开展人感染猪链球菌病的培训很有必要,尤其在临床诊断治疗和实验室检测领域。

📖 **参考文献**

[1] 邓江红,沈叙庄,杨永弘.人-猪链球菌感染[J].中华医学杂志,2005,85(33):2368-2371.

[2] 沈健,孙建中,尤玉民,等.一起人-猪链球菌感染性综合征暴发的流行病学调查[J].中华流行病学杂志,2001,22(2):154-155.

[3] 杨维中,余宏杰,景怀琦,等.四川省一起伴中毒性休克综合征的人感染猪链球菌2型暴发[J].中华流行病学杂志,2006,27(3):185-191.

[4] 冯剑春,刘地发,王华雨.人感染猪链球菌病22例临床分析[J].基层医学论坛,2007,11(18):778-779.

[5] 吴景文,刘云,涂正波,等.江西省一例人感染猪链球菌病的流行病学调查[J].中华流行病学杂志,2006,27(11):1011.

[6] 吴登科,刘桂云,熊桃菊,等.一起人猪链球菌感染病例流行病学调查[J].实用预防医学,2009,16(1):135-136.

[7] 马汉武,王昕,谢锦尧,等.深圳市首例人感染猪链球菌病例流行病学调查[J].中国热带医学,2007,7(12):2208-2209.

[8] 吴德,罗会明,郑慧贞.人-猪链球菌病流行病学研究进展[J].预防医院情报杂志,2008,24(1):38-40.

[9] 倪大新,胡晓抒,刘光中,等.猪链球菌感染性综合征流行因素病例对照研究[J].中国人兽共患病杂志,2011,17(2):98-99.

[10] 岳修伟,蔡雪辉,王淑杰,等.上海部分地区猪链球菌2型的流行病学调查及其耐药性[J].上海交通大学学报,2013,31(1):72-76.

(金凯)

案例 30　参考答案

问题1：此时,B区R医院需要采取哪些措施? 依据是什么?

【参考答案】　B区R医院的医务人员发现病例血培养细菌生化反应鉴定为猪链球菌后,应立即参照相关诊疗方案和防控方案,组织开展院内专家组会诊;在做好病例救治的同时,主动询问病例的流行病学史,并向区卫生行政部门和区疾控中心报告。

依据《人感染猪链球菌病诊疗方案》《全国人感染猪链球菌病监测方案(2009版)》。

问题2：何为人感染猪链球菌病?

【参考答案】　根据《人感染猪链球菌病诊疗方案》,人感染猪链球菌病是由猪链球菌感染人而引起的人畜共患性疾病。从事猪的屠宰及加工等人员为高危人群,本病主要通过皮肤的伤口而感染。临床表现为发热、寒战、食欲下降等一般细菌感染症状,重症病例可合并中毒性休克综合征和链球菌脑膜炎综合征。

问题3：应采集病例哪些类型标本开展检测?

【参考答案】　医疗机构应尽早采集病例的非抗凝全血标本和抗凝血标本,条件允许时采集病例脑脊液;如果病例死亡则争取采集尸检标本。

问题4：实验室应该开展哪些项目检测?

【参考答案】　猪链球菌的实验室检测主要是对细菌培养所获得的菌株分离后进行生化鉴定、血清分型以及特异性基因检测。目前尚无成熟的特异性抗体检测方法。

（1）标本采集及病原学分离：采集病例的血液、脑脊液或尸检标本，直接接种于猪链球菌最佳培养基进行培养分离。如条件所限，不能立即接种，应于4℃保存或冷藏送检，争取及时培养。

（2）生化鉴定：对分离到的菌株应用 API 生化鉴定系统的 Api2 - step 手工鉴定试剂条及 Vitek - compact2 或其他生化鉴定系统进行鉴定，可直接鉴定到种。

（3）血清分型：对经过生化鉴定的菌株用猪链球菌 1 - 34 型血清或用单克隆抗体进行分型。

（4）PCR 基因鉴定：挑取分离纯化的菌落或选择平板上湿润的可疑菌落，利用特异引物进行 PCR 扩增。进行链球菌属特异性引物（tuf）、猪链球菌种特异性基因（16SrRNA）、猪链球菌 2 型夹膜多糖基因（cps2J）、猪链球菌溶菌酶释放相关蛋白编码基因片段（mrp）及猪链球菌溶血素基因（sly）检测。对已经大量使用抗菌药物治疗的病例，可将采集标本直接进行 PCR 法检测，确认猪链球菌种特异性基因（16SrRNA）以及特有的毒力基因，若为阳性者则作为确诊病例。

问题 5：人感染猪链球菌病的基本知识，包括病原体、传播途径、临床表现等是否掌握？

【参考答案】 人感染猪链球菌病是由猪链球菌感染人而引起的人畜共患疾病。流行病学史：起病前 7 天内有与病（死）猪等家畜直接接触史，尤其是皮肤黏膜破损者宰杀病（死）猪，切洗加工或销售病猪肉，埋葬病（死）猪等。临床表现：潜伏期数小时至 7 天，一般 2～3 天。潜伏期长短与感染病原体的毒力、数量以及机体免疫力等因素有关。一般来说，潜伏期越短，病情越重。临床表现：①感染中毒症状：高热、畏寒、寒战，伴头痛、头晕、全身不适、乏力等。②消化道症状：食欲下降、恶心、呕吐，少数病例出现腹痛、腹泻。③皮疹：皮肤出现瘀点、瘀斑，部分病例可出现口唇疱疹。④休克：血压下降，末梢循环障碍。⑤中枢神经系统感染表现：部分严重病例继发急性呼吸窘迫综合征，出现呼吸衰竭表现。⑥听力、视力改变：听力下降，视力下降，且恢复较慢。⑦其他：少数病例可出现关节炎、化脓性咽炎、化脓性淋巴结炎等，严重病例还可出现肝脏、肾脏等重要脏器的功能损害。

问题 6：此时 R 医院应做好哪些工作？

【参考答案】 订正网络报告，更正为"人感染猪链球菌病确诊病例"，提供相关检查、治疗信息等。隔离治疗病例，医院感染预防与控制、医务人员防护，配合疾控部门现场调查等。

问题 7：针对此次现场调查，应事先做好哪些准备？

【参考答案】 （1）人员准备：通知流行病学调查队伍、消毒队伍、实验室检测人员、健康教育人员等。

（2）物资准备：整理核对应急处置包，检查流行病学个案调查表、技术资料、个人防护用品、常用采样器械、消毒药械、笔记本电脑和车辆等。

（3）组织准备：根据已有信息，需要确定配合调查的乡镇、政府机构、所在社区卫生服务中心防保科工作人员等。

（4）知识储备：查阅此次疾病相关资料，了解流行概况，重点查询本市历史疫情数据。

问题 8：本次调查应该主要了解哪些内容？

【参考答案】 调查内容主要包括：病例基本情况、发病经过和就诊情况、临床表现、实验室检查、诊断和转归情况、病例家庭及家居环境情况、病（死）猪接触、屠宰、加工、处理及个人暴露史、可疑暴露者和其他人员共同暴露史等。

问题 9：了解病例发病和就诊经过的目的是什么？调查方式有哪些？

【参考答案】 （1）目的：了解人感染猪链球菌病的自然史；根据发病与就诊经过确定调查的时间与范围。

（2）调查方式：通过查阅病历及检验记录，询问病例本人及（或）家属，询问诊治医生或其他了解情况的人等。

问题 10：对于病例的可疑暴露情况，应注重调查哪些内容？

【参考答案】 （1）发病前 7 天内与病（死）猪接触及防护情况：饲养、贩卖、屠宰、捕杀、加工、处理猪及猪肉制品,尤其是与病死猪的上述接触情况及防护情况。

(2)发病前7天内有皮肤黏膜破损情况。

(3)居住、工作环境附近有无猪类养殖场,有无其他暴露机会;其他接触人员或共同暴露人员有无类似症状。

问题11:对共同暴露者应如何管理?

【参考答案】 对共同暴露者,由县级卫生行政部门组织进行登记、追踪和医学观察,医学观察期为最后一次暴露后7天。发现人感染猪链球菌病中相关的临床表现所列的任一表现者,立即进行诊疗及其他相关调查和处理。

问题12:为什么要针对上述4个地方开展深入调查?

【参考答案】 根据初步调查结果,病例的可能感染来源有两个:一个是猪肉暴露,在病例住处冰箱中发现,该猪肋排购买于居民小区沿街商铺"××草猪",而该商铺的猪肉产品批发自JY农产品批发市场,但病例回忆发病前7天,未在家中加工、切配和食用猪肉;另一个是小龙虾暴露,病例发病前1天曾在父母家聚餐。在清洗小龙虾的过程中手指被夹破,且未进行任何处理。因此,为进一步了解病例的感染来源,需对上述4个地方开展深入调查。

图书在版编目(CIP)数据

上海市传染病现场流行病学案例集/吴寰宇,潘浩主编.—上海:复旦大学出版社,2023.3
(2024.11重印)
ISBN 978-7-309-16702-3

Ⅰ.①上… Ⅱ.①吴… ②潘… Ⅲ.①传染病-流行病学调查-案例-上海 Ⅳ.①R51

中国国家版本馆CIP数据核字(2023)第047524号

上海市传染病现场流行病学案例集
吴寰宇 潘 浩 主编
责任编辑/高 辉

复旦大学出版社有限公司出版发行
上海市国权路579号 邮编:200433
网址:fupnet@ fudanpress. com http://www. fudanpress. com
门市零售:86-21-65102580 团体订购:86-21-65104505
出版部电话:86-21-65642845
上海四维数字图文有限公司

开本787毫米×1092毫米 1/16 印张19.25 字数468千字
2023年3月第1版
2024年11月第1版第3次印刷

ISBN 978-7-309-16702-3/R·2038
定价:80.00元